KiWi

KiWi 31 Ronald D. Laing
Das geteilte Selbst

Ronald D. Laing

Das geteilte Selbst

Eine existentielle Studie über geistige Gesundheit und Wahnsinn

Aus dem Englischen von
Christa Tansella-Zimmermann

Kiepenheuer & Witsch

Titel der Originalausgabe *The divided self*,
An existential study in sanity and madness

Aus dem Englischen von Christa Tansella-Zimmermann

Umschlag Hannes Jähn, Köln
Gesamtherstellung May & Co., Darmstadt
ISBN 3 462 01588 5

Meiner Mutter und meinem Vater

Inhalt

Vorwort

Das hier ist der erste Beitrag einer Reihe von Studien zur existentiellen Psychologie und Psychiatrie. In dieser Reihe sollen originale Beiträge verschiedener Autoren zu diesem Gebiet vorgestellt werden.

Das vorliegende Buch ist eine Studie über schizoide und schizophrene Personen; die ihm zugrundeliegende Absicht ist es, den Wahnsinn und den Prozeß des Wahnsinnigwerdens verständlich zu machen. Die Leser werden den Erfolg oder Mißerfolg dieses Versuchs verschieden beurteilen. Ich möchte jedoch bitten, das Buch nicht nach dem zu beurteilen, was es nicht versucht zu tun. Im einzelnen: es wird kein Versuch gemacht, eine umfassende Theorie der Schizophrenie darzustellen. Es wird kein Versuch gemacht, konstitutionelle und organische Aspekte zu explorieren. Es wird kein Versuch gemacht, meine eigene Beziehung zu diesen Patienten oder meine eigene Methode der Therapie zu beschreiben.

Eine weitere Absicht des Buches ist es, eine Darstellung – in *existentiellen* Termini – einiger Formen des Wahnsinns zu geben. Hierin, glaube ich, ist es das erste seiner Art. Die meisten Leser werden einige Worte in den ersten Kapiteln ungewöhnlich verwendet finden. Ich habe jedoch über jede dieser Wortverwendungen sorgfältig nachgedacht und sie nur benutzt, wenn ich mich dazu gezwungen fühlte.

Hier mag nochmals eine kurze Darstellung dessen, was ich nicht versucht habe zu tun, Mißverständnisse vermeiden helfen. Der in existentieller und phänomenologischer Literatur bewanderte Leser wird bald sehen, daß diese Studie keine direkte Anwendung irgendeiner etablierten existentiellen Philosophie ist. Es gibt wichtige Divergenzen zu den Werken Kierkegaards, Jaspers, Heideggers, Sartres, Binswangers und Tillichs z. B.

Wenn ich diese Konvergenz- und Divergenzpunkte im Detail erörtern würde, müßte ich mich von der unmittelbaren

Aufgabe entfernen. Eine solche Erörterung gehört an einen anderen Ort. Gleichwohl ist es die Tradition des Existentialismus, der ich mich intellektuell verpflichtet fühle.

Ich möchte mich an dieser Stelle bei den Patienten und deren Eltern, über die ich in den folgenden Seiten geschrieben habe, herzlich bedanken. Alle, die von mir in irgendeiner Weise erwähnt wurden, haben dieser Veröffentlichung freundlichst zugestimmt. Namen, Orte und alle identifizierenden Details wurden geändert, aber der Leser darf versichert sein, daß er keine Fiktionen liest.

Ich möchte Dr. Angus MacNiven und Professor T. Ferguson Rodger meine Dankbarkeit ausdrücken für die Arbeitserleichterungen, die sie mir für die klinische Grundlage dieser Studie ermöglichten, und für die Ermutigung, die sie mir gaben. Die klinische Arbeit, auf der diese Studien basieren, wurde vor 1956 beendet, das war, bevor ich Assistenzarzt an der Tavistock Klinik wurde und Dr. J. Sutherland mir bei der Vorbereitung des endgültigen Manuskripts sekretarielle Hilfe zukommen ließ. Seit das Buch 1957 beendet wurde, ist es von vielen gelesen worden, und ich erhielt zahlreiche Ermutigungen und hilfreiche Kritiken von mehr Persönlichkeiten, als ich hier anführen kann. Besonders danken für ihre konstruktiven »Reaktionen« auf das Manuskript möchte ich Dr. Karl Abenheimer, Mrs. Marion Milner, Professor T. Ferguson Rodger, Professor J. Romano, Dr. Charles Rycroft, Dr. J. Schornstein, Dr. J. D. Sutherland und Dr. D. W. Winnicott.

R. D. LAING

Vorwort zur Pelican-Ausgabe

Man kann nicht alles auf einmal sagen. Ich schrieb dieses Buch, als ich 28 war. Ich wollte vor allem mitteilen, daß die Möglichkeit, Menschen zu verstehen, die als psychotisch diagnostiziert sind, viel größer ist, als gewöhnlich angenommen wird. Obgleich das ein Verständnis des sozialen Kontexts, besonders der Machtsituation innerhalb der Familie, zur Folge hatte, finde ich heute, daß ich schon teilweise in die Falle ging, die ich vermeiden wollte, gerade weil ich mich auf einen bestimmten Typ schizoider Existenz einzustellen und ihn darzustellen versuchte. Ich schreibe in diesem Buch noch zu viel über Sie und zu wenig über uns.

Freud betonte, daß unsere Zivilisation repressiv ist. Es gibt einen Konflikt zwischen den Forderungen der Konformität und den Forderungen unserer Triebenergien, besonders der sexuellen. Freud konnte keine einfache Lösung dieses Antagonismus sehen, und er kam zu dem Schluß, daß in unserer Zeit die Möglichkeit einer einfachen natürlichen Liebe zwischen den Menschen bereits verlorengegangen ist.

Unsere Zivilisation unterdrückt nicht nur die »Triebe«, nicht nur die Sexualität, sondern jede Form der Transzendenz. Unter eindimensionalen Menschen* überrascht es nicht, daß jemand mit der eindringlichen Erfahrung anderer Dimensionen, die er nicht völlig leugnen oder vergessen kann, das Risiko eingeht, entweder von den anderen vernichtet zu werden oder das, was er weiß, zu verraten.

Im Kontext unseres gegenwärtigen durchdringenden Wahns, den wir Normalität, Gesundheit, Freiheit nennen, sind alle unsere Bezugsrahmen unklar und fragwürdig.

Ein Mensch, der es vorzieht, lieber tot als rot zu sein, ist normal. Ein Mensch, der sagt, daß er seine Seele verloren habe,

* Siehe Herbert Marcuse *Der eindimensionale Mensch*, Neuwied 1967.

ist verrückt. Ein Mensch, der sagt, daß Menschen Maschinen sind, kann ein großer Wissenschaftler sein. Ein Mensch, der sagt, daß er eine Maschine *ist*, ist »depersonalisiert« im psychiatrischen Jargon. Ein Mensch, der sagt, daß Neger eine niedere Rasse sind, kann sehr angesehen sein. Ein Mensch, der sagt, seine weiße Hautfarbe sei eine Form von Krebs, ist wahnsinnig.

In einer psychiatrischen Klinik sagte ein kleines Mädchen von 17 zu mir, sie sei entsetzt, weil die Atombombe in ihr drin sei. Das ist Wahn. Die Staatsmänner der Welt, die sich brüsten und drohen, daß sie Vernichtungswaffen haben, sind weit gefährlicher und weit entfremdeter von der »Realität« als viele, denen man das Etikett »psychiotisch« aufdrückt.

Die Psychiatrie könnte sich für die Transzendenz, für wirkliche Freiheit und echte menschliche Entwicklung einsetzen, und manche Psychiater tun es. Aber die Psychiatrie kann so leicht mit Hilfe einer (möglichst) unschädlichen Tortur eine Technik der Gehirnwäsche, der Induzierung eines angepaßten Verhaltens sein. In den besten Kliniken, wo die Zwangsjacken verschwunden sind, die Türen unverriegelt und die Leukotomien längst aufgegeben, kann das alles ersetzt sein durch subtilere Lobotomien und Beruhigungsmittel, die die Gitter des Irrenhauses und die verriegelten Türen *in* den Patienten verlegen. Deshalb möchte ich betonen, daß unser »normaler« »angepaßter« Zustand zu oft der Verzicht auf Ekstase ist, Verrat an unseren wahren Möglichkeiten, daß viele von uns nur zu erfolgreich darin sind, sich ein falsches Selbst anzuschaffen, um sich an falsche Realitäten anzupassen.

Aber lassen wir es stehen. Dies war die Arbeit eines alten jungen Mannes. Ich bin jetzt älter, aber auch jünger.

London September 1964

Danksagungen

Dank sei ausgesprochen dem Autor und Grune & Stratton für die Genehmigung, aus *Meaning and Content of Sexual Perversions* von Medard Boss zu zitieren; George Allen & Unwin im Hinblick auf *The Phenomenology of Mind* von Hegel, übersetzt von J. B. Baillie; Baillière, Tindall & Cassell im Hinblick auf *Lectures on Clinical Psychiatry* von E. Kraepelin; der Hogarth Press und dem Institut für Psychoanalyse im Hinblick auf *Beyond the Pleasure Principle* von Sigmund Freud aus *The Complete Psychological Works of Sigmund Freud*, Vol. XVIII; Rider & Co, London im Hinblick auf *The Analysis of Dreams* von Medard Boss und *The Psychology of Imagination* von Jean-Paul Sartre; und Martin Secker & Warburg im Hinblick auf *The Opposing Self* von Lionel Trilling.
Der Autor möchte Dank sagen Dr. M. L. Hayward und Dr. J. E. Taylor für ihre freundliche Genehmigung, in Kapitel X ausführlich aus ihrer Abhandlung »A Schizophrenic Patient Describes the Action of Intensive Psychotherapy« zu zitieren, die in *Psychiatric Quarterly*, 30, 211–66 erschienen ist.

»Je donne une œuvre subjective ici, œuvre cependant qui tend de toutes ses forces vers l'objectivité.«

E. MINKOWSKI

Erster Teil

1 Die existentiell-phänomenologischen Fundamente für eine Wissenschaft von den Personen

Das Wort schizoid bezieht sich auf ein Individuum, dessen Totalität der Erfahrung in zweierlei Hinsicht gespalten ist: an erster Stelle ist da ein Riß in der Beziehung zu seiner Welt und an zweiter Stelle ein Bruch in der Beziehung zu sich selbst. Ein solcher Mensch kann sich selbst nicht als »zusammen mit« anderen oder als »zu Hause in« erfahren, sondern erfährt sich im Gegenteil in verzweifeltem Alleinsein und Isolation; mehr noch, er erfährt sich nicht als eine vollständige Person, sondern vielmehr als auf verschiedene Arten »gespalten«, vielleicht als eine Seele, die mehr oder weniger dürftig einem Körper verbunden ist, als zwei oder mehr Ichs, und so weiter.

Dieses Buch versucht einen existentiell-phänomenologischen Bericht über einige schizoide und schizophrene Personen. Bevor ich diesen Bericht jedoch beginne, ist es notwendig, diesen Ansatz mit dem der formalen klinischen Psychiatrie und Psychopathologie zu vergleichen.

Existentielle Phänomenologie versucht, die Beschaffenheit der Erfahrung einer Person über seine Welt und sich selbst zu charakterisieren. Sie ist nicht so sehr ein Versuch, einzelne Objekte seiner Erfahrung zu beschreiben, als vielmehr alle einzelnen Erfahrungen in den Kontext seines ganzen In-seiner-Welt-Seins zu stellen. Die verrückten Dinge, von Schizophrenen gesagt oder getan, werden im wesentlichen ein verschlossenes Buch bleiben, wenn man nicht ihren existentiellen Kontext versteht. Indem ich eine Art verrückt zu werden beschreibe, werde ich zu zeigen versuchen, daß es einen verstehbaren Übergang von der gesunden schizoiden Form des In-der-Welt-Seins zu der psychotischen Form des In-der-Welt-Seins gibt. Obwohl ich die Begriffe *schizoid* und *schizophren* für die geistig gesunden und psychotischen Positionen beibehalte, werde ich diese Begriffe nicht in ihrem üblichen klinisch-psychiatrischen Bezugssystem benutzen, sondern phänomenologisch und existentiell.

Der klinische Fokus wurde verengt, um nur einige Möglichkeiten zu erfassen, wie man schizoid sein kann oder wie man, von einem schizoiden Ausgangspunkt her, schizophren werden kann. Der Bericht über die von den Individuen ausgelebten Resultate, die auf den folgenden Seiten untersucht werden, will außerdem demonstrieren, daß diese Resultate nicht mit den Methoden der klinischen Psychiatrie und Psychopathologie, so wie sie sich heute darstellen, erfaßt werden können, sondern im Gegenteil der existentiell-phänomenologischen Methode bedürfen, um ihre wahre menschliche Relevanz und Signifikanz zu beweisen.

In diesem Band habe ich mich so unmittelbar wie möglich mit dem Patienten selbst befaßt und die Diskussion der historischen, theoretischen und praktischen Resultate, besonders in bezug auf Psychiatrie und Psychoanalyse, auf ein Minimum beschränkt. Die besondere Form der menschlichen Tragödie, der wir hier gegenüberstehen, wurde niemals mit genügend Klarheit und Deutlichkeit dargestellt. Ich fand darum, daß die rein deskriptive Aufgabe allen anderen Erwägungen vorzuziehen sei. Dieses Kapitel soll daher über die grundlegende Orientierung des Buches nur so viel sagen, wie zur Vermeidung gröbster Mißverständnisse notwendig ist. Das Buch weist in zwei Richtungen, auf der einen Seite wendet es sich an Psychiater, die mit der Art des »Falles« sehr vertraut sind, aber vielleicht nicht gewöhnt sind, den »Fall« wie hier *qua person* zu sehen; auf der anderen Seite wendet es sich an diejenigen, die mit solchen Menschen vertraut sind oder mitfühlen, diesen aber nicht als »klinischem Material« begegnet sind. Es ist unvermeidlich, daß das Buch für beide Teile etwas unbefriedigend sein wird.

Als Psychiater gerate ich schon am Anfang in eine Hauptschwierigkeit: Wie kann ich geradewegs auf die Patienten zugehen, wenn die psychiatrischen Worte, die ich zur Verfügung habe, den Patienten in Distanz zu mir halten? Wie kann man die allgemeine Relevanz und Signifikanz des Zustandes des Patienten demonstrieren, wenn die Worte, die man benutzen muß, eigens dazu bestimmt sind, die Bedeutung, die das Leben des Patienten hat, als einzelne klinische Entität zu isolieren und zu begrenzen? Unzufriedenheit mit psychiatrischen und psychoanalytischen Worten ist ziemlich verbreitet, nicht zuletzt unter denen, die sie am häufigsten gebrauchen. Man fühlt weithin, daß es diesen Worten der Psychiatrie und Psychoanalyse irgendwie mißlingt, das auszudrücken, was man »wirklich meint«. Aber es ist eine Form der Selbsttäuschung, anzunehmen, man könne eine Sache sagen und eine andere denken.

Es wird darum nützlich sein, mit einem Blick auf einige der im Gebrauch befindlichen Wörter zu beginnen. Der Gedanke *ist* die Sprache, wie Wittgenstein sagte. Ein Fachvokabular ist lediglich eine Sprache innerhalb einer Sprache. Eine Betrachtung dieses Fachvokabulars wird zur gleichen Zeit ein Versuch sein, die Realität zu entdecken, die die Worte enthüllen oder verbergen.

Der ernsthafteste Einwand gegenüber dem Fachvokabular, mit dem gegenwärtig psychiatrische Patienten beschrieben werden, ist der, daß es aus Worten besteht, die den Menschen verbal auf eine Weise zersplittern, die der existentiellen Spaltung entspricht, die wir hier zu beschreiben haben. Aber wir können keinen adäquaten Bericht über die existentiellen Spaltungen geben, wenn wir nicht von dem Konzept eines einheitlichen Ganzen ausgehen, und kein solches Konzept existiert, noch kann irgendein solches Konzept innerhalb des gegenwärtigen Sprachsystems von Psychiatrie und Psychoanalyse ausgedrückt werden.

Die Wörter des gegenwärtigen Fachvokabulars beziehen sich entweder auf den Menschen, isoliert von dem anderen und der Welt, das bedeutet als Entität nicht *wesensmäßig* »in Beziehung zu« dem anderen und in einer Welt, oder sie beziehen sich auf falsche substantialisierte Aspekte dieser isolierten Entität. Solche Worte sind: Geist und Körper, Psyche und Soma, psychologisch und physisch, Persönlichkeit, das Selbst, der Organismus. Alle diese Begriffe sind Abstrakta. Anstelle der ursprünglichen Bindung zwischen *Ich* und *Du* isolieren wir einen einzelnen Menschen und verbegrifflichen seine verschiedenartigen Aspekte in »das Ich«, »das Über-Ich« und »das Es«. Der andere wird entweder zu einem inneren oder äußeren Objekt oder zu einer Verschmelzung beider. Wie können wir auf irgendeine Weise überhaupt adäquat von der Beziehung zwischen mir und dir sprechen in Begriffen der Interaktion des einen mentalen Apparates mit dem anderen? Wie auch läßt sich in Begriffen der Barrieren zwischen einem Teil des mentalen Apparates und dem anderen sagen, was es heißt, etwas vor sich selbst zu verheimlichen oder sich selbst zu täuschen? Dieser Schwierigkeit sieht sich nicht nur die klassische freudianische Metapsychologie gegenüber, sondern im gleichen Maße jede Theorie, die ausgeht von dem von seiner Beziehung mit dem anderen in dieser Welt abstrahierten Menschen oder einem Teil des Menschen. Wir alle wissen aus persönlicher Erfahrung, daß wir wir selbst sein können nur in und durch unsere Welt, und in einem gewissen Sinn wird »unsere« Welt mit uns sterben, obwohl »die« Welt ohne uns weitergehen wird. Nur das existentielle Denken hat versucht, der ursprünglichen Erfahrung des Selbst in Beziehung zum anderen in seiner Welt mit einem Begriff zu entsprechen, der diese Totalität adäquat widerspiegelt. So wird, existentialistisch, das Konkretum gesehen als die *Existenz* des Menschen, sein *In-der-Welt-Sein*. Wenn wir nicht von dem Konzept des Menschen als in Beziehung zu anderen Menschen und von dem Beginnen »in« einer Welt ausgehen, wenn wir nicht erkennen, daß der Mensch nicht ohne »seine« Welt existiert noch »seine« Welt ohne ihn existieren kann, dann sind wir dazu verurteilt, unsere Studie über schizoide und schizophrene Menschen mit verbalen und begrifflichen Spaltungen zu beginnen, die dem Aufgespaltenen in der Totalität des schizoiden In-der-Welt-Seins entsprechen. Mehr noch, die sekundäre verbale und begriffliche Aufgabe, die verschiedenen Teile und Stücke wieder zu vereinigen, wird die verzweifelten Bemühungen des Schizophrenen parallelisieren, sein desintegriertes Selbst und seine desintegrierte Welt wieder zusammenzusetzen. Kurz, wir haben einen schon zertrümmerten Humpty Dumpty, der nicht wieder zusammengeflickt werden kann durch eine beliebige Anzahl von Bindestrich-Wörtern: psycho-physisch, psycho-somatisch, psycho-biologisch, psycho-pathologisch, psycho-sozial usw. usw. Wenn das so ist, mag ein Blick auf die Entstehung einer solchen schizoiden Theorie für das Verstehen der schizoiden Erfahrung vielleicht hochrelevant sein. Im folgenden Abschnitt werde ich eine phänomenologische Methode benutzen, um zu versuchen, diese Frage zu beantworten.

Das *Sein* des Menschen (ich werde »Sein« im folgenden gebrauchen, um einfach *alles, was der Mensch ist*, zu kennzeichnen) kann von verschiedenen Gesichtspunkten aus gesehen werden, und der eine oder andere Aspekt kann zum Mittelpunkt einer Studie gemacht werden. Insbesondere kann der Mensch als Person oder Ding gesehen werden. Nun gibt sogar dasselbe Ding, von verschiedenen Gesichtspunkten aus gesehen, Anlaß zu zwei völlig verschiedenen Deskriptionen, und die Deskriptionen geben Anlaß zu zwei völlig verschiedenen Theorien, und die Theorien resultieren in zwei völlig verschiedenen Folgen der Aktion. Die Anfangsperspektive, mit der wir ein Ding sehen, determiniert unseren ganzen späteren Umgang mit ihm. Betrachten wir eine zweideutige oder doppelsinnige Abbildung:

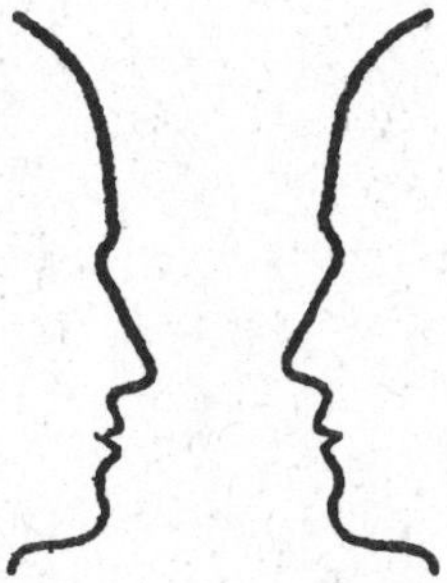

In dieser Abbildung gibt es ein Ding auf dem Papier, das als Vase gesehen werden kann oder als zwei einander zugewandte Gesichter. Da sind nicht zwei Dinge auf dem Papier:

Da ist ein Ding, aber je nachdem, wie es uns trifft, können wir zwei verschiedene Objekte sehen. Das Verhältnis der Teile zum Ganzen in dem einen Objekt ist ziemlich verschieden von dem Verhältnis der Teile zum Ganzen im anderen. Wenn wir eins von den gesehenen Gesichtern beschreiben, würden wir von oben nach unten eine Stirn, eine Nase, eine Oberlippe, einen Mund, ein Kinn und einen Hals beschreiben. Obwohl wir dieselbe Linie beschrieben haben, die, wenn sie verschieden gesehen wird, die eine Seite einer Vase sein kann, haben wir nicht die Seite einer Vase, sondern die Kontur eines Gesichtes beschrieben.

Wenn Sie mir also gegenübersitzen, kann ich Sie als eine andere Person ähnlich mir selbst sehen; ohne Sie zu ändern oder sonst etwas zu tun, kann ich Sie jetzt sehen als ein komplexes, physisches, chemisches System, vielleicht mit seinen eigenen Idiosynkrasien, aber trotzdem als solches chemisch: so gesehen sind Sie nicht länger eine Person, sondern ein Organismus. In der Sprache der existentiellen Phänomenologie heißt das: der andere, gesehen als Person oder gesehen als Organismus, ist das Objekt verschiedener intentionaler Akte. Es gibt keinen Dualismus in dem Objekt im Sinne von Koexistenz zweier verschiedener Wesen oder Substanzen, Psyche und Soma; da sind zwei verschieden erfahrene Gestalten: Person und Organismus. Die *Beziehung*, die man zu einem Organismus hat, ist verschieden von der Beziehung, die man zu einer Person hat. Die Beschreibung des anderen als Organismus ist so verschieden von der Beschreibung des anderen als Person, wie es die Beschreibung einer Vase vom Profil eines Gesichts ist; ähnlich ist die Theorie von dem anderen als Organismus weit entfernt von einer Theorie von dem anderen als Person. Man handelt einem Organismus gegenüber anders als man einer Person gegenüber handelt. Die Wissenschaft von den Personen ist eine Studie menschlicher Wesen, die ausgeht von der Beziehung zum anderen als Person und zu einer Darstellung des anderen, immer noch als Person, gelangt.

Wenn man zum Beispiel einer anderen Person, die redet, zuhört, kann man entweder a) das verbale Verhalten in Begriffen neuraler Prozesse und des ganzen Vokalisierungsapparates untersuchen oder b) zu verstehen versuchen, was sie sagt. Im letzteren Fall ist eine Erklärung des verbalen Verhaltens in Begriffen des allgemeinen Zusammenhangs organischer Veränderungen, die als *conditio sine qua non* seiner Verbalisierung notwendigerweise vor sich gehen müssen, kein Beitrag zu einem möglichen Verstehen dessen, was das Individuum gerade sagt. Umgekehrt trägt ein Verstehen dessen, was das Individuum gerade sagt, nicht zu einer Kenntnis darüber bei, wie seine Gehirnzellen Oxygen metabolisieren. Das heißt, ein Verstehen dessen, was es gerade sagt, ist kein Beitrag für eine Erklärung der relevanten organismischen Prozesse und umgekehrt. Nochmals, es kann weder hier noch irgendwo anders die Rede sein von einem Geist-Körper-Dualismus. Die beiden Darstellungen, in diesem Fall personal und organismisch, bezogen auf das Sprechen oder auf eine andere beobachtbare menschliche Aktivität, sind jeweils das Ergebnis des intentionalen Ausgangsaktes; jeder intentionale Akt führt in seine eigene Richtung und bringt seine eigenen Resultate hervor. Man wählt den Gesichtspunkt oder den intentionalen Akt innerhalb des Gesamtkontextes dessen, was ich bei der anderen Person herauskriegen will. Der Mensch als Organismus gesehen oder der Mensch als Person gesehen enthüllt dem Untersucher verschiedene Aspekte der menschlichen Realität. Beide sind durchaus methodologisch möglich, aber man muß sich hüten vor einer möglichen Verwirrung.

Der andere als Person wird von mir gesehen als verantwortlich, als zur Wahl fähig, als ein aus sich selbst heraus Agierender. Gesehen als Organismus kann alles das, was in diesem Organismus vor sich geht, auf jedem Komplexitätsniveau konzeptualisiert werden – atomar, molekular, zellular, systemhaft oder organismisch. Während Verhalten, personal gesehen, in Begriffen der Erfahrung dieser Person und ihrer Intentionen erfaßt wird, kann Verhalten, organismisch gesehen, nur als Kontraktion oder Erschlaffung bestimmter

Muskeln usw. erfaßt werden. Anstelle der Erfahrung von Sequenzen befaßt man sich mit einer Sequenz von Prozessen. In dem Menschen, als Organismus gesehen, ist darum kein Platz für seine Wünsche, Ängste, seine Hoffnung oder Verzweiflung als solche. Das Wesentliche unserer Erklärungen sind nicht seine Intentionen gegenüber seiner Welt, sondern Energiequanten in einem Energiesystem.

Als Organismus gesehen kann der Mensch nichts anderes sein als ein Komplex von Dingen, von Neutren *(its)*, und die Prozesse, die letztlich einen Organismus umfassen, sind *Es*-Prozesse. Es gibt da die allgemeine Illusion, daß man sein Verstehen einer Person irgendwie vergrößert, wenn man ein personales Verstehen dieser Person in die unpersönlichen Begriffe einer Sequenz oder eines Systems von *Es*-Prozessen übersetzen kann. Sogar bei Fehlen theoretischer Rechtfertigungen bleibt die Tendenz, unsere persönliche Erfahrung vom anderen als Person in eine Darstellung zu übersetzen, die depersonalisiert ist. Wir tun das in einem gewissen Maß, ob wir nun eine Maschinenanalogie oder eine biologische Analogie in unserer Erklärung gebrauchen. Es sollte beachtet werden, daß ich hier nichts gegen den Gebrauch von mechanischen oder biologischen Analogien als solche einwende noch in der Tat etwas gegen den intentionalen Akt, den Menschen als eine komplexe Maschine oder als ein Tier zu sehen. Meine These beschränkt sich auf die Behauptung, daß eine Theorie über den Menschen als Person ihr Ziel verfehlt, wenn sie zu einer Darstellung des Menschen als einer Maschine oder des Menschen als eines organismischen Systems von Es-Prozessen wird. Das Umgekehrte ist auch wahr (s. Brierley, 1951).

Es scheint merkwürdig, daß eine authentische Wissenschaft von den Personen wegen der eingewurzelten Tendenz, Personen zu depersonalisieren oder zu vergegenständlichen, noch kaum in Gang gebracht wurde, während die physikalischen und biologischen Wissenschaften von Es-Prozessen im allgemeinen über die Tendenzen gesiegt haben, die Welt der Dinge zu personalisieren oder menschliche Intentionen in die Tierwelt hineinzulesen.

Auf den folgenden Seiten werden wir uns wesentlich mit Leuten befassen, die sich selbst als Automaten, als Roboter, als Maschinenteile oder sogar als Tiere erfahren. Solche Personen werden mit Recht als verrückt angesehen. Warum aber betrachten wir nicht eine Theorie, die Personen in Automaten oder Tiere zu transmutieren sucht, als ebenso verrückt? Die Erfahrung von sich selbst und anderen als Personen ist primär und selbst-bestätigend. Sie existiert noch vor allen wissenschaftlichen oder philosophischen Schwierigkeiten, wie solche Erfahrung möglich ist oder wie sie erklärt werden kann.

In der Tat ist es schwierig, die in unserem ganzen Denken vorhandene Persistenz von Elementen zu erklären, die MacMurray die »biologische Analogie« nannte. »Wir sollten erwarten«, schreibt MacMurray (1957), »daß dem Entstehen einer wissenschaftlichen Psychologie parallel liefe der Übergang von einer organischen zu einer personalen ... Konzeption der Einheit« (S. 37); daß wir fähig sein sollten, den individuellen Menschen sowohl zu *denken* als auch zu erfahren, nicht als ein Ding oder ein Objekt, sondern als Person, und daß wir über Mittel verfügen sollten, diese Form der Einheit, die wesentlich personal ist, auszudrücken. Auf den folgenden Seiten ist es darum die gewagte Aufgabe, die Darstellung einer ziemlich spezifischen personalen Form der Depersonalisation zu einer Zeit zu versuchen, in der die Entdeckung »der logischen Form, durch die die Einheit des Personalen kohärent begriffen werden kann« (ibid.) immer noch eine Aufgabe für die Zukunft ist.

Es gibt natürlich viele Beschreibungen der Depersonalisation und der Zersplitterung in der Psychopathologie. Jedoch ist keine psychopathologische Theorie gänzlich in der Lage, die Verzerrung der Person zu überwinden, die ihrer eigenen Prämissen wegen unvermeidbar ist, auch wenn sie versucht, eben diese Prämissen zu leugnen. Eine Psychopathologie, die ihren Namen verdient, muß eine »Psyche« (mentaler Apparat oder endopsychische Struktur) voraussetzen. Sie muß voraussetzen, daß die Objektivierung, mit oder ohne Materialisierung, die durch das Denken in Begriffen eines fiktiven »Dinges« oder Systems auferlegt ist, ein adäquates begriffliches Korrelat des anderen als einer Person in Aktion mit anderen ist. Mehr noch, sie muß voraussetzen, daß ihr Begriffskonzept analog zu der Weise funktioniert, in der ein Organismus im gesunden Zustand funktioniert, und analog dazu, wie ein Organismus in krankem Zustand funktioniert. Wie fruchtbar solche Vergleiche mit partiellen Analogien auch immer sein mögen, die Psychopathologie schließt durch die Eigenart ihres grundlegenden Ansatzes die Möglichkeit aus, die Desorganisation eines Patienten als den Fehlschlag eines Versuches zu verstehen, eine spezifisch personale Form der Einheit zu erreichen. Es ist wie ein Versuch, mit kochendem Wasser Eis herzustellen. Eben diese Existenz der Psychopathologie verewigt diesen Dualismus, den die meisten Psychopathologen vermeiden möchten und der offensichtlich falsch ist. Dennoch kann dieser Dualismus innerhalb des psychopathologischen Bezugsystems nicht vermieden werden, es sei denn, man verfällt in einen Monismus, der nur sein Spiegelbild ist und ebenso falsch.

Es mag behauptet werden, daß man nicht wissenschaftlich sein kann, ohne seine »Objektivität« zu bewahren. Eine unverfälschte Wissenschaft der personalen Existenz muß versuchen, so unbeeinflußt wie möglich zu sein. Physik und die anderen Wissenschaften von den Dingen müssen der Wissenschaft von den Personen das Recht zubilligen, unbeeinflußt zu sein auf eine Weise, die dem ihr eigenen Forschungsgebiet angemessen ist. Wenn man meint, daß man, um unbeeinflußt zu sein, »objektiv« sein sollte im Sinne einer Depersonalisierung der Person, die das »Objekt« unserer Untersuchung ist, dann muß man sich jeder Versuchung, dies unter dem Eindruck zu tun, dadurch wissenschaftlich zu sein, rigoros widersetzen. Depersonalisation in einer Theorie, die eine Theorie von den Personen sein soll, ist so falsch wie die schizoide Depersonalisation der anderen und nichtsdestoweniger letzlich ein intentionaler Akt. Obwohl durchgeführt im Namen der Wissenschaft, ergibt eine solche Vergegenständlichung falsches

»Wissen«. Sie ist als Trugschluß so pathetisch, wie es die falsche Personalisation von Dingen ist.

Es ist bedauerlich, daß Worte wie personal und subjektiv so mißbraucht worden sind, daß sie keine Kraft mehr haben, den unverfälschten Akt, den anderen als Person zu sehen, zu vermitteln (wenn wir das meinen, müssen wir auf »objektiv« zurückgreifen), sondern unmittelbar implizieren, daß man seine eigenen Gefühle und Einstellungen mit in die Untersuchung über den anderen hineinbringt, um so unsere Wahrnehmung von ihm zu verzerren. Im Gegensatz zum respektierlichen »objektiv« oder »wissenschaftlich« haben wir das verrufene »subjektiv«, »intuitiv« oder, das Schlimmste von allen, »mystisch«. Es ist zum Beispiel interessant, daß man häufig »lediglich« vor subjektiv antrifft, während es beinahe unvorstellbar ist, von jemandem als »lediglich« objektiv zu sprechen.

Der größte Psychopathologe war Freud. Freud war ein Held. Er stieg in die »Unterwelt« und traf dort auf bloße Schrekken. Er brachte mit sich seine Theorie wie ein Haupt der Medusa, das diese Schrecken in Stein verwandelte. Wir, die Freud folgen, ziehen den Nutzen aus dem Wissen, das er mitbrachte und uns übermittelte. Er überlebte. Wir müssen sehen, ob wir jetzt überleben können, ohne eine Theorie zu benutzen, die gewissermaßen ein Instrument der Verteidigung ist.

DIE BEZIEHUNG ZUM PATIENTEN ALS PERSON ODER ALS DING

In der existentiellen Phänomenologie kann die zur Diskussion stehende Existenz die eigene oder die des anderen sein. Wenn der andere ein Patient ist, wird die existentielle Phänomenologie zu dem Versuch, die Art und Weise, auf die der Patient er selbst in seiner Welt ist, zu rekonstruieren, obwohl in der therapeutischen Beziehung die Einstellung auf die Art des Mit-mir-Seins des Patienten gerichtet ist.

Patienten präsentieren sich einem Psychiater mit Beschwerden, die irgendwo im Bereich zwischen der am eindeutigsten zu lokalisierenden Schwierigkeit (»mir widerstrebt es, aus dem Flugzeug zu springen«) und der diffusesten möglichen Schwierigkeit liegen (»ich weiß nicht, warum ich eigentlich gekommen bin, ich glaube, mit mir ist etwas nicht in Ordnung«). Aber wie umschrieben oder diffus die anfängliche Beschwerde auch sein mag, man weiß, daß der Patient in die Behandlungssituation, mit Intention oder ohne Intention, seine Existenz, sein ganzes In-seiner-Welt-Sein mitbringt. Man weiß auch, daß jeder Aspekt dessen, was er ist, irgendwie in Beziehung zu jedem anderen Aspekt steht, obwohl die Art, in der diese Aspekte artikuliert werden, keineswegs klar sein mag. Es ist Aufgabe der existentiellen Phänomenologie, zu artikulieren, was des anderen »Welt« ist und seine Art des In-ihr-Seins. Von Anfang kann meine Vorstellung von Umfang oder Ausdehnung des Seins eines Menschen nicht mit der seinen übereinstimmen, und übrigens auch nicht mit der anderer Psychiater. Ich zum Beispiel betrachte jeden einzelnen Menschen als endlich, als einen, der einen Anfang gehabt hat und der ein Ende haben wird. Er wurde geboren und er wird sterben. In der Zwischenzeit hat er einen Körper, der ihn an diese Zeit und an diesen Ort fesselt. Diese Feststellungen sind, glaube ich, auf alle und jeden einzelnen Menschen anzuwenden. Ich erwarte nicht, sie jedesmal, wenn ich eine andere Person treffe, reverifizieren zu müssen. In der Tat können sie nicht bewiesen oder falsifiziert werden. Ich habe einen Patienten gehabt, dessen Vorstellungen von den Horizonten des eigenen Seins über Geburt und Tod hinausgingen: »in Wirklichkeit« und nicht nur »in der Einbildung«; er sagte, er sei nicht wesentlich an eine Zeit und an einen Ort gebunden. Ich hielt ihn nicht für psychotisch, noch konnte ich ihm nachweisen, daß er unrecht hatte, auch wenn ich es gewollt hätte. Trotzdem ist es von beträchtlicher praktischer Bedeutung, sehen zu können, daß die Erfahrung, die ein Mensch von seinem Sein haben kann, sehr verschieden sein mag von meinem Konzept oder meiner Erfahrung seines

Seins. In solchen Fällen muß man sich selbst als Person in des anderen Schema der Dinge orientieren können, anstatt den anderen nur als ein Objekt in meiner eigenen Welt, d. h. innerhalb des totalen eigenen Bezugssystems zu sehen. Man muß diese Umorientierung vollziehen können, ohne im voraus zu urteilen, wer recht hat und wer unrecht hat. Die Fähigkeit, das zu tun, ist eine absolute und logische Vorbedingung für die Arbeit mit Psychotikern.

Es gibt noch einen anderen Aspekt des menschlichen Seins, der in der Psychotherapie, verglichen mit anderen Behandlungen, entscheidend ist. Das ist die Tatsache, daß sich jeder Mensch gleichzeitig getrennt von seinen Mitmenschen und in Beziehungen zu ihnen befindet. Solches Getrenntsein und in Beziehungsein sind wechselseitige notwendige Postulate. Personales Getrenntsein kann nur zwischen Wesen existieren, die getrennt sind, aber nicht isoliert. Wir sind keine Isolierten, und wir sind nicht Teile desselben physikalischen Körpers. Hier haben wir das Paradoxon, das potentiell tragische Paradoxon, daß unser In-Beziehung-Sein zu anderen ein so wesentlicher Aspekt unseres *Seins* ist wie unser Getrenntsein, während irgendeine beliebige Person kein notwendiger Teil unseres Seins ist.

Psychotherapie ist eine Aktivität, in der dieser Seinsaspekt des Patienten, sein In-Beziehung-Sein zu anderen, für therapeutische Ziele benutzt wird. Der Therapeut handelt nach dem Prinzip, daß er, da In-Beziehung-Sein potentiell in jedem vorhanden ist, auch dann nicht seine Zeit vergeudet, wenn er stundenlang mit einem schweigenden Katatonen zusammensitzt, der alle Anzeichen zeigt, daß er seine Existenz nicht erkennt.

2 Die existentiell-phänomenologischen Fundamente für das Verstehen der Psychose

Es gibt noch ein weiteres Charakteristikum des geläufigen psychiatrischen Jargons. Er spricht von Psychose als einem sozialen oder biologischen Mangel an Anpassung oder einer Unangepaßtheit von besonders radikaler Art, von Kontaktverlust mit der Realität, von Mangel an Einsicht. Wie Van den Berg (1955) gesagt hat, ist dieser Jargon ein echtes »Vokabular der Verunglimpfung«. Die Verunglimpfung ist nicht moralistisch, zumindest nicht im Sinn des 20. Jahrhunderts; tatsächlich ist diese Sprache in vieler Hinsicht das Ergebnis von Bemühungen, Denken in Begriffen von Freiheit, Wahl, Verantwortlichkeit zu vermeiden. Sie impliziert jedoch eine bestimmte typische Art und Weise, human zu sein, mit der der Psychotiker sich nicht messen kann. Ich habe wirklich nicht gegen alle Implikationen in diesem »Vokabular der Verunglimpfung« etwas einzuwenden. Tatsächlich aber meine ich, wir sollten aufrichtiger sein hinsichtlich der Urteile, die wir implizit fällen, wenn wir jemanden psychotisch nennen. Wenn ich jemanden für geisteskrank erkläre, habe ich keinen Zweifel, wenn ich schreibe, daß er geistig krank ist, gefährlich für sich selbst und andere sein mag und der Pflege und Fürsorge eines psychiatrischen Krankenhauses bedarf. Zur gleichen Zeit aber bin ich mir auch bewußt, daß es, meiner Meinung nach, viele andere Leute gibt, die als gesund angesehen werden, deren Geist ebenso radikal ungesund ist, die genauso gefährlich oder noch gefährlicher für sich selbst und andere sein mögen und die die Gesellschaft nicht als psychotisch und als passende Personen für ein Irrenhaus ansieht. Ich bin mir bewußt, daß der Mann, von dem man sagt, er sei wahnsinnig, mir vielleicht in seinem Wahn die Wahrheit erzählt, und das nicht im zweideutigen oder metaphysischen Sinn, sondern ziemlich wortgetreu, und daß der gespaltene Geist des Schizophrenen vielleicht Licht einläßt, das nicht in den intakten Geist vieler gesunder Leute eindringen kann, deren Geist verschlossen ist. Hesekiel war nach Jaspers Ansicht ein Schizophrener.

Ich muß hier eine gewisse persönliche Schwierigkeit bekennen, die ich als Psychiater habe und die hinter manchem in diesem Buch steht. Das ist die, daß ich, ausgenommen im Fall chronischer Schizophrener, Schwierigkeiten habe, die »Zeichen und Symptome« der Psychose bei Personen, die ich selbst interviewe, tatsächlich zu entdecken. Ich dachte immer, daß dies eine Unzulänglichkeit meinerseits sei, daß ich nicht geschickt genug sei, an Halluzinationen und Wahninhalte heranzukommen usw. Wenn ich meine Erfahrung mit Psychotikern mit den Darstellungen der Psychosen in Standardtextbüchern verglich, fand ich, daß diese Autoren nicht die Art beschrieben, in der diese Leute sich mir gegenüber verhalten. Vielleicht hatten sie recht und ich unrecht. Dann dachte ich, daß sie vielleicht doch unrecht hatten. Aber das ist genauso unhaltbar. Das folgende scheint ein Tatbestand zu sein:

Die Standardtexte enthalten Beschreibungen des Verhaltens von Leuten in einem Verhaltensfeld, das den Psychiater mit einschließt. Das Verhalten des Patienten ist bis zu einem gewissen Grad eine Funktion des Verhaltens des Psychiaters im selben Verhaltensfeld. Der typische psychiatrische Patient ist eine Funktion des typischen Psychiaters und des typischen psychiatrischen Krankenhauses. Das wesentliche Fundament sozusagen, das allen großen Beschreibungen Bleulers über Schizophrene zugrundeliegt, ist seine Bemerkung, daß, auch wenn alles gesagt und getan sei, Schizophrene ihm fremder seien als die Vögel in seinem Garten.

Bleuler, wissen wir, trat an seine Patienten heran, wie ein nichtpsychiatrischer Kliniker an einen klinischen Fall herantreten würde, mit Respekt, Höflichkeit, Rücksicht und wissenschaftlicher Neugier. Der Patient ist krank in medizinischem Sinn, und es kommt nur darauf an, seinen Zustand zu diagnostizieren, indem man die Symptome seiner Krankheit beobachtet. Dieses Vorgehen wird von so vielen Psychiatern als so selbstevident berechtigt angesehen, daß es ihnen vielleicht schwerfallen wird, zu erkennen, worauf ich hinaus will. Es gibt jetzt natürlich viele andere Schulrichtungen, aber diese ist in diesem Lande immer noch die verbreitetste. Ganz gewiß ist dies das Vorgehen, das von nichtmedizinischen Laien als selbstverständlich angenommen wird. Ich spreche hier die ganze Zeit von psychotischen Patienten (d. h. wie die meisten Leute sofort zu sich selbst sagen, *nicht* von dir oder mir). Die Psychiater klammern sich in der Praxis immer noch daran, auch wenn sie Lippenbekenntnisse ablegen zu damit unvereinbaren Ansichten, Einstellungen und Verhaltensweisen. Daran ist so viel Gutes und Lohnendes, auch so viel Gewißheit, daß jeder ein Recht hat, sehr genau zu prüfen, ob eine solche klinisch professionelle Einstellung vielleicht nicht alles ist, was erforderlich ist, oder unter bestimmten Umständen sogar unangebracht. Die Schwierigkeit besteht nicht einfach darin, Beweise für die Gefühle des Patienten, wie sie sich in seinem Verhalten zeigen, festzustellen. Der gute klinische Mediziner wird berücksichtigen, daß der Blutdruck seines Patienten, wenn er Angst hat, vielleicht etwas höher als gewöhnlich ist, sein Puls vielleicht eher schneller als normal und so weiter. Die Krux der Sache ist, daß man, wenn man »ein Herz« untersucht oder auch den ganzen Menschen als einen Organismus, nicht an der Beschaffenheit der eigenen personalen Gefühle ihm gegenüber interessiert ist, wie diese auch immer sein mögen, sie sind irrelevant, sie werden nicht mitgerechnet. Man behält eine mehr oder weniger typisch professionelle Sicht und Gewohnheit bei.

Daß sich die klassische klinisch-psychiatrische Einstellung im Prinzip seit Kraepelin nicht geändert hat, sieht man, wenn man das Folgende mit der ähnlichen Einstellung eines der neueren britischen Textbücher der Psychiatrie vergleicht (z. B. Mayer-Gross, Slater und Roth).

Hier die Darstellung eines Patienten mit den Zeichen katatoner Erregung, die Kraepelin (1905) im Hörsaal vor seinen Studenten gab.

»Der Patient, den ich Ihnen heute zeigen will, muß beinahe in den Raum getragen werden, da er mit gespreizten Beinen, auf den Außenseiten seiner Füße geht. Als er hereinkommt, wirft er seine Pantoffeln von sich, singt laut eine Hymne und schreit dann zweimal ›mein Vater, *mein* wahrer Vater‹. Er ist 18 Jahre alt und ein Schüler der Oberrealschule, groß und ziemlich kräftig gebaut, aber von blasser Gesichtsfarbe, die sich sehr oft vorübergehend rötet. Der Patient sitzt da mit geschlossenen Augen und schenkt seiner Umgebung keine Aufmerksamkeit. Er schaut nicht auf, auch nicht, als man mit ihm spricht, aber er antwortet, erst mit leiser Stimme, dann lauter und lauter schreiend. Als man ihn fragt, wo er ist, sagt er: ›Möchten Sie das auch wissen? Ich sage Ihnen, wer gemessen ist und gemessen wurde und gemessen wird. Ich weiß das alles, und ich könnte es Ihnen erzählen, aber ich will nicht.‹ Als man ihn nach seinem Namen fragt, schreit er: ›Wie heißen Sie? Was macht er zu? Er macht seine Augen zu. Was hört er? Er versteht nichts; er versteht nichts. Wie? Wer? Wo? Wann? Was meint er? Wenn ich ihm sage, er soll schauen, schaut er nicht richtig. Sie da, schauen Sie her! Was ist? Was ist los? Passen Sie auf; er paßt nicht auf. Ich sage, was ist denn? Warum antworten Sie mir nicht? Werden Sie wieder unverschämt? Wie können Sie nur so unverschämt sein? Ich komme! Ich werde es Ihnen zeigen! Sie huren nicht für mich. Schlau sind Sie auch nicht; Sie sind ein unverschämter, lausiger Kerl, so ein unverschämter, lausiger Kerl ist mir noch nie über den Weg gelaufen. Fängt er wieder an? Sie verstehen überhaupt nichts, überhaupt nichts; überhaupt nichts versteht er. Wenn Sie jetzt nicht gehorchen, er will nicht gehorchen, er wird nicht gehorchen. Werden Sie immer noch unverschämter? Sind Sie immer noch unverschämt? Wie sie aufpassen, sie passen auf‹ und so weiter. Am Ende schimpft er in ziemlich unartikulierten Lauten vor sich hin.«

Kraepelin erwähnt hier unter anderem die Unzugänglichkeit des Patienten:

»Obwohl er zweifellos alle diese Fragen verstand, *gab er uns kein einziges Stück wertvoller Information*. Seine Rede bestand ... *nur aus einer Reihe unzusammenhängender Sätze, die nicht die geringste Relation zu der allgemeinen Situation aufwiesen«* (Kursivschrift von mir).

Nun, es gibt keinen Zweifel, daß dieser Patient die »Symptome« katatoner Erregung zeigt. Die Deutung, die wir auf Grund dieses Verhaltens ausarbeiten, wird jedoch abhängen von der Beziehung, die wir mit dem Patienten verwirklichen, und wir verdanken es Kraepelins lebendiger Beschreibung, daß der Patient, über 50 Jahre hinweg und durch diese Seiten, wieder, so scheint es, zum Leben erweckt wird, als ob er vor uns stände. Was scheint dieser Patient zu tun? Bestimmt führt er einen Dialog zwischen seiner parodierten Version von Kraepelin und seinem eigenen trotzig rebellierenden Selbst. ›Möchten Sie das auch wissen? Ich sage Ihnen, wer gemessen ist und gemessen wurde und gemessen wird, ich weiß das alles, und ich könnte es Ihnen erzählen, aber ich will nicht.‹ Das scheint deutlich genug zu sein. Vermutlich ist ihm diese Form des Ausfragens, die in einem Hörsaal voll von Studenten stattfindet, zutiefst zuwider. Er sieht wahrscheinlich nicht, was das mit den Dingen zu tun hat, die für ihn äußerst qualvoll sein müssen. Aber diese Dinge würden für Kraepelin keine »nützliche Information« sein, es sei denn als weitere »Symptome« einer »Krankheit«.
Kraepelin fragt ihn nach seinem Namen. Der Patient antwortet mit einem erbitterten Ausbruch, indem er nun sagt, was nach seinem Gefühl die in Kraepelins Vorgehen ihm gegenüber implizierte Einstellung ist: Wie heißen Sie? Was macht er zu? Er macht seine Augen zu ... Warum antworten Sie mir nicht? Werden Sie wieder unverschämt? Sie huren nicht für mich? (d. h. er glaubt, daß Kraepelin unwillig ist, weil er nicht bereit ist, sich vor dem Hörsaal voller Studenten zu prostituieren), und so fort ... so ein unverschämter, schamloser, miserabler, lausiger Kerl ist mir noch nicht über den Weg gelaufen ... usw.
Er scheint jetzt klar zu sein, daß das Verhalten dieses Patienten in wenigstens zwei Perspektiven gesehen werden

kann, analog der Perspektiven, Vase oder Gesicht zu sehen. Man kann sein Verhalten als »Symptome« einer »Krankheit« sehen; man kann sein Verhalten als Ausdruck seiner Existenz sehen. Die existentiell-phänomenologische Deutung ist eine Schlußfolgerung über die Art, in der der andere fühlt und handelt. Was ist die Erfahrung des Jungen von Kraepelin? Er scheint gepeinigt und verzweifelt zu sein; was »will« er, indem er so spricht und handelt? Er wehrt sich dagegen, gewertet und getestet zu werden. Er will gehört werden.

INTERPRETATION ALS EINE FUNKTION DER BEZIEHUNG MIT DEM PATIENTEN

Der klinische Psychiater, der »wissenschaftlicher« oder »objektiver« sein möchte, mag vorschlagen, sich auf das »objektiv« beobachtbare Verhalten des Patienten vor ihm zu beschränken. Die einfachste Antwort darauf ist, daß das unmöglich ist. »Symptome« der »Krankheit« zu sehen, ist kein neutrales Sehen. Es ist auch nicht neutral, ein Lächeln als Kontraktionen von Mundschließmuskeln zu sehen (Merleau-Ponty, 1963). Wir können nicht umhin, die Person auf die eine oder andere Weise zu sehen und unsere Deutungen oder Interpretationen auf »ihr« Verhalten aufzubauen, sobald wir mit ihr in einer Beziehung sind. Das ist so, sogar in dem negativen Fall, wenn wir blockiert oder verwirrt werden durch das Fehlen der Reziprozität auf seiten des Patienten, wenn wir fühlen, da *ist niemand*, der auf unsere Annäherungen reagiert. Das kommt dem Kern unseres Problems sehr nahe.

Die Schwierigkeiten, denen wir uns hier gegenübersehen, entsprechen in etwa den Schwierigkeiten, denen sich der Deuter von Hieroglyphen gegenübersieht, eine Analogie, die Freud gern gebrauchte; sie sind womöglich noch größer. Die Theorie der Interpretation oder Entzifferung von hieroglyphischen oder alten Texten ist im letzten Jahrhundert durch Dilthey weiter vorangetrieben und explizit gemacht worden als die Theorie der Interpretation psychotischer »hieroglyphischer« Sprechweise und Aktion. Vielleicht hilft es, unsere Position zu klären, wenn wir unser Problem mit dem des Historikers, wie es von Dilthey* erläutert wurde, vergleichen. In beiden Fällen ist die wesentliche Aufgabe eine der Interpretation.

Alte Dokumente können einer formalen Analyse in Form von Struktur und Stil, linguistischen Merkmalen und charakteristischen Idiosynkrasien von Syntax usw. unterzogen werden. Klinische Psychiatrie versucht eine analoge formale Analyse der Sprechweise und des Verhaltens des Patienten.

Über diese formale Analyse hinaus ist es möglich, einen Text zu erhellen durch Kenntnis der Verknüpfung von sozio-historischen Bedingungen, aus denen er entstanden ist. Auf ähnliche Weise möchten wir gewöhnlich unsere formale und statische Analyse der isolierten klinischen »Symptome« so weit wir können zu einem Verstehen ihres Stellenwertes innerhalb der Lebensgeschichte der Person ausweiten. Das involviert die Einführung dynamisch-genetischer Hypothesen. Aber historische Informationen als solche, sei es über alte Texte oder über Patienten, werden uns nur dann helfen, sie besser zu verstehen, wenn wir das anwenden können, was oft Sympathie genannt wird, oder intensiver, Empathie. Wenn Dilthey darum *die Beziehung zwischen dem Autor und dem Deuter* als den bedingenden Faktor für die Möglichkeit des Textverständnisses charakterisiert, hat er tatsächlich die Voraussetzung für alle Interpretationen offengelegt, deren Basis Verständnis ist (Bultmann, op. cit.).

»Wir erklären«, schreibt Dilthey, »mittels purer intellektueller Prozesse, aber wir verstehen mittels der Zusammenwirkung aller Geisteskräfte im Verstehen. Indem wir ver-

* Die unmittelbare Quelle der Dilthey-Zitate im folgenden Abschnitt ist Bultmanns »The problem of hermeneutics« (*Essays* 1955, S. 234–261).

stehen, gehen wir aus von der Verbindung des gegebenen lebenden Ganzen, um die Vergangenheit in solchen Begriffen verständlich zu machen.«
Unser Begreifen des anderen hängt also ab von unserer Bereitschaft, die ganze Energie jedes Aspekts unserer selbst in den Akt des Verständnisses mit einzubeziehen. Es scheint auch, daß wir uns dieser Person gegenüber so orientieren müssen, daß uns die *Möglichkeit* offen bleibt, sie zu verstehen. Die Kunst, diejenigen Aspekte des Seins eines Individuums zu verstehen, die wir als Ausdruck seines In-der-Welt-Seins beobachten können, erfordert von uns, seine Aktionen zu *seiner* Weise, die Situation zu erfahren, in der er mit uns ist, in Beziehung zu setzen. Ähnlich haben wir in Begriffen seiner Gegenwart seine Vergangenheit zu verstehen und nicht ausschließlich in umgekehrter Folge. Das wiederum trifft sogar für solche negativen Fälle zu, in denen durch das Verhalten des Patienten deutlich wird, daß er die Existenz jeder Situation leugnet, in der er mit uns sein könnte, zum Beispiel, wenn wir uns behandelt fühlen, als ob wir nicht existierten, oder nur existierten hinsichtlich der eigenen Wünsche und Befürchtungen des Patienten. Es geht hier nicht darum, dieses Verhalten auf rigide Weise mit vorgefaßten Bedeutungen zu etikettieren. Wenn wir seine Aktionen als »Symptome« einer »Krankheit« betrachten, so sind wir schon dabei, dem Patienten unsere Gedankenkategorien aufzudrängen, etwa analog zu der Weise, in der wir ihn uns behandeln sehen; und wir werden das gleiche tun, wenn wir uns einbilden, seine Gegenwart als mechanische Resultante einer unveränderlichen Vergangenheit »erklären« zu können.

Wenn man dem Patienten gegenüber eine solche Haltung einnimmt, ist es kaum möglich, zur gleichen Zeit zu verstehen, was er vielleicht versucht, uns mitzuteilen. Um noch einmal auf das Beispiel, jemandem beim Sprechen zuhören, zurückzukommen: Wenn ich Ihnen gegenübersitze und zu Ihnen spreche, können Sie versuchen (I), irgendwelche Abnormitäten meiner Sprechweise festzustellen oder (II) was ich gerade sage, in Termini Ihrer Vorstellung über die Oxygenmetabolisierung meiner Gehirnzellen zu erklären oder (III) zu entdecken, warum ich in Termini der vergangenen Lebensgeschichte und des sozio-ökonomischen Hintergrundes diese Dinge zu diesem Zeitpunkt eigentlich sage. Nicht eine dieser Antworten, die Sie vielleicht, oder vielleicht auch nicht, auf diese Fragen geben können, werden Ihnen als solche zu einem simplen Verständnis dessen verhelfen, worauf ich hinaus will.

Es ist eben möglich, eine gründliche Kenntnis zu haben von dem, was an vererbten oder familiären Bedingungen manisch-depressiver Psychose oder Schizophrenie entdeckt wurde, um leichter schizoide »Ego-Verzerrung« und schizophrene Ego-Defekte plus den verschiedenen »Störungen« des Denkverlaufes, des Gedächtnisses, der Perzeption usw. zu erkennen, tatsächlich all das zu wissen, was über die Psychopathologie der Schizophrenie oder die Schizophrenie als Krankheit gewußt werden kann, ohne auch nur einen einzigen Schizophrenen verstehen zu können. Diese Daten sind lauter Möglichkeiten, ihn *nicht* zu verstehen. Einem Patienten zuzusehen und zuzuhören und »Symptome« der Schizophrenie (als einer »Krankheit«) zu sehen und ihm zuzusehen und zuzuhören einfach als einem menschlichen Wesen, sind so radikal verschiedene Weisen des Sehens und Hörens, wie wenn man erst die Vase, dann die Gesichter im doppeldeutigen Bild sieht.

Natürlich hat der Deuter eines Textes, wie Dilthey sagt, ein Recht, anzunehmen, daß trotz der inzwischen vergangenen Zeit und der weiten Divergenz zwischen seiner Weltsicht und der des ursprünglichen Autors der Kontext seiner Lebenserfahrung nicht ganz verschieden von dem des ursprünglichen Verfassers ist. Er existiert wie der andere in der Welt als ein permanentes Objekt in Zeit und Raum mit anderen wie er selbst. *Aber gerade diese Voraussetzung ist es, die man bei dem Psychotiker nicht machen kann.* In dieser Hinsicht ist es darum sehr viel schwieriger, den Psychotiker zu verstehen, in dessen Gegenwart wir hier und jetzt sind, als den

Schreiber von Hieroglyphen, der seit Tausenden von Jahren tot ist. Dennoch ist dieser Unterschied kein wesentlicher. Der Psychotiker ist trotz allem, wie Harry Stack Sullivan gesagt hat, mehr als alles andere »einfach menschlich«. Die Persönlichkeiten des Arztes und des Psychotikers stehen sich nicht weniger als die Persönlichkeiten des Deuters und des Autors, nicht als zwei externale Fakten gegenüber, die sich nicht treffen und die nicht verglichen werden können. Wie der Deuter muß der Therapeut die Elastizität haben, sich in eine andere fremde und sogar gestörte Sicht der Welt zu transponieren. In diesem Akt bezieht er sich auf seine eigenen psychotischen Möglichkeiten, ohne seine geistige Gesundheit aufzugeben. Nur so kann er zu einem Verstehen der *existentiellen Position* des Patienten gelangen.

Ich denke, es ist klar, daß ich mit »Verstehen« nicht einen rein intellektuellen Prozeß meine. Für Verstehen könnte man Liebe sagen. Aber kein Wort wurde mehr prostituiert. Was notwendig, wenn auch nicht ausreichend ist, ist die Fähigkeit zu erkennen, wie der Patient sich selbst und die Welt erfährt, den Therapeuten eingeschlossen. Wenn man ihn nicht verstehen kann, ist man kaum in der Lage anzufangen, ihn auf irgendeine effektive Weise zu lieben. Uns wird befohlen, unseren Nächsten zu lieben. Man kann aber nicht diesen bestimmten Nächsten um seiner selbst willen lieben, ohne zu wissen, wer er ist. Man kann nur seine abstrakte Menschlichkeit lieben. Man kann kein Konglomerat von schizophrenen »Symptomen« lieben. Keiner *hat* Schizophrenie, wie man eine Erkältung hat. Der Patient hat keine Schizophrenie »bekommen«. Er ist schizophren. Der Schizophrene muß kennengelernt werden, ohne zerstört zu werden. Er wird entdecken müssen, daß das möglich ist. Der Haß des Therapeuten wie auch seine Liebe sind darum im höchsten Grade wichtig. Was der Schizophrene für uns ist, bestimmt sehr weitgehend, was wir für ihn sind und folglich seine Aktionen. Viele der Textbuch-»Symptome« der Schizophrenie variieren von Hospital zu Hospital und scheinen in der Hauptsache eine Funktion der Behandlung zu sein. Einige Psychiater beobachten bestimmte schizophrene »Symptome« weniger oft als andere.* Ich glaube darum, daß die folgende Feststellung von Frieda Fromm-Reichmann tatsächlich wahr ist, so störend sie auch ist:

»... Psychiater können jetzt als gegeben ansehen, daß im Prinzip eine nützliche Arzt-Patient-Beziehung mit dem schizophrenen Patienten zu verwirklichen ist. Wenn das unmöglich scheint, ist es auf persönliche Schwierigkeiten des Arztes zurückzuführen, nicht auf die Psychopathologie des Patienten« (1952, S. 91).

Natürlich reagiert und fühlt das Individuum, wie Kraepelins katatoner junger Mann, gegenüber dem Therapeuten nur teilweise in Termini der Person, die der Therapeut zu sein glaubt, und teilweise in Termini der Person, die dieser in seiner Phantasie ist. Man versucht den Patienten dazu zu bringen, zu sehen, daß seine Art der Aktion gegenüber jemandem eine Phantasie dieser oder anderer Art impliziert, die er sehr wahrscheinlich nicht voll erkennt (sie ist ihm unbewußt), die aber trotzdem ein wichtiges Postulat ist, wenn man in diese Art des Verhaltens einen Sinn bringen will.

Wenn zwei gesunde Personen zusammen sind, erwartet man, daß A mehr oder weniger B als die Person erkennt, für die diese sich hält und umgekehrt. Das heißt, ich für mein Teil erwarte, daß meine eigene Definition von mir selbst von der anderen Person im großen und ganzen bestätigt wird, gesetzt den Fall, ich verkörpere nicht mutwillig jemand anderen, bin nicht scheinheilig, lüge nicht und so weiter.** Innerhalb des Kontextes wechselseitiger Gesundheit gibt es jedoch einen ziemlich weiten Spielraum für Konflikte, Irrtümer, Mißverständnisse, kurzum für eine Diskrepanz der einen oder anderen Art zwischen der Person, die man in den eigenen

* Es gibt jetzt eine umfassende Literatur, die diese Ansicht stützt. Siehe z. B. »In the Mental Hospital« (Artikel aus *The Lancet*, 1955–56).

** Es gibt die Geschichte eines Patienten, der gefragt wurde, ob er Napoleon sei. Er antwortete »nein«. Der Lügendetektor registrierte, daß er log.

Augen ist (das Sein für sich selbst), und der Person, die man in den Augen des anderen ist (das Sein für den anderen), und umgekehrt zwischen dem, was oder wer er für mich ist, und dem, was oder wer er für sich selbst ist; letzten Endes zwischen dem, was ich für sein Bild von mir und seine Einstellung und seine Intentionen mir gegenüber halte, und dem Bild der Einstellung und der Intentionen, die er in Wirklichkeit mir gegenüber hat, und umgekehrt.

Das heißt, wenn sich zwei gesunde Personen treffen, gibt es ein wechselseitiges und reziprokes Erkennen der gegenseitigen Identität. In diesem wechselseitigen Erkennen sind folgende Grundelemente:

a) Ich erkenne den anderen als die Person, für die er sich selbst hält.

b) Er erkennt mich als die Person, für die ich mich halte.

Jeder hat sein eigenes autonomes Gefühl der Identität und seine eigene Definition, wer und was er ist. Man erwartet von dir, daß du mich erkennen kannst. Das heißt, ich bin gewohnt zu erwarten, daß die Person, für die du mich hältst, und die Identität, die ich mir selbst zugestehe, im großen und ganzen übereinstimmen: Sagen wir einfach »im großen und ganzen«, weil es da ganz offensichtlich Raum für beträchtliche Diskrepanzen gibt.

Wenn jedoch besonders fundamentale Diskrepanzen übrigbleiben, nachdem alle Versuche, sie zu beheben, fehlgeschlagen sind, dann gibt es keine andere Alternative als die, daß einer von uns geisteskrank sein muß. Ich habe keinerlei Schwierigkeiten, einen anderen Menschen als psychotisch zu betrachten, wenn zum Beispiel:

Er sagt, er sei Napoleon, während ich sage, er ist es nicht;
oder wenn er sagt, ich sei Napoleon, während ich sage, ich bin es nicht;
oder wenn er denkt, ich wolle ihn verführen, während ich denke, daß ich ihm in Wirklichkeit keinen Anlaß gegeben habe anzunehmen, daß das meine Intention ist;
oder wenn er denkt, ich fürchte, er könne mich ermorden,

während ich das nicht fürchte und ihm keinen Grund gegeben habe, so zu denken.

Ich schlage darum vor, daß *geistige Gesundheit oder Psychose gemessen wird an dem Grad der Konvergenz oder Divergenz zwischen zwei Personen, von denen der eine nach allgemeinem Konsensus als geistig gesund gilt.*
Der kritische Test, nach dem ein Patient psychotisch ist oder nicht, ist ein Mangel an Kongruenz, eine Inkongruenz, ein Widerspruch zwischen ihm und mir.
»Psychotiker« ist der Name, den wir für die andere Person haben, die zu uns in einer trennenden Beziehung von besonderer Art steht. Nur wegen dieser interpersonalen Trennung fangen wir an, ihren Urin zu prüfen und nach Anamolien im Diagramm der elektrischen Aktivität ihres Gehirns zu suchen.
An dieser Stelle lohnt es sich, ein bißchen weiter in das einzudringen, was die Beschaffenheit der Barriere oder Trennung zwischen dem Gesunden und Psychotiker ist.
Wenn uns zum Beispiel ein Mensch erzählt, er sei »ein unwirklicher Mensch«, und wenn er weder lügt oder scherzt noch auf irgendeine subtile Weise zweideutig ist, gibt es keinen Zweifel, daß dies als Wahn angesehen wird. Aber was bedeutet dieser Wahn existentiell? In der Tat, dieser Mensch scherzt nicht oder täuscht etwas vor. Im Gegenteil, als nächstes sagt er, daß er seit Jahren vorgegeben hat, eine wirkliche Person zu sein, aber er könne diese Täuschung nicht länger ertragen.
Sein ganzes Leben ist hin- und hergerissen worden zwischen dem Wunsch, sich zu enthüllen, und seinem Wunsch, sich zu verstecken. Wir alle teilen dieses Problem mit ihm, und wir alle haben eine mehr oder weniger zufriedenstellende Lösung gefunden. Wir haben unsere Geheimnisse und unsere Bedürfnisse zu bekennen. Vielleicht erinnern wir uns, wie in der Kindheit Erwachsene zuerst mitten durch uns hindurch und in uns hineinsehen konnten, und was für eine Leistung es war, als wir zitternd vor Furcht die erste Lüge sagen

konnten, und als wir für uns die Entdeckung machten, daß wir in bestimmten Hinsichten unwiderruflich allein sind, und daß es innerhalb des Territoriums unserer selbst nur unsere eigenen Fußspuren geben kann. Es gibt allerdings einige Leute, die sich niemals ganz in dieser Position realisieren. Dieses echte Mit-sich-Alleinsein ist die Grundlage für echte Beziehungen; aber die Person, die wir »schizoid« nennen, fühlt sich beidem mehr unterworfen, von anderen leichter verwundbar, als wir es sind, und isolierter. So kann ein Schizophrener behaupten, er sei aus Glas gemacht, von solcher Transparenz und Zerbrechlichkeit, daß ein auf ihn gerichteter Blick ihn in Stücke zersplittert und ihn geradewegs durchdringt. Wir können ihm glauben, daß er sich genauso erfährt.

Wir werden vorschlagen, daß auf der Grundlage dieser hochgradigen Verwundbarkeit der unwirkliche Mensch das Sichverbergen so gut lernte. Er lernte zu weinen, wenn er froh war, und zu lachen, wenn er traurig war. Mit finsterem Blick drückte er seine Billigung aus, mit Applaus sein Mißfallen. »All das, was ihr sehen könnt, bin nicht ich«, sagte er zu sich selbst. Aber nur in und durch all das, was wir sehen, kann er jemand sein (in Realität). Wenn diese Aktionen nicht sein reales Selbst sind, ist er irreal; ganz und gar symbolisch und doppeldeutig, eine nur dem Wesen nach scheinbare, mögliche imaginäre Person, ein »mythischer« Mensch, nichts »Wirkliches«. Wenn er dann plötzlich aufhört vorzutäuschen, zu sein, was er nicht ist, und als die Person hervortritt, zu der er geworden ist, dann tritt er als Christ hervor oder als ein Geist, aber nicht als ein Mensch: Indem er ohne Körper existiert, ist er niemand.

Die »Wahrheit« über seine »existentielle Position« wird durch sein Leben ausgedrückt. Was »existentiell« wahr ist, wird als »wirklich« wahr gelebt.

Zweifellos halten die meisten Leute nur das für »wirklich« wahr, was etwas mit der Grammatik und der realen Welt zu tun hat. Ein Mensch sagt, er ist tot, aber er *ist* lebendig. Aber seine »Wahrheit« ist, daß er tot ist. Er drückt das viel-

leicht auf die einzige mögliche Weise aus, die ihm der common (d. h. der gesellschaftliche) sense erlaubt. Er meint, daß er »wirklich« und ganz »buchstäblich« tot ist, nicht lediglich symbolisch oder »im Sinne von« oder »als ob«, und er ist ehrlich versessen darauf, seine Wahrheit mitzuteilen. Der zu zahlende Preis aber für eine solche Transformation des gesellschaftlichen Wahrheitswertes ist verrückt »sein«, denn der einzige Tod, den wir anerkennen, ist der biologische Tod.
Der Schizophrene ist ein Mensch ohne Hoffnung. Ich habe niemals einen Schizophrenen gekannt, der sagen konnte, daß er geliebt wurde, als ein Mensch, von Gott dem Vater oder von der Mutter Gottes oder von einem anderen Menschen. Er *ist* entweder Gott oder der Teufel oder in der Hölle gottentfremdet. Wenn jemand sagt, er sei ein unwirklicher Mensch oder er sei tot, mit aller Wahrhaftigkeit in radikaler Form die nackte Wahrheit seiner Existenz, wie er sie erfährt, ausdrückend, ist das – Verrücktheit. Was wird von uns gefordert? Ihn zu verstehen? Der innerste Kern der Erfahrung des Schizophrenen von sich selbst muß für uns unbegreiflich bleiben. Solange wir gesund sind und er verrückt ist, wird das so bleiben. Aber Verständnis als ein Bemühen, ihn zu erreichen und zu fassen, während wir in unserer eigenen Welt bleiben und ihn mit unseren eigenen Kategorien beurteilen, wodurch er unvermeidlich zu kurz kommt, das ist es nicht, was der Schizophrene wünscht oder nötig hat. Wir müssen die ganze Zeit seine Eigenheit und Verschiedenartigkeit, sein Getrenntsein und seine Einsamkeit und Hoffnungslosigkeit* erkennen.

* Schizophrenie kann nicht verstanden werden, ohne Hoffnungslosigkeit zu verstehen. Siehe besonders Kierkegaard: *Die Krankheit zum Tode* (1956); Binswanger, »The case of Ellen West« (1958); Leslie Farber, »The therapeutic despair« (1958).

3 Ontologische Unsicherheit

Wir können nun die Art unserer klinischen Untersuchung präziser definieren. Ein Mensch kann das Gefühl seiner Präsenz in der Welt haben als eine reale, lebendige, ganze und, in einem temporalen Sinn, kontinuierliche Person. Als solche kann er in der Welt leben und andere treffen: Eine Welt und andere, die als gleichermaßen real, lebendig, ganz und kontinuierlich erfahren werden.

Solch eine fundamental ontologisch* sichere Person wird allen Zufällen des Lebens, sozialen, ethischen, geistigen, biologischen, begegnen mit einem zentralen, unveränderlichen Gefühl von der eigenen Realität und Identität und der anderer. Es ist oft schwierig für eine Person mit solchem Gefühl der integrierten Selbstheit und personalen Identität, der Permanenz der Dinge, der Reliabilität von Naturprozessen, der Substantialität von Naturprozessen, der Substantialität von anderen, sich in die Welt eines Individuums zu versetzen, dessen Erfahrungen es an jeglicher unstreitigen selbstbestätigenden Gewißheit fehlt.

Diese Studie befaßt sich mit den Problemen, die dort involviert sind, wo die Gewißheiten, die sich aus einer existentiellen Position der, wie ich sie nennen werde, *primären ontologischen* Sicherheit ableiten, teilweise oder beinahe ganz fehlen: mit Ängsten und Gefahren, die, wie ich meine, *nur* aus einer *primären ontologischen* Unsicherheit heraus entstehen; und mit den darauffolgenden Versuchen, mit solchen Ängsten und Gefahren fertig zu werden.

Der Literaturkritiker Lionel Trilling (1955) zeigt den Kontrast auf, den ich zwischen einer *fundamentalen existentiellen Position der ontologischen Sicherheit* und der einer *on-*

* Trotz des philosophischen Gebrauchs von »Ontologie« (insbes. Heidegger, Sartre, Tillich) habe ich diesen Begriff in seinem gegenwärtigen empirischen Sinn gebraucht, weil er als das beste adverbiale oder adjektivische Derivat von »sein« erscheint.

tologischen Unsicherheit feststellen möchte, sehr deutlich bei einem Vergleich der Welten Shakespeares und Keats' auf der einen Seite und Kafkas auf der anderen:

»... für Keats existierte die Bewußtheit vom Bösen Seite an Seite mit einem sehr starken Gefühl von personaler Identität und ist darum weniger unmittelbar erkennbar. Einigen zeitgenössischen Lesern wird sie aus dem gleichen Grund weniger intensiv erscheinen. Genauso mag es den zeitgenössischen Lesern scheinen, daß bei einem Vergleich Shakespeare – Kafka, wenn wir beide nur als Darsteller des menschlichen Leidens und kosmischer Entfremdung betrachten, ohne den Grad der Genialität eines jeden zu berücksichtigen, Kafka derjenige ist, der die intensivste und vollständigste Ausführung gibt. Und das Urteil ist vielleicht tatsächlich korrekt, eben darum, weil für Kafka dem Gefühl vom Bösen kein Gefühl von personaler Identität gegenübergestellt ist. Shakespeares Welt ist, ungefähr wie die Kafkas, die Gefängniszelle, die nach Pascal die Welt ist und aus der täglich die Insassen zur Hinrichtung hinausgeführt werden; Shakespeare zwingt uns genau wie Kafka die grausamen Irrationalitäten menschlicher Lebensbedingungen auf, die Geschichte, von einem Idioten erzählt, die kindischen Götter, die uns nicht zur Strafe foltern, sondern zu ihrem Ergötzen; und genau wie Kafka empört sich Shakespeare über den Gestank dieses Weltgefängnisses, nichts ist charakteristischer für ihn als diese bildhafte Schilderung des Abscheus. Aber in Shakespeares Zelle befindet man sich in viel besserer Gesellschaft als in der Kafkas. Shakespeares Kapitäne und Könige und Liebhaber und Clowns sind lebendig und heil, bevor sie sterben. In Kafkas Zelle ist dem Angeklagten, lange bevor die Strafe vollzogen wird, sogar lange bevor der bösartige Gerichtsprozeß überhaupt in Gang kommt, Furchtbares angetan worden. Wir alle wissen, was das ist – man hat von ihm alles das weggerissen, was einen Menschen ausmacht, außer seiner abstrakten Menschlichkeit, die wie ein Skelett niemals ganz zu einem Menschen werden kann. Er ist ohne Eltern,

Heimat, Frau, Kind, Verpflichtungen oder Verlangen; er hat keine Verbindung mit Macht, Schönheit, Liebe, Witz, Mut, Loyalität oder Ruhm, auch keinen Stolz, den man über diese Dinge empfinden kann. Wir können darum sagen, daß Kafkas Kenntnis des Bösen ohne die gegenteilige Kenntnis des Selbst in seiner Gesundheit und Gültigkeit existiert, daß Shakespeares Kenntnis des Bösen mit diesem Widerspruch existiert, wie er stärker nicht möglich ist.« (S. 38–39).

Wir finden, wie Trilling dargelegt hat, daß Shakespeare Charaktere zeichnet, die sich offensichtlich als real und lebendig und heil erfahren, auch wenn sie von Zweifeln geplagt und von Konflikten zerrissen werden. Bei Kafka ist das nicht so. In der Tat scheint das Bemühen, mitzuteilen, wie ein solches Leben ohne solche Sicherungen aussieht, das Werk einer Anzahl von Schriftstellern und Künstlern unserer Zeit zu charakterisieren. Leben, ohne sich lebendig zu fühlen.

Mit Samuel Beckett zum Beispiel betritt man eine Welt, in der es kein gegenpoliges Gefühl des Selbst in seiner »Gesundheit und Verläßlichkeit« gibt, um die Verzweiflung, die ständige Angst und die Langeweile der Existenz zu mildern. Auf solche Weise sind die beiden Tramps, die auf Godot warten, verdammt zu leben:

ESTRAGON: Wir finden doch immer was, um uns einzureden, daß wir existieren, nicht wahr, Didi?

WLADIMIR (ungeduldig): Ja, ja, wir sind Zauberer. Aber wir sollten uns nicht von unserem Entschluß abbringen lassen.

In der Malerei scheint Francis Bacon neben anderen ähnliche Probleme zu behandeln. Allgemein ist es klar, daß das, was hier von klinischem Standpunkt aus diskutiert werden soll, nur eine kleine Probe von dem ist, in das menschliche Natur tief verflochten ist und zu dessen Verstehen wir nur Bruchstücke beisteuern können.

Um am Anfang anzufangen:

Die biologische Geburt ist ein definitiver Akt, durch den der kindliche Organismus jäh in die Welt gestürzt wird. Da ist er, ein neuer Säugling, eine neue biologische Entität, schon mit seiner Eigenart, real und lebendig, von unserem Standpunkt aus zumindest. Aber was ist mit dem Standpunkt des Säuglings? Unter gewöhnlichen Umständen leitet die physische Geburt eines neuen lebenden Organismus schnell aufeinander folgende Prozesse ein, durch die innerhalb erstaunlich kurzer Zeit der Säugling sich real und lebendig *fühlt* und ein *Gefühl* hat, eine Entität zu sein mit Kontinuität in Zeit und einer Lokalisation im Raum. In kurzer Zeit folgt auf physische Geburt und biologisches Lebendigsein die existentielle Geburt des Säuglings als real und lebendig. Gewöhnlich wird diese Entwicklung als selbstverständlich hingenommen und gewährt die Gewißheit, von der alle anderen Gewißheiten abhängen. Das heißt, Erwachsene sehen nicht nur Kinder als reale biologisch lebensfähige Entitäten an, sondern sie erfahren auch sich selbst als ganze Personen, die real und lebendig sind, und verbunden damit erfahren sie andere menschliche Wesen als real und lebendig. Das sind selbstbestätigende Daten der Erfahrung.

Das Individuum kann also sein eigenes Sein als real, lebendig, ganz erfahren; als, unter normalen Bedingungen, so sehr verschieden vom Rest der Welt, daß seine Identität und Autonomie niemals in Frage gestellt werden; als ein Kontinuum in Zeit; als innere Konsistenz, Substantialität, Wahrheit und Wert habend; als räumlich gleich mit dem Körper; und gewöhnlich beginnend mit oder um die Geburt herum und der Vernichtung durch den Tod unterworfen. Das Individuum hat so einen festen Kern ontologischer Sicherheit.

Das kann aber auch nicht so sein. Das Individuum mag sich unter normalen Lebensbedingungen eher irreal als real fühlen; buchstäblich eher tot als lebend; vom Rest der Welt unbestimmt differenziert, so daß seine Identität und Autonomie immer in Frage gestellt sind. Vielleicht fehlt ihm die Erfahrung der eigenen temporalen Kontinuität. Vielleicht besitzt es kein sich über alles hinwegsetzendes Gefühl personaler Konsistenz oder Kohäsion. Vielleicht fühlt es sich eher körperlos als substantiell und außerstande anzunehmen, daß das Zeug, aus dem es gemacht ist, wahr, gut und wertvoll ist.

Und es kann sein Selbst als teilweise getrennt von seinem Körper empfinden.

Natürlich ist es unvermeidbar, daß ein Individuum, dessen Erfahrung von sich selbst so ist, nicht mehr in einer »sicheren« Welt leben kann, als es in sich selbst sicher sein kann. Die ganze »Physiognomie« seiner Welt wird entsprechend verschieden von der des Individuums sein, dessen Gefühl vom Selbst sicher in seiner Gesundheit und Validität begründet ist. Wir werden sehen, daß In-Beziehung-Sein zu anderen Personen eine radikal verschiedene Signifikanz und Funktion hat. Vorwegnehmend können wir sagen, daß für das Individuum, dessen eigenes Sein in diesem primären Erfahrungsgefühl sicher ist, das Verbundensein mit anderen potentiell belohnend ist, während die ontologisch unsichere Person überwiegend davon in Anspruch genommen ist, sich selbst zu bewahren, anstatt sich zu belohnen. Die gewöhnlichen Lebensumstände bedrohen ihre *niedrige Sicherheitsschwelle**.

Wenn eine Position der primären ontologischen Sicherheit erreicht wurde, stellen die gewöhnlichen Lebensumstände keine fortwährende Bedrohung der eigenen Existenz dar. Wenn eine solche Lebensgrundlage nicht erreicht wurde, bilden die gewöhnlichen Situationen des tagtäglichen Lebens eine kontinuierliche und tödliche Bedrohung.

Nur wenn man sich das klar macht, ist es möglich zu verstehen, wie bestimmte Psychosen sich entwickeln können.

Wenn das Individuum das Realsein, Lebendigsein, die Autonomie und Identität von sich selbst und anderen nicht als selbstverständlich annehmen kann, dann muß es ständig Wege finden, um zu versuchen, real zu sein, sich oder andere lebend zu halten, seine Identität zu erhalten, alles in dem Bemühen zu verhindern, wie es das oft ausdrückt, sein Selbst zu verlieren. Was für die meisten Leute alltägliche Geschehnisse sind, die wegen ihrer Bedeutungslosigkeit kaum beachtet wer-

* Diese Formulierung ist ähnlich der von H. S. Sullivan, Hill, F. Fromm-Reichmann und speziell der von Arieti. Federn scheint, obwohl er sich sehr verschieden ausdrückt, einen ähnlichen Standpunkt zu vertreten.

den, kann immense Bedeutung gewinnen, da sie entweder zur Aufrechterhaltung des individuellen Seins beitragen oder es mit Nicht-Sein bedrohen. Ein solches Individuum, für das die Weltelemente eine Bedeutungshierarchie bekommen oder bekommen haben, die von der der gewöhnlichen Person verschieden ist, fängt an, wie wir sagen, »in seiner eigenen Welt« zu leben oder lebt schon darin. Es ist aber nicht richtig, ohne Einschränkung zu behaupten, daß es »den Kontakt« zur Realität verliert und sich in sich selbst zurückzieht. Äußere Ereignisse berühren es nicht länger in der Weise, wie sie andere berühren; sie berühren es aber nicht weniger; im Gegenteil, häufig berühren sie es sehr viel mehr. Es ist oft nicht so, daß es »indifferent« wird und anfängt, sich zurückzuziehen. Allerdings kann es sein, daß die Welt seiner Erfahrung zu einer Welt wird, die es nicht länger mit anderen Leuten teilen kann.

Aber bevor diese Entwicklungen untersucht werden, wird es nützlich sein, unter drei Überschriften drei Formen der Angst zu charakterisieren, die der ontologisch unsicheren Person begegnen: Angst vor dem Verschlungenwerden, vor Implosion, vor Petrifikation.

1. *Verschlungenwerden*

Zwei Patienten diskutierten während einer analytischen Gruppensitzung miteinander. Plötzlich brach einer der Protagonisten die Diskussion ab, indem er sagte: »Ich kann nicht weitermachen. Sie argumentieren, um über mich triumphieren zu können. Bestenfalls können Ihre Argumente anerkannt werden, schlimmstenfalls werden sie verworfen. *Ich aber argumentiere, um meine Existenz zu bewahren.«*

Dieser Patient war ein junger Mann, den ich für gesund halten würde, aber, wie er sagte, hatte seine Aktivität in der Diskussion wie in seinem restlichen Leben nicht den Zweck, ihm Befriedigung zu verschaffen, sondern »seine Existenz zu bewahren«. Nun könnte man sagen, daß er, wenn er sich wirklich einbildet, durch das Aufgeben eines Arguments seine

Existenz zu gefährden, »ziemlich außerhalb der Realität« und im Grunde genommen psychotisch war. Aber so weicht man einfach dem wahren Sachverhalt aus, ohne etwas zum Verstehen des Patienten beizutragen. Es ist allerdings wichtig zu wissen, daß, unterzöge man diesen Patienten einer Art psychiatrischer Befragung, wie sie in vielen psychiatrischen Textbüchern empfohlen wird, sein Verhalten und seine Redeweise innerhalb von 10 Minuten »Zeichen« einer Psychose aufzeigen würden. Es ist ziemlich einfach, solche »Symptome« bei einer Person zu evozieren, deren Schwelle fundamentaler Sicherheit so niedrig ist, daß praktisch jede Beziehung mit einer anderen Person, so vage oder so »harmlos« sie auch sein mag, sie zu überwältigen droht.

Ein starkes Gefühl eigener autonomer Identität ist nötig, damit man als ein menschliches Sein zu dem anderen in Beziehung sein kann. Sonst bedroht jede Beziehung das Individuum mit dem Verlust der Identität. Eine Form dieses Verlustes kann Verschlungenwerden genannt werden. Hierbei fürchtet das Individuum Bezogenheit als solche mit allem und jedem oder sogar mit sich selbst, weil die Unsicherheit über die Stabilität seiner Autonomie es in jeder Beziehung ständig den Verlust seiner Identität und Autonomie befürchten läßt. Das Verschlungenwerden wird nicht einfach vorgestellt als etwas, das unabänderlich geschehen muß, wohl oder übel trotz der aktivsten Bemühungen des Individuums, es zu vermeiden. Das Individuum erfährt sich als einen Menschen, der sich vor dem Ertrinken nur retten kann durch die konstanteste, rastloseste, verzweifeltste Aktivität. Man vermutet das Risiko des Verschlungenwerdens im Verstandenwerden (und so im Begriffen- und Bejahtwerden), im Geliebtwerden oder einfach im Gesehenwerden. Gehaßtwerden kann man aus anderen Gründen fürchten, aber einfach nur gehaßt zu werden, ist oft weniger beeinträchtigend, als zerstört zu werden durch ein, so wird es oft empfunden, Einverleibtwerden durch Liebe.

Das Hauptmanöver, um Identität unter der ständigen Bedrohung des Verschlungenwerdens zu bewahren, ist Isolation.

So tritt an die Stelle der auf individueller Autonomie beruhenden Polaritäten des Getrenntseins und des Bezogenseins die Antithese zwischen vollständigem Verlust des Seins durch Absorption in der anderen Person (Verschlungenwerden) und vollständigem Alleinsein (Isolation). Es gibt hier nicht die sichere dritte Möglichkeit einer dialektischen Beziehung zwischen zwei Personen, die ihrer selbst sicher sind und auf dieser Basis sich im anderen »verlieren« können. So eine Verschmelzung des Seins kann sich auf »authentische« Weise nur ereignen, wenn die Individuen ihrer selbst sicher sind. Wenn ein Mensch sich selbst haßt, möchte er sich vielleicht im anderen verlieren: dann ist das Verschlungenwerden vom anderen eine Flucht vor sich selbst. Im vorliegenden Fall ist das eine allzeit gegenwärtige Möglichkeit, die gefürchtet werden muß. Es wird später gezeigt, daß das, was in einem bestimmten Augenblick am meisten gefürchtet und am eifrigsten vermieden wird, sich transformieren kann zu dem, was am meisten begehrt wird.

Diese Angst ist verantwortlich zu machen für eine Form der sogenannten »negativen therapeutischen Reaktion« auf eine offensichtlich korrekte Interpretation in der Psychotherapie. Korrekt verstanden zu werden, bedeutet verschlungen zu werden, eingeschlossen zu werden, verschluckt, ertränkt, aufgegessen, unterdrückt, erstickt zu werden in oder durch das angeblich allumfassende Verständnis einer anderen Person. Es macht einsam und ist schmerzvoll, immer mißverstanden zu werden, aber zumindest bietet Isolation von diesem Standpunkt aus ein gewisses Maß an Sicherheit.

Die Liebe des anderen wird darum mehr gefürchtet als sein Haß oder, anders ausgedrückt, jede Liebe wird als eine Version des Hasses empfunden. Durch Geliebtwerden wird man ungewollt verpflichtet. Das letzte, was für eine solche Person in der Therapie einen Sinn hat, ist die Vortäuschung von mehr »Liebe« und »Anteilnahme«, als man hat. Je mehr die eigenen, notwendigerweise komplexen Motive des Therapeuten, einer solchen Person zu »helfen«, hinauslaufen auf eine Anteilnahme, die sie »sein« läßt und nicht in der Tat ver-

schlingend oder nur indifferent ist, um so mehr besteht Aussicht auf Hoffnung.
Es gibt viele Bilder, mit denen man ähnliche Arten der Identitätsbedrohung beschrieben hat und die hier erwähnt werden können, alle im Zusammenhang mit der Furcht des Verschlungenwerdens, z. B. begraben werden, ertränkt werden, gefangen werden und langsam im Morast versinken. Das Bild des Feuers kommt wiederholt vor. Vielleicht meint Feuer das ungewisse Flackern des eigenen inneren Lebendigseins des Individuums. Vielleicht ist es eine zerstörende fremde Macht, die es verwüsten wird. Einige Psychotiker sagen in akuten Phasen, daß sie in Flammen stehen, daß ihre Körper verbrennen. Ein Patient beschreibt sich als kalt und verdorrt, dennoch fürchtet er jede Wärme oder Nässe. Er wird vom Feuer oder vom Wasser verschlungen werden und in beiden Fällen zerstört werden.

2. *Implosion*

Das ist das stärkste Wort, das ich für die extreme Form dessen, was Winnicot das »Eindringen« der Realität nannte, finden kann. Eindringen vermittelt allerdings nicht den ganzen Schrecken, die Welt als etwas zu erfahren, das jeden Moment einstürzen kann und jede Identität vernichtet wie Gas, das in ein Vakuum einströmt. Das Individuum fühlt, daß es leer ist wie das Vakuum. Aber diese Leere ist es selbst. Obwohl es andererseits ersehnt, daß diese Leere gefüllt werde, fürchtet es die Möglichkeit, daß dies passieren könnte, weil es zu fühlen begonnen hat, daß alles, was es je sein kann, dieses fürchterliche Nichts eben dieses Vakuums ist. Jeder »Kontakt« mit Realität an sich wird dann erfahren als eine furchtbare Drohung, weil Realität, wie sie von dieser Position aus erfahren wird, notwendigerweise *implosiv* ist und so, wie es das Bezogensein für das Verschlungenwerden ist, in sich selbst eine Bedrohung der Identität ist, die das Individuum fähig ist, als die seine zu akzeptieren.
Realität als solche, Verschlungenwerden oder Implosion androhend, ist der Verfolger.

Tatsache ist, daß wir alle nur zwei oder drei Grad Fahrenheit von Erfahrungen dieser Art entfernt sind. Nur ein leichtes Fieber, und die ganze Welt kann plötzlich einen beängstigenden und bedrohlichen Aspekt bekommen.

3. *Petrifikation und Depersonalisation*

Durch den Gebrauch des Begriffs »Petrifikation« lassen sich eine Anzahl von Bedeutungen auswerten, die in diesem Wort stecken:

1. Eine besondere Form des Schreckens, durch die man petrifiziert, d. h. zu Stein verwandelt wird.
2. Furcht, daß das passiert: die Furcht vor der Möglichkeit, sich zu verwandeln oder verwandelt zu werden von einer lebenden Person in ein totes Ding, in einen Stein, in einen Roboter, einen Automaten ohne personale Autonomie der Aktion, in ein *Es* ohne Subjektivität.
3. Der »magische« Akt, durch den man versuchen kann, jemand anderen in Stein zu verwandeln, indem man ihn petrifiziert und, weiter ausgedehnt, der Akt, durch den man die Autonomie der anderen Person negiert, ihre Gefühle ignoriert, sie als Ding betrachtet, das Leben in ihr tötet. In diesem Sinn ist es vielleicht besser zu sagen, man depersonalisiert oder materialisiert sie. Man behandelt sie nicht als Person, als einen frei Handelnden, sondern als ein »Es«.

Depersonalisation ist eine Technik, die überall dann als Mittel zur Behandlung eines anderen verwendet wird, wenn dieser zu langweilig oder zu störend wird. Man erlaubt sich nicht länger, auf seine Gefühle zu reagieren, und vielleicht ist man bereit, ihn so zu behandeln und anzusehen, als ob er keine Gefühle habe. Die Menschen, von denen hier die Rede ist, neigen dazu, sich mehr oder weniger depersonalisiert zu fühlen und dazu, andere zu depersonalisieren, und sie haben fortwährend Angst, vom anderen depersonalisiert zu werden. Der Akt, jemanden zu einem Ding zu machen, ist *für diesen* tatsächlich versteinernd. Sich als ein »Es« behandelt zu sehen, läßt seine eigene Subjektivität von ihm abfließen wie Blut vom Gesicht. Im Grunde braucht er von dem andern konstante Bestätigung seiner eigenen Existenz als Person.

Teilweise Depersonalisation anderer wird im tagtäglichen Leben extensiv praktiziert und als normal, wenn nicht sogar als höchst wünschenswert betrachtet. Viele Beziehungen basieren auf einer teilweise depersonalisierenden Tendenz insofern, als man den anderen nicht entsprechend irgendeiner Bewußtheit, wer oder was er als Person sein mag, behandelt, sondern im Prinzip als einen androiden Roboter, der seine Rolle spielt innerhalb einer großen Maschine, in der man vielleicht auch agiert, jedoch in einer anderen Rolle.

Gewöhnlich hält man, wenn auch nicht an der Realität, so doch an der Illusion fest, daß es eine begrenzte Sphäre gibt, in der man frei von dieser Dehumanisierung leben kann. Jedoch mag es gerade in dieser Sphäre sein, in der das größere Risiko gefühlt wird, und die ontologisch unsichere Person erfährt dieses Risiko in hochpotenzierter Form.

Das Risiko besteht darin: Wenn man den anderen als frei Handelnden erkennt, setzt man sich der Möglichkeit aus, sich als *Objekt* von dessen Erfahrung zu erfahren und so dem Gefühl, der eigenen Subjektivität beraubt zu werden. Man ist von der Möglichkeit bedroht, nicht mehr als ein Ding zu werden in der Welt der anderen, ohne Leben für sich selbst, ohne Sein für sich selbst. Unter dem Einfluß einer solchen Angst wird eben dieser Akt, den anderen als Person zu erfahren, als selbstmörderisch empfunden. Sartre behandelt diese Erfahrung brillant im 3. Teil von *Das Sein und das Nichts.*

Im Prinzip ist das Problem einfach. Man kann sich durch den anderen belebt und das Gefühl für das eigene Sein durch den anderen vergrößert finden, oder man kann den andern als tötend und verarmend erfahren. Eine Person kann zu dem vorweggenommenen Schluß gekommen sein, daß jede mögliche Relation mit einem andern die letzteren Konsequenzen haben wird. Jede andere Person ist dann eine Bedrohung für ihr »Selbst« (ihre Fähigkeit, autonom zu handeln). Nicht weil sie oder er irgend etwas Bestimmtes tut oder nicht tut, sondern eben seiner oder ihrer Existenz wegen.

Einige der oben erwähnten Punkte werden illustriert im Leben von James, einem Chemiker, 28 Jahre alt.

Seine fortdauernde Beschwerde war, daß er keine »Person« werden konnte. Er hatte kein »Selbst«. »Ich bin nur eine Reaktion auf andere Leute, ich habe keine eigene Identität.« (Wir werden später Gelegenheit haben, im Detail das Gefühl zu beschreiben, nicht das eigene wahre Selbst zu sein, ein falsches Selbst zu leben [Kap. v, 6].) Er fühlte, daß er mehr und mehr zu einer »mythischen Person« wurde. Er fühlte kein Gewicht, keine Substanz seiner selbst. »Ich bin nur ein Korken, der im Ozean schwimmt.«

Dieser Mann war sehr damit beschäftigt, keine Person geworden zu sein: Er machte seine Mutter für dieses Mißlingen verantwortlich. »Ich war nur ihr Emblem. Sie erkannte niemals meine Identität.« Im Gegensatz zu der Herabsetzung seiner selbst und Unsicherheit war er ständig nahe daran, von der furchtbaren Realität, die in anderen Leuten enthalten war, überwältigt und zermalmt zu werden. Im Gegensatz zu seinem eigenen leichten Gewicht, seiner Unsicherheit und Substanzlosigkeit waren *sie* solide, entschlossen, eindrucksvoll und substantiell. Er fühlte, daß die anderen in jeder Sache, auf die es ankam, ihm überlegen waren.

Gleichzeitig wurde er jedoch praktisch nicht leicht eingeschüchtert. Er benutzte zwei Hauptmanöver, um Sicherheit zu behalten. Das eine war eine äußere Konformität dem anderen gegenüber (Kap. VII). Das zweite war das innere intellektuelle Medusenhaupt, das er den andern zeigte. Beide Manöver zusammen gewährleisteten seine eigene Subjektivität, die er niemals offen an den Tag zu legen brauchte und die so niemals direkten und unmittelbaren Ausdruck fand. Geheimgehalten war sie sicher. Beide Techniken zusammen waren ersonnen, um die Gefahren, einverleibt oder depersonalisiert zu werden, zu vermeiden.

Mit diesem äußeren Verhalten kam er der Gefahr zuvor, der

er ständig unterworfen war, nämlich das *Ding* eines anderen zu werden, indem er vorgab, nicht mehr als ein Korken zu sein (überhaupt, was kann im Ozean sicherer sein als ein Korken?). Zur gleichen Zeit aber verwandelte er in den eigenen Augen die andere Person in ein Ding und hob so magisch jede Gefahr auf durch eine heimliche totale Entwaffnung des Feindes. Indem er in den eigenen Augen die andere Person als Person zerstört, raubt er ihr die Macht, ihn zu zerschmettern. Indem er sie ihrer personalen Lebendigkeit entleert, das heißt, indem er sie als ein Stück eines Mechanismus und nicht als menschliches Wesen ansieht, beschneidet er das Risiko, das diese Lebendigkeit für ihn hat, die ihn entweder überschwemmen, in seine eigene Leere eindringen oder ihn in ein bloßes Anhängsel verwandeln kann.

Dieser Mann war mit einer sehr temperamentvollen und lebhaften Frau verheiratet, geistreich, von starker Persönlichkeit und mit eigenen Ansichten. Er unterhielt eine paradoxe Beziehung zu ihr, indem er auf der einen Seite ganz allein und isoliert war und auf der anderen Seite beinahe ein Parasit. Er träumte zum Beispiel, er sei eine Muschel, die an dem Körper seiner Frau klebte.

Gerade weil er solches träumen konnte, hatte er um so mehr das Bedürfnis, sie in Schach zu halten dadurch, daß es ihm gelang, sie nur als eine Maschine zu betrachten. Er beschrieb ihr Lachen, ihren Ärger, ihre Traurigkeit mit »klinischer« Präzision, und er ging sogar so weit, auf sie als ein »Es« zu verweisen, eine Gewohnheit, die eine niederdrückende Wirkung hatte. »Es begann dann zu lachen.« Sie war ein »Es«, weil alles, was sie tat, eine vorauszusagende bestimmte Reaktion war. Er pflegte ihr (ihm, dem Ding) zum Beispiel einen gewöhnlichen lustigen Witz zu erzählen, und wenn sie (es) lachte, indizierte das ihre (seine, des Dinges) ganze »konditionierte« roboterähnliche Beschaffenheit, die er tatsächlich in weitgehend den gleichen Begriffen sah, die auch bestimmte psychiatrische Theorien zu verwenden pflegen, um damit alle menschlichen Aktionen zu erklären.

Zuerst war ich zugegebenermaßen überrascht über seine augenscheinliche Fähigkeit, das, was ich sagte, zu widerlegen und zurückzuweisen oder auch zu akzeptieren. Das schien darauf hinzuweisen, daß er mehr eigene Ansichten besaß, als er vielleicht realisierte, und daß er sich nicht allzu sehr fürchtete, ein bestimmtes Ausmaß an Autonomie zu zeigen. Es wurde jedoch deutlich, daß seine augenscheinliche Befähigung, als autonome Person mit mir zu agieren, auf sein heimliches Manöver zurückzuführen war, mich nicht als lebendes menschliches Wesen, als Person mit eigener Berechtigung und eigener Selbstheit zu betrachten, sondern als eine roboterähnliche Interpretationsvorrichtung, die er mit Daten fütterte und die nach einer schnellen Umschaltung eine verbale Botschaft für ihn ausspuckte. Indem er mich so heimlich als Ding ansah, konnte er als eine »Person« erscheinen. Was er nicht ertragen konnte, war eine als solche erfahrene Beziehung von Person zu Person.

Träume, in denen die eine oder andere der oben erwähnten Formen der Angst ausgedrückt werden, sind häufig bei solchen Personen. Diese Träume sind keine Variationen der Befürchtungen, gegessen zu werden, die bei ontologisch sicheren Personen vorkommen. Gegessen zu werden, meint nicht notwendigerweise die eigene Identität zu verlieren. Jonas war immer noch er selbst, auch im Bauch des Wales. Nur wenige Alpträume gehen so weit und erwecken Ängste vor einem tatsächlichen Verlust der Identität, gewöhnlich weil die meisten Leute auch in ihren Träumen Gefahren, welcher Art auch immer, als Personen begegnen, die vielleicht angegriffen und verletzt werden können, aber deren fundamentaler existentieller Kern selbst nicht gefährdet ist. Im klassischen Alptraum erwacht der Träumer mit Entsetzen. Aber dieses Entsetzen ist nicht die Furcht, das »Selbst« zu verlieren. So träumt ein Patient von einem fetten Schwein, das auf seiner Brust sitzt und ihn zu ersticken droht. Er erwacht mit Entsetzen. In diesem Alptraum droht ihm schlimmstenfalls Erstickung, aber nicht die Auflösung seines eigenen Seins.

Die defensive Methode, die bedrohliche Mutter- oder Brustfigur *in ein Ding* zu verwandeln, kommt in Träumen von Patienten vor. Ein Patient träumte wiederholt von einem kleinen schwarzen Dreieck, das in einer Ecke seines Raums entstand und größer und größer wurde, bis es ihn zu verschlingen drohte, worauf er immer voller Entsetzen aufwachte. Das war ein psychotischer junger Mann, der etliche Monate in meiner Familie verbrachte und den ich so ziemlich genau kennenlernen konnte. Es gab nur eine einzige Situation, soweit ich beurteilen kann, in der er sich »gehen« lassen konnte ohne die Angst, sich nicht wiederzufinden, und das war, wenn er Jazz hörte.

Die Tatsache, daß sogar im Traum die Brustfigur so depersonalisiert werden muß, ist ein Maß ihrer potentiellen Gefahr für das Selbst, wahrscheinlich wegen ihrer furchterwekkenden ursprünglichen Personifizierung und dem Mißlingen *eines normalen Prozesses der Depersonalisation.*

Medard Boss (1957) gibt Beispiele verschiedener Träume, die eine Psychose ankündigen. In einem wird der Träumer von Feuer verschlungen:

»Eine Frau von kaum 30 Jahren träumte zu einer Zeit, in der sie sich noch verhältnismäßig gesund fühlte, daß sie in Flammen stand. Um sie herum bildete das Feuer eine immer größere Lavakruste. Halb von außen und halb vom Inneren ihres eigenen Körpers her konnte sie sehen, wie das Feuer langsam von dieser Kruste erstickt wurde. Plötzlich befand sie sich vollständig außerhalb des Feuers, und sie schlug wie besessen mit einem Stock auf das Feuer ein, um die Kruste zu brechen und Luft heranzulassen. Aber bald wurde die Träumende müde und sie (das Feuer) erlosch langsam. Vier Tage nach diesem Traum fing sie an, unter akuter Schizophrenie zu leiden. In den Einzelheiten ihres Traums hatte die Träumende genau den Verlauf ihrer Psychose vorausgesagt. Sie erstarrte zuerst und war in der Tat wie eingeschlossen. Sechs Wochen danach verteidigte sie sich noch einmal mit aller Macht gegen das Ersticken ihres Lebensfeuers, bis sie schließlich vollständig erlosch, gefühls- und verstandesmäßig. Seit einigen Jahren ist sie wie ein erloschener Vulkan gewesen.«

In einem anderen Beispiel kommt die Versteinerung von anderen vor und nimmt so die eigene Petrifikation des Träumers vorweg.

»... ein Mädchen von 25 Jahren träumte, daß sie für ihre Familie von 5 Personen das Abendessen zubereitet hatte. Sie hatte gerade den Tisch gedeckt und rief nun ihre Eltern und ihre Brüder und Schwestern zum Essen. Keiner antwortete. Nur ihre Stimme kam zurück wie ein Echo aus einem tiefen Keller. Sie fand diese plötzliche Leere im Haus unheimlich. Sie rannte nach oben, um nach ihrer Familie zu sehen. Im ersten Schlafzimmer konnte sie ihre beiden Schwestern auf den zwei Betten sitzen sehen. Trotz ihrer ungeduldigen Anrufe verharrten diese in einer unnatürlichen rigiden Position und antworteten ihr nicht einmal. Sie ging auf ihre Schwestern zu und wollte sie schütteln. Plötzlich bemerkte sie, daß sie Steinstatuen waren. Sie flüchtete in Entsetzen und rannte in das Zimmer ihrer Mutter. Auch ihre Mutter war zu Stein geworden und saß leblos in ihrem Sessel, mit leeren Augen in die Luft starrend. Die Träumende flüchtete in das Zimmer ihres Vaters. Er stand in der Mitte des Zimmers. In ihrer Verzweiflung rannte sie auf ihn zu und warf schutzsuchend ihre Arme um seinen Hals. Aber auch er war aus Stein und zu ihrem unaussprechlichen Entsetzen verwandelte er sich in Sand, als sie ihn umarmte. Sie wachte auf, von Grauen erfüllt, und war so betäubt von dieser Traumerfahrung, daß sie sich für einige Minuten nicht bewegen konnte. Dieser gleiche entsetzliche Traum wurde von der Patientin viermal hintereinander innerhalb weniger Tage geträumt. Zu dieser Zeit muß sie ein Bild geistiger und körperlicher Gesundheit gewesen sein. Ihre Eltern pflegten sie den Sonnenschein der ganzen Familie zu nennen. Zehn Tage nach der vierten Wiederholung des Traumes erkrankte die Patientin an einer akuten Form der Schizophrenie mit heftigen katatonen Symptomen. Sie fiel in einen Zustand, der der physischen Versteinerung ihrer Familie in ihrem Traum bemerkenswert ähnlich war. Im wachen Leben war sie nun von Verhaltensmustern überwältigt, die sie in ihren Träumen lediglich an anderen Personen beobachtet hatte«.

Es scheint ein allgemeines Gesetz zu sein, daß an einem bestimmten Punkt eben diese am meisten gefürchteten Gefahren selbst umrissen werden können, wie um ihrem wirklichen Auftreten vorzubeugen. So wird aus dem Verzicht auf eigene Autonomie ein Mittel, sie heimlich zu sichern; sich krank stellen, sich tot stellen wird zu einem Mittel, die eigene Lebendigkeit zu erhalten (siehe Oberndorf, 1950). Sich selbst in Stein verwandeln wird zu einem Mittel, nicht von jemand anderem in Stein verwandelt zu werden. »Sei hart«, mahnt Nietzsche. In einem gewissen Sinn, den, wie ich glaube, Nietzsche nicht beabsichtigt hat, steinhart zu sein und soweit tot, beugt das der Gefahr vor, von einer anderen Person in ein totes Ding verwandelt zu werden. Sich selbst vollständig verstehen (sich selbst einverleiben), ist ein Schutz gegen das Risiko, in den Strudel des Verständnisses gesaugt zu werden, das eine andere Person für einen hat. Sich selbst durch eigene Liebe konsumieren, kommt der Möglichkeit zuvor, von anderen konsumiert zu werden.

Es scheint auch, daß die bevorzugte Angriffsmethode gegenüber dem anderen auf dem gleichen Prinzip basiert wie der Angriff, den man in der Beziehung des anderen zu einem selbst impliziert fühlt. So kann man oft beobachten, daß der Mensch, der befürchtet, seine eigene Subjektivität könne durch den anderen unterdrückt, ausgehöhlt und eingefroren werden, versucht, die Subjektivität der anderen Person zu unterdrücken, auszuhöhlen oder zu töten. Der Prozeß involviert einen Circulus vitiosus. Je mehr man seine eigene Autonomie und Identität durch Aufhebung der spezifischen menschlichen Individualität des anderen zu erhalten versucht, desto mehr fühlt man sich gezwungen, damit fortzufahren, da mit jeder Leugnung des ontologischen Status der anderen Person die eigene ontologische Sicherheit verringert wird. Die Bedrohung, die der andere für das Selbst ist, wird potenziert und muß daher um so verzweifelter negiert werden.

Dieser Defekt im Gefühl personaler Autonomie umfaßt sowohl die Unfähigkeit, ein Gefühl von sich selbst als Person mit dem anderen aufrechtzuerhalten als auch die Unfähigkeit, es allein aufrechtzuerhalten. Es ist die Unfähigkeit, ein Gefühl des eigenen Seins aufrechtzuerhalten auch ohne die Anwesenheit anderer Leute. Es ist die Unfähigkeit, durch sich selbst *zu sein*, eine Unfähigkeit, allein zu existieren. James hat das so ausgedrückt, »andere Leute versehen mich mit meiner Existenz«. Das scheint in direktem Widerspruch zu stehen zu seiner vorher erwähnten Befürchtung, daß andere Leute ihm seine Existenz entziehen könnten. Aber so widersprüchlich oder absurd dies auch sein mag, diese zwei Einstellungen existierten in ihm nebeneinander und sind in der Tat für diese Art von Person sehr charakteristisch.

Die Fähigkeit, sich selbst als autonom zu erfahren, bedeutet, daß man sich wirklich darüber klar geworden ist, eine von allen anderen getrennte Person zu sein. Egal wie tief ich einer anderen Person in Freude oder Schmerz verpflichtet bin, sie ist nicht ich, und ich bin nicht sie. Wie einsam oder traurig man auch sein mag, man kann allein existieren. Der Tatsache, daß die andere Person in ihrer eigenen Realität nicht ich bin, steht die gleichermaßen reale Tatsache gegenüber, daß meine Zuneigung zu ihr ein Teil von mir ist. Wenn sie stirbt oder mich verläßt, ist sie nicht mehr da, aber meine Zuneigung zu ihr bleibt weiter bestehen. Denn letztlich kann ich nicht den Tod einer anderen Person für sie sterben, noch kann sie meinen Tod sterben. Darum, wie Sartre diesen Gedanken Heideggers kommentiert, kann sie nicht für mich lieben oder meine Entscheidungen treffen, und genauso kann ich das nicht für sie tun. Kurz, sie kann nicht ich sein und ich kann nicht sie sein.

Wenn das Individuum sich nicht autonom fühlt, so meint das, daß es weder seine Getrenntheit von den anderen noch seine Bezogenheit zu den anderen auf normale Weise erfahren kann. Ein Fehlen des Gefühls für Autonomie impliziert den Glauben, das eigene Sein sei an den anderen gebunden oder der andere sei an einen selbst gebunden in einem Maße, das die tatsächlichen Möglichkeiten innerhalb der Struktur menschlichen Bezogenseins weit überschreitet. Das bedeutet, daß ein Gefühl einer Position der ontologischen Abhängigkeit vom anderen (d. h. abhängig vom anderen, um selbst zu sein) an die Stelle des Gefühls der Bezogenheit und Bindung gesetzt wurde, die auf echter Gegenseitigkeit beruhen. Vollständige Bindungslosigkeit und Isolation werden als einzige Alternativen zu der klammer- oder vampirartigen Bindung gesehen, in der das Lebensblut der anderen Person für das eigene Überleben notwendig und dennoch das Überleben in Gefahr ist. Darum besteht die Polarität zwischen vollständiger Isolation und vollständigem Verschmelzen der Identität und nicht zwischen Getrenntheit und Bezogenheit. Das Individuum oszilliert zwischen den zwei Extremen, die sich beide nicht verwirklichen lassen. Es lebt schließlich ähnlich wie diese mechanischen Spielzeuge mit positivem Tropismus, der sie auf Reizobjekte hintreibt bis zu einem kritischen Punkt, wo ein eingebauter negativer Tropismus sie in eine andere Richtung dirigiert, bis der positive Tropismus die Sache wieder übernimmt. Diese Oszillisation wird *ad infinitum* wiederholt.

Andere Leute seien notwendig für seine Existenz, sagte James. Ein anderer Patient im gleichen fundamentalen Dilemma verhielt sich so: Er verbrachte Monate in isolierter Absonderung von der Welt, allein in einem Raum lebend, selbstgenügsam von seinen wenigen Ersparnissen existierend, tagträumend. Aber indem er so lebte, fühlte er langsam, daß er von innen starb; er wurde leerer und leerer und beobachtete »eine fortschreitende Verarmung meiner Lebensweise«. Eine ganze Menge Stolz und Selbstachtung war darin impliziert, so auf sich allein gestellt zu existieren, aber so wie sein Zustand der Depersonalisation sich verschlimmerte, würde er für einen kurzen Raubzug wieder im sozialen Leben auftauchen, um eine »Dosis« anderer Leute zu bekommen, aber keine »Überdosis«. Er war wie ein Alkoholiker, der nach Durststrecken plötzlich Alkoholorgien feiert, nur daß in seinem Fall seine Sucht, die ihn erschreckte und über die er sich schämte wie irgendein reuiger Alkoholiker oder Drogensüchtiger, eine Sucht nach anderen Leuten war. Innerhalb kurzer Zeit würde er dann fühlen, daß er Gefahr lief, in dem Kreis, den er betreten hatte, gefangen oder ertappt zu werden, und er würde sich wieder in seine eigene Isolation zurückziehen in einem Aufruhr erschreckender Hoffnungslosigkeit, Argwohn und Scham.

Einige der oben diskutierten Punkte werden in den beiden folgenden Fällen illustriert:

Fall 1. *Angst, sich allein zu fühlen*

Frau R.s Problem war Furcht vor der Straße (Agoraphobie). Bei näherer Prüfung wurde deutlich, daß ihre Angst dann entstand, wenn sie anfing, sich auf der Straße oder irgendwo anders allein zu fühlen. Sie konnte allein *sein,* solange sie nicht fühlte, daß sie wirklich allein war. Ihre Geschichte war kurz folgende: Sie war ein einziges und einsames Kind. Es gab keine offene Geringschätzung oder Feindseligkeit in ihrer Familie. Sie fühlte jedoch, daß ihre Eltern immer zu sehr voneinander in Anspruch genommen waren, um sie überhaupt zu bemerken. Sie wuchs heran, immer wünschend, dieses Loch in ihrem Leben zu füllen, aber es gelang ihr nie, selbstgenügsam zu werden oder absorbiert in ihre eigene Welt. Ihre Sehnsucht war es immer, wichtig und bedeutsam *für jemand anderen* zu sein. Es mußte immer jemand anderes da sein. Am liebsten wollte sie geliebt und bewundert werden, aber wenn das nicht möglich war, bevorzugte sie es, eher gehaßt als nicht bemerkt zu werden. Sie wollte für jemand anderen bedeutsam sein, in welcher Hinsicht auch immer im Gegensatz zu ihrer bleibenden Erinnerung von sich selbst als einem Kind, das für seine Eltern nicht eigentlich wichtig war, das sie weder sehr liebten noch sehr haßten noch sehr bewunderten noch dessen sie sich schämten.

Als Folge davon versuchte sie, sich in ihrem Spiegel anzuschauen, brachte es aber niemals fertig, sich davon zu über-

zeugen, daß sie *jemand* war. Sie überwand niemals den Schrecken, den sie empfand, wenn dort niemand war.
Sie wurde zu einem sehr attraktiven Mädchen und wurde mit 17 Jahren von dem ersten Mann geheiratet, der das wirklich bemerkte. Charakteristischerweise, wie es ihr schien, bemerkten ihre Eltern nicht, daß irgend etwas in ihrer Tochter vorging, bevor sie ankündigte, sie sei verlobt. Unter der Wärme der Beachtung, die ihr der Ehemann schenkte, wurde sie triumphierend und selbstsicher. Aber er war Offizier und wurde für kurze Zeit ins Ausland abkommandiert. Sie konnte nicht mit ihm gehen. Durch diese Trennung geriet sie in einen gefährlichen Zustand der Panik.
Wir müssen hinzufügen, daß ihre Reaktion auf die Abwesenheit des Ehemannes nicht Niedergeschlagenheit oder Traurigkeit war, in der sie sich nach ihm sehnte und nach ihm verlangte. Sie reagierte mit Panik (so möchte ich vorschlagen) wegen der Auflösung von etwas in ihr, das seine Existenz der Anwesenheit ihres Ehemannes und seiner fortwährenden Beachtung verdankte. Sie war eine Blume, die vertrocknet, wenn es einen Tag nicht regnet. Allerdings wurde ihr Hilfe zuteil, und zwar in der Form einer plötzlichen Krankheit ihrer Mutter. Sie erhielt einen dringenden Hilferuf von ihrem Vater, der sie bat, zu kommen und ihre Mutter zu pflegen. Im folgenden Jahr während der Krankheit ihrer Mutter war sie, so drückte sie sich aus, niemals so sehr sie selbst gewesen. Sie war das Zentrum der Familie. Es gab keine Spur von Panik, bis, nach dem Tod der Mutter, die Aussicht sie zu beschäftigen anfing, den Ort verlassen zu müssen, an dem sie schließlich soviel bedeutet hatte, um mit ihrem Ehemann zu leben. Ihre Erfahrung des letzten Jahres hatte sie zum erstenmal fühlen lassen, daß sie nun ihrer Eltern Kind war. Verglichen damit war Frau ihres Ehemanns zu sein irgendwie überflüssig.
Wieder bemerkt man die Abwesenheit von Trauer beim Tode ihrer Mutter. Zu dieser Zeit begann sie, sich die Möglichkeit auszurechnen, allein in der Welt zu sein. Ihre Mutter war tot; dann würde ihr Vater da sein; möglicherweise ihr Ehe-

mann: »Darüber hinaus – nichts.« Das deprimierte sie nicht, es erschreckte sie.

Sie folgte dann ihrem Mann ins Ausland und führte für einige Jahre ein buntes Leben. Sie verlangte nach jeder Beachtung, die er ihr nur geben konnte, aber das wurde weniger und weniger. Sie wurde rastlos und unzufrieden. Ihre Ehe zerbrach, und sie kehrte nach London zurück, um mit ihrem Vater zusammenzuleben. Während sie weiter mit ihrem Vater zusammenlebte, wurde sie die Geliebte und das Modell eines Bildhauers. So lebte sie einige Jahre, bevor ich sie sah, als sie 28 Jahre alt war.

Von der Straße sprach sie folgendermaßen: »Auf der Straße kommen und gehen die Leute ihren Geschäften nach. Man trifft selten jemanden, der einen erkennt; auch wenn sie einen erkennen, ist es gerade ein Kopfnicken, und sie gehen vorbei, höchstens hat man mal einen Minutenschwatz. Keiner weiß, wer man ist. Jeder ist mit sich selbst beschäftigt. Keiner kümmert sich um einen.« Sie führte Beispiele von Leuten an, die ohnmächtig werden, und die Gleichgültigkeit der anderen demgegenüber. »Keiner schert sich einen Dreck darum.« Es war in dieser Situation und mit diesen Überlegungen im Kopf, daß sie Angst empfand.

Diese Angst war da, wenn sie allein auf der Straße war, oder besser, wenn sie sich allein fühlte. Wenn sie mit jemandem ausging oder jemanden traf, der sie wirklich kannte, empfand sie keine Angst.

In der Wohnung ihres Vaters war sie öfter allein, aber da war es anders. Da fühlte sie sich niemals *wirklich* allein. Sie bereitete sein Frühstück. Bettenmachen und Spülen wurden so lange wie möglich ausgedehnt. Der Nachmittag schleppte sich dahin. Aber das machte ihr nicht zu viel aus. »Alles war vertraut.« Da war der Stuhl ihres Vaters und sein Pfeifenständer. Da war ein Bild ihrer Mutter an der Wand und schaute auf sie herunter. Es war, als ob alle diese vertrauten Dinge das Haus irgendwie mit der Anwesenheit von Leuten füllten, die diese Dinge besaßen und benutzten oder das während eines Teils ihres Lebens getan hatten. So konnte sie immer auf magische Weise jemanden bei sich haben, obwohl sie allein zu Hause war. Aber diese Magie wurde im Lärm und der Anonymität der geschäftigen Straße unwirksam.

Eine oberflächliche Anwendung dessen, was oft als die klassische psychoanalytische Theorie der Hysterie angenommen wird, bezogen auf diese Patientin, würde vielleicht versuchen, diese Frau als unbewußt libidinös an ihren Vater gebunden zu charakterisieren; mit, daraus folgend, unbewußter Schuld und unbewußtem Bedürfnis nach Bestrafung und/oder einer Furcht vor Strafe. Ihr Mißlingen, anhaltende libidinöse Beziehungen entfernt vom Vater zu entwickeln, würde die erste Ansicht stützen und auch ihre Entscheidung, mit ihm zu leben, den Platz der Mutter einzunehmen, wie es der Fall war, und auch die Tatsache, daß sie, eine Frau von 28 Jahren, den größten Teil des Tages damit verbrachte, über ihn nachzudenken. Ihre Hingabe an ihre Mutter in deren letzter Krankheit würde zum Teil die Folge unbewußter Schuld über ihre unbewußte Ambivalenz zu ihrer Mutter sein, und die Angst beim Tod der Mutter würde Angst über den unbewußt gewünschten Tod der Mutter sein, der wahr geworden war. usw.*

Das zentrale und lebenswichtige Problem im Leben dieser Patientin jedoch ist nicht in ihrem »Unbewußten« zu entdekken; es liegt ganz offen für sie da und auch für uns (obwohl das nicht heißen soll, daß es nicht viele Dinge über sie gibt, die diese Patientin nicht realisiert).

Der Angelpunkt, um den ihr ganzes Leben zentriert ist, ist ihr *Mangel an ontologischer Autonomie.* Wenn sie nicht in der tatsächlichen Gegenwart einer Person ist, die sie kennt, oder wenn es ihr nicht gelingt, die Gegenwart dieser Person in deren Abwesenheit zu evozieren, dann fließt das Gefühl ihrer eigenen Identität von ihr ab. Sie erfährt Panik beim Dahinscheiden ihres Seins. Sie ist wie Tinker Bell. Um zu existieren, braucht sie jemand anderen, der an ihre Existenz glaubt. Wie notwendig, daß ihr Liebhaber ein Bildhauer sein

* Einen ausgezeichneten psychoanalytischen Beitrag zu einer scheinbar »hysterischen« Symptombildung bietet Segal (1954).

mußte und daß sie sein Modell sein sollte! Wie unvermeidbar, daß sie, wenn man diese fundamentale Prämisse ihrer Existenz voraussetzt, mit Angst erfüllt sein mußte, wenn ihre Existenz nicht erkannt wurde. Für sie ist *esse = percipi*; gesehen werden, das heißt nicht, als anonymer Vorbeigehender oder als zufällige Bekannte. Diese Art des Sehens war es, die sie *petrifizierte*. Wenn sie *als* Anonymität gesehen wurde, *als* keine, die irgendwie wichtig war, oder als ein *Ding*, dann *war* sie niemand Besonderes. Sie war so, wie sie gesehen wurde. Wenn in einem gegebenen Moment keiner da war, sie zu sehen, mußte sie versuchen, jemanden heraufzubeschwören (Vater, Mutter, Ehemann, Liebhaber, je nachdem), für den sie glaubte, wichtig zu sein, für den sie eine *Person* war, und versuchen, sich selbst in seiner oder ihrer Anwesenheit vorzustellen. Wenn diese Person, von der ihr Sein abhing, wegging oder starb, war das kein Anlaß zur Trauer, sondern Anlaß zur Panik.

Man kann ihr zentrales Problem nicht in das »Unbewußte« transponieren; wenn man entdeckt, daß sie die unbewußte Phantasie hat, eine Prostituierte zu sein, so erklärt das nicht ihre Angst vor der Straße oder ihr Beschäftigtsein mit Frauen, die auf der Straße fallen und denen nicht wieder auf die Beine geholfen wird. Die unbewußte Phantasie muß im Gegenteil auf der Grundlage des zentralen Problems erklärt und verstanden werden, das ihr Selbstsein, ihr Für-sich-selbst-Sein impliziert. Ihre Furcht, allein zu sein, ist keine Abwehr gegen inzestuöse Phantasien oder Masturbation. Sie hatte inzestuöse Phantasien. Diese Phantasien waren eine Abwehr gegen ihre Furcht, allein zu sein. Sie waren Mittel, ihre Angst zu bewältigen, wenn sie allein war. Die unbewußten Phantasien dieser Patientin hätten eine ganz andere Bedeutung, wenn ihre existentielle Position es ihr erlaubt hätte, einen Ausgangspunkt in sich selbst zu haben, von dem aus sie sich gleichsam auf die Suche nach Gratifikationen hätte begeben können. Aber wie die Dinge standen, *waren ihr sexuelles Leben und ihre sexuellen Phantasien mühevolle Anstrengungen, nicht primär Gratifikation, sondern zuallererst ontolo-*

gische Sicherheit zu erlangen. In der Liebe wurde eine Illusion dieser Sicherheit erreicht und auf der Basis dieser Illusion war Gratifikation möglich. Es würde ein schwerwiegender Fehler sein, diese Frau bei korrekter Anwendung des Begriffes narzißtisch zu nennen. Sie war unfähig, sich in ihr eigenes Spiegelbild zu verlieben. Es würde ein Fehler sein, ihr Problem in die Phasen psycho-sexueller Entwicklung zu übersetzen, oral, anal, genital. Sie klammerte sich an Sexualität wie an einen Strohhalm, sobald sie »in das Alter« kam. Sie war nicht frigide. Orgasmus konnte sie physisch befriedigen, wenn sie sich zeitweilig sicher fühlen konnte im primären ontologischen Sinn. Im geschlechtlichen Verkehr mit jemandem, der sie liebte (und sie konnte daran glauben, daß sie von jemandem geliebt wurde), erreichte sie vielleicht ihre besten Momente. Aber sie waren kurzlebig. Sie konnte nicht allein sein oder ihren Liebhaber mit ihr allein lassen.

Ihr Geltungsbedürfnis mag die Anwendung eines weiteren Klischees auf sie erleichtern, nämlich sie sei eine Exhibitionistin. Noch einmal, solch ein Begriff ist nur gültig, wenn er existentiell verstanden wird. So verstanden, und das wird im folgenden ausführlicher behandelt, »zeigte« sie sich, »gab sich« aber niemals »hin«. Das heißt, sie exhibierte, indem sie sich immer zurückhielt (sich inhibierte). Sie war darum immer allein und einsam, obwohl oberflächlich ihre Schwierigkeiten nicht im Zusammensein mit anderen Leuten lagen; ihre Schwierigkeiten waren *am wenigsten offenbar*, wenn sie am meisten mit einer anderen Person zusammen war. Aber es ist klar, daß ihre Vorstellung von der autonomen Existenz anderer Leute wirklich genauso dürftig war wie ihr Glaube an ihre eigene Autonomie. Wenn sie nicht da waren, hörten sie auf, für sie zu existieren. Orgasmus war ein Mittel, sich selbst zu besitzen, indem sie den Mann in ihren Armen hielt, der sie besaß. Aber sie konnte nicht sie selbst durch sich selbst sein und konnte darum überhaupt nicht wirklich selbst sein.

Fall 2

Ein sehr sonderbares Phänomen der Persönlichkeit, das seit Jahrhunderten beobachtet wurde, aber bisher noch nicht voll erklärt werden konnte, ist das, daß das Individuum das Vehikel einer Persönlichkeit zu sein scheint, die nicht seine eigene ist. Die Persönlichkeit eines anderen scheint es »zu besitzen« und durch seine Worte und Aktionen Ausdruck zu finden, wohingegen die eigene Persönlichkeit des Individuums zeitweise »verloren« oder »fort« ist. Da scheint es alle Abstufungen des gleichen grundlegenden Prozesses zu geben, von der einfachen gutgemeinten Beobachtung, daß der und der »seinem Vater nachschlägt« oder »sie hat das Temperament ihrer Mutter«, bis zur extremen Qual der Person, die sich unter dem Zwang befindet, die Charakteristika einer Persönlichkeit anzunehmen, die sie vielleicht haßt und/oder als ihr vollkommen fremd empfindet.

Dies Phänomen, wenn es unerwünscht und zwanghaft auftritt, ist einer der wichtigsten Faktoren, die die Spaltung des Gefühls eigener Identität veranlassen. Die Furcht davor ist eine der Determinanten der Angst vor Verschlungenwerden und Implosion. Das Individuum kann sich fürchten, jemanden zu mögen, weil es findet, daß es unter dem Zwang steht, so zu werden wie jeder, den es mag. Dies ist, wie ich später versuchen werde zu erklären, eines der Motive für das schizophrene Sichzurückziehen.

Wie das Selbst und die Persönlichkeit des Individuums durch Verschlungenwerden von einer solchen Subidentität tiefgreifend modifiziert wird bis hin zum drohenden Verlust seiner oder ihrer eigenen Identität und seines oder ihres Gefühls der Realität, wird im folgenden Falle illustriert:

Frau D., eine Frau von 40 Jahren, klagte anfänglich über vage, aber intensive Furcht. Sie sagte, sie habe Angst vor allem, sogar »vor dem Himmel«. Sie beklagte sich über ein andauerndes Gefühl der Unzufriedenheit, über unerklärliche Wutanfälle ihrem Mann gegenüber und ganz besonders über einen »Mangel an Verantwortungsgefühl«. Ihre Furcht war,

»als ob jemand versucht, inwendig emporzusteigen und versucht, aus mir herauszukommen«. Sie hatte große Angst, wie ihre Mutter zu sein, die sie haßte. Was sie »Unzuverlässigkeit« nannte, war ein Gefühl der Verwirrung und Perplexität, was sie mit der Tatsache in Verbindung brachte, daß nichts, was sie tat, jemals ihren Eltern gefallen zu haben schien. Wenn sie etwas machte und ihr gesagt wurde, es sei verkehrt, pflegte sie etwas anderes zu machen und festzustellen, daß sie immer noch sagten, es sei verkehrt. Sie war unfähig zu entdecken, so drückte sie sich aus, »wie sie mich eigentlich haben wollten«. Vor allem anderen machte sie ihren Eltern diesen Vorwurf, daß sie ihr nicht geholfen hatten zu erkennen, wer oder was sie war oder zu werden hatte. Sie konnte weder böse noch gut sein auf irgendeine verläßliche Weise, weil ihre Eltern vollkommen unvorhersagbar und unverläßlich waren (oder sie empfand, daß sie so seien) in ihren Haß-, Liebes-, Beifalls- oder Mißfallensbekundungen. Rückblickend folgerte sie, daß die Eltern sie haßten; aber damals, sagte sie, war sie zu sehr durch sie verwirrt und zu sehr damit befaßt, zu entdecken, was von ihr erwartet wurde, um überhaupt fähig zu sein, sie zu hassen, geschweige sie zu lieben. Jetzt sagte sie, sie suche nach »Trost«. Sie erwartete von mir eine Richtschnur, die ihr den Weg angeben würde, dem sie zu folgen hatte. Sie fand meine nicht-direktive Haltung besonders schwer zu tolerieren, die für sie so deutlich eine Wiederholung der Haltung ihres Vaters zu sein schien: »Stell keine Fragen, und man wird dich nicht belügen.« Für eine Weile war sie Zwangsvorstellungen unterworfen, in denen sie sich solche Fragen stellen mußte wie: »Wozu dient das?« oder »Warum ist das so?« und sich selbst die Antwort zu geben hatte. Sie interpretierte das als ihre Bemühungen, Trost in ihren eigenen Gedanken zu finden, da sie bei niemandem sonst Trost fand. Sie wurde außerordentlich niedergeschlagen und fing an, zahlreiche Beschwerden über ihre Gefühle zu führen, die, wie sie sagte, so kindisch seien. Sie sprach ziemlich oft davon, wie sehr sie sich bedauere.

Nun schien es mir, daß »sie« nicht wirklich ihr eigenes wahres Selbst bedauerte. Für mich hörte sie sich viel eher an wie eine nörgelnde Mutter, die sich über ein schwieriges Kind beklagt. In der Tat schien ihre Mutter die ganze Zeit »aus ihr herauszukommen« und sich über »ihr« kindisches Verhalten zu beklagen. Das betraf nicht nur die Beschwerden, die »sie« ständig über sich selbst führte, sondern auch anderes. Wie ihre Mutter zum Beispiel hörte sie nicht auf, ihren Mann und ihr Kind anzuschreien; wie ihre Mutter* haßte sie jeden; und wie ihre Mutter weinte sie fortwährend. Das Leben war so ein Elend für sie dadurch, daß sie niemals sie selbst sein konnte, sondern immer ihre Mutter war. Sie wußte allerdings, daß sie mehr ihr wahres Selbst war, wenn sie sich einsam, verloren, entmutigt und verwirrt fühlte. Sie wußte auch, daß sie mitschuldig war, wenn sie zornig wurde, haßte, schrie, weinte oder nörgelte, denn wenn sie sich in ein solches Sein (das Sein ihrer Mutter) hineinsteigerte, empfand sie keine Angst mehr (um den Preis allerdings, nicht mehr sie selbst zu sein). Die Folge dieses Manövers jedoch war, daß sie, wenn der Sturm vorüber war, bedrückt wurde von einem Gefühl der Wertlosigkeit (weil sie nicht sie selbst gewesen war) und des Hasses auf die Person, die sie gewesen war (ihre Mutter), und des Hasses auf sich selbst wegen ihrer Selbst-Duplizität. Bis zu einem gewissen Grad hatte die Patientin, nachdem diese falsche Methode ihr einmal bewußt wurde, mit der sie die Angst bewältigt hatte, die sie empfand, wenn sie sie selbst war, nun selbst zu entscheiden, ob das Vermeiden dieser Angsterfahrung durch Vermeiden ihres Selbstseins ihrer Krankheit vorzuziehen war. Die Frustration, die sie mit mir erlebte und die intensive Haßgefühle mir gegenüber hervorrief, konnte nicht vollständig durch Frustration libidinöser oder aggressiver Impulse in der Übertragung erklärt werden, sondern eher als eine existentielle Frustration bezeichnet werden, die dadurch entstand, daß ich sie

* Das heißt, wie sie ihre Mutter wahrnahm. Ich traf ihre Mutter nie und weiß nicht, ob die Phantasien über ihre Mutter irgendeine Ähnlichkeit mit ihrer Mutter, wie sie wirklich war, hatten.

zwang, ihre eigene Entscheidung über die Person zu treffen, die sie zu werden hatte, indem ich ihr den »Trost« vorenthielt, den sie aus mir herauszuholen versuchte, und *ich ihr nicht sagte, was sie zu tun hatte*. Ihr Gefühl, daß ihr ein angestammtes Geburtsrecht versagt worden war, weil ihre Eltern nicht der Verpflichtung nachgekommen waren, ihr eine Definition ihrer selbst zu geben, die ihr als Ausgangspunkt im Leben hätte dienen können, wurde durch meine Weigerung, diesen »Trost« anzubieten, intensiviert. Aber nur indem ich ihr diesen »Trost« vorenthielt, konnte eine Situation entstehen, in der sie diese Verantwortung selbst auf sich nehmen konnte.

Deshalb war es in einem gewissen Sinn Aufgabe der Psychotherapie, einen Appell an die Freiheit des Patienten zu richten, um Jaspers Ausdruck zu gebrauchen. Ein großer Teil psychotherapeutischer Geschicklichkeit liegt in der Fähigkeit, dies effektiv zu tun.

Zweiter Teil

4 Das verkörperte und das unverkörperte Selbst

Soweit habe ich versucht, einige der Ängste zu charakterisieren, die Aspekte einer fundamentalen ontologischen Unsicherheit sind. Diese Ängste entstehen in dieser besonderen Art existentieller Situation und sind eine Funktion dieser Situation. Wenn eine Person in ihrem eigenen Sein sicher ist, können sie nicht im entferntesten mit der gleichen Stärke und Persistenz entstehen, da die entsprechenden Voraussetzungen fehlen, um auf diese Weise entstehen und bestehen zu können.

Aber auch in Abwesenheit einer solchen fundamentalen Sicherheit muß das Leben weitergehen. Die Frage, die man nun versuchen muß zu beantworten, ist die, welche Art der Beziehung zu sich selbst von der ontologisch unsicheren Person entwickelt wird. Ich werde versuchen zu zeigen, wie einige solcher Personen kein Gefühl für diese fundamentale Einheit zu haben scheinen, das uns auch in den intensivsten Konflikten mit uns selbst nicht zu verlassen braucht, sondern vielmehr dazu gekommen zu sein scheinen, sich selbst als in erster Linie gespalten in einen Geist und einen Körper zu erfahren. Gewöhnlich ist es der Geist, mit dem sie sich am engsten identifizieren.

Mit einigen Konsequenzen dieser fundamentalen Art, in der das Innere des Seins organisiert werden kann, wird sich der Rest dieses Buches hauptsächlich befassen. Diese Spaltung wird als ein Versuch angesehen werden, mit der zugrundeliegenden fundamentalen Unsicherheit fertig zu werden. In einigen Fällen ist sie vielleicht ein Mittel, um effektiv mit dieser Unsicherheit leben zu können, oder gar ein Versuch, diese zu transzendieren; aber sie ist auch in Gefahr, diese Ängste zu perpetuieren, gegen die sie in gewissem Maß als Verteidigung gedacht ist, und sie ermöglicht vielleicht die Ausgangsposition für den Verlauf einer Entwicklung, die in Psychose endet. Diese letzte Möglichkeit ist immer vorhanden, wenn das Individuum anfängt, sich zu ausschließlich mit dem Teil von sich zu identifizieren, der als *unverkörpert* empfunden wird. In diesem Kapitel werde ich zuerst schematisch und in allgemeinster Form das *verkörperte* Selbst mit dem *unverkörperten* Selbst kontrastieren; dann werde ich in den folgenden Kapiteln, während ich alle diejenigen Möglichkeiten beiseite lasse, die in dieser Position impliziert sind, aber niemanden als einen Patienten zum Psychiater bringen, im Detail denjenigen Konsequenzen dieser Position nachgehen, die in einer gefährlichen Spaltung des individuellen Seins als Ganzem resultieren und darum zur Psychose führen können.

DAS VERKÖRPERTE UND DAS UNVERKÖRPERTE SELBST

Jeder, auch die am meisten verkörperte Person, erfährt sich als unlösbar seinem Körper verbunden. Unter normalen Bedingungen empfindet man sich lebendig, real oder substantiell in dem Maß, in dem man den eigenen Körper als lebendig, real und substantiell empfindet. Die meisten Leute glauben, daß sie begannen, als ihre Körper begannen, und daß sie enden, wenn ihre Körper sterben. Wir können sagen, daß eine solche Person sich als *verkörpert* erfährt.

Das jedoch braucht nicht so zu sein. Ganz abgesehen von den »normalen« Leuten, die sich in Streßmomenten teilweise dissoziiert von ihren Körpern fühlen, gibt es Individuen, die nicht in ihren Körpern absorbiert durchs Leben gehen, sondern sich vielmehr irgendwie losgelöst von ihren Körpern finden und sich immer so gefunden haben. Von einer solchen Person kann man sagen, daß »sie« niemals ganz inkarniert wurde, und sie kann sich selbst als mehr oder weniger *unverkörpert* bezeichnen.

Hier haben wir einen fundamentalen Unterschied in der Position, die das Selbst im Leben einnehmen kann. Beinahe hätten wir, wenn die Verkörperung oder Unverkörperung jemals im Extrem existierte, zwei verschiedene Arten, menschlich zu sein. Die meisten Leute werden die erstere als normal und gesund betrachten und die letzte als abnormal und pathologisch. In dieser Studie ist eine solche Bewertung ziemlich irrelevant. Von bestimmten Standpunkten aus kann man Verkörperung als etwas Wünschenswertes ansehen. Von einem anderen Standpunkt aus ist es möglich nahezulegen, daß das Individuum versuchen soll, sich von seinem Körper zu befreien, um dadurch den erwünschten Zustand fleischloser Vergeistigung* zu erlangen.

Was wir hier haben, sind zwei fundamentale existentielle Situationen. Die Unterschiede in den Situationen schließen nicht die Möglichkeit aus, daß in dem einen oder dem anderen Kontext jedes fundamentale Problem Gut-Böse, Leben-Tod, Identität, Realität und Irrealität entstehen kann, aber die radikal verschiedenen Kontexte, in denen sie auftreten, bestimmen die fundamentalen Weisen, in denen sie gelebt werden. Diese beiden extremen Möglichkeiten müssen untersucht werden im Hinblick auf die Weise, in der ein Individuum, dessen Position sich der einen oder anderen dieser Möglichkeit nähert, seine Bezogenheit zu anderen Personen und der Welt erfahren würde.

Die verkörperte Person hat das Gefühl, Fleisch, Blut und Knochen zu sein, biologisch lebendig und real zu sein: Sie weiß sich als substantiell. In dem Ausmaß, in dem sie voll-

* Bultmann zum Beispiel gibt in *Das Urchristentum* (1949) eine ausgezeichnete kurze Darstellung des gnostischen Ideals der Trennung von Seele (das wirkliche Selbst) und Körper. Erlösung wurde als eine totale Trennung oder Aufhebung der Gemeinsamkeit von Seele und Körper begriffen. Er zitiert einen gnostischen Text wie folgt: (»Der Körper ist) das dunkle Gefängnis, der mit Sinnen ausgestattete Leichnam, das Grab, das du mit dir trägst, die diebische Begleitung, die dich haßt, indem sie dich liebt und dich beneidet, indem sie dich haßt ...«

Zu Studien über die Geist-Körper-Spaltung von psychopathologischem Standpunkt aus siehe Clifford Scott (1949) und Winnicott (1945, 1949).

ständig »in« ihrem Körper ist, wird sie wahrscheinlich ein Gefühl für personale Kontinuität in der Zeit besitzen. Sie wird sich als Subjekt von Gefahren erfahren, die ihren Körper bedrohen, die Gefahren des Angriffs, der Verletzung, der Krankheit, des Verfalls und des Todes. Sie ist impliziert in körperlichen Begierden und in den Gratifikationen und Frustrationen des Körpers. Das Individuum kann so von der Erfahrung seines Körpers ausgehen und auf dieser Grundlage Person mit anderen menschlichen Wesen sein.

Allerdings kann es, obwohl sein Sein nicht gespalten ist in ein Selbst als »Geist« und in ein Selbst als Körper, trotzdem auf viele Arten mit sich uneins sein. In gewisser Hinsicht ist seine Position heikler als die des von seinem Körper irgendwie geschiedenen Individuums, da ihm das Gefühl der Immunität gegen physisches Leid fehlt, das manchmal von der nur zum Teil verkörperten Person empfunden wird.

Zum Beispiel erzählte mir ein Mann, der zwei lange Perioden mit schizophrenen Zusammenbrüchen als Patient in einer psychiatrischen Klinik verbracht hatte, von seiner Reaktion, die er empfand, als er abends in einer dunklen Gasse überfallen wurde zu einer Zeit, als er noch ziemlich gesund war. Als er die Gasse entlangging, näherten sich ihm zwei Männer aus entgegengesetzter Richtung. Als sie mit ihm auf gleicher Höhe waren, schlug der eine von ihnen plötzlich mit einem Knüppel auf ihn ein. Der Schlag war ungenau gezielt und betäubte ihn nur einen Augenblick. Er stolperte, erholte sich aber so weit, um sich umzudrehen und seine Gegner anzugreifen, obwohl er unbewaffnet war; nach einem kurzen Handgemenge ergriffen sie die Flucht.

Was hier interesant ist, ist die Art, wie der Mann den Vorfall erlebte. Als er geschlagen wurde, war seine erste Reaktion Überraschung; dann, während er noch teilweise betäubt war, dachte er, wie sinnlos es für diese Männer sei, ihn zu schlagen. Er hatte kein Geld bei sich. Sie konnten nichts von ihm bekommen. *»Sie konnten mich nur zusammenschlagen, aber sie konnten mir nicht wirklich etwas antun.«* Das heißt: jeder Schaden, der seinem Körper zugefügt wurde, konnte ihn nicht *wirklich* verletzen. In einem gewissen Sinn natürlich könnte eine solche Einstellung der Gipfel der Weisheit sein, so zum Beispiel, wenn Sokrates behauptet, daß einem guten Menschen keinerlei Leid angetan werden kann. In diesem Fall waren »er« und sein »Körper« dissoziiert. In so einer Situation war er weitaus weniger ängstlich als die normale Person, weil er von seiner Position aus nichts zu verlieren hatte, das wesentlich zu ihm gehörte. Aber andererseits war sein Leben voll von Ängsten, die für gewöhnliche Personen nicht vorhanden sind. Die verkörperte Person, voll impliziert in den Begierden, Bedürfnissen und Aktionen ihres Körpers, ist Schuld und Angst unterworfen, die Folgen dieser Begierden, Bedürfnisse und Aktionen sind. Sie ist Subjekt der Frustrationen des Körpers und auch seiner Gratifikationen. In ihrem Körper zu sein, ist keine Zuflucht vor möglicher zermalmender Selbstverdammung. Verkörpertsein als solches ist keine Garantie gegen Gefühle der Hoffnungslosigkeit oder Sinnlosigkeit. Über ihren Körper hinaus hat sie immer noch zu wissen, wer sie ist. Ihr Körper kann von ihr als verfallend, vergiftet, sterbend erfahren werden. Kurz, das Körper-Selbst ist keine unzerstörbare Festung gegen die Zerstörung durch ontologische Zweifel und Unsicherheiten; es ist nicht in sich ein Bollwerk gegen die Psychose. Die Spaltung in der Erfahrung des eigenen Seins in verkörperte und unverkörperte Teile ist umgekehrt nicht mehr Index einer latenten Psychose als die totale Verkörperung irgendeine Garantie der Gesundheit ist.

Es bedeutet allerdings, auch wenn man keineswegs folgern kann, daß das Individuum, das eine echte Basis im eigenen Körper hat, eine sonst einheitliche und ganze Person ist, daß es zumindest einen Ausgangspunkt für eine solche Integrität besitzt. Solch ein Ausgangspunkt wird die Voraussetzung sein für eine andere Hierarchie von Möglichkeiten als die, die der Person offensteht, die sich in Form eines Selbst-Körper-Dualismus erfährt.

In dieser Position erfährt das Individuum sein Selbst als mehr oder weniger geschieden oder losgelöst von seinem Körper. *Der Körper wird mehr als ein Objekt unter anderen Objekten in der Welt denn als Kern des eigenen Seins empfunden.* Anstatt der Kern des eigenen wahren Selbst zu sein, wird der Körper als der Kern eines *falschen Selbst* empfunden, auf das ein losgelöstes, unverkörpertes, »inneres«, »wahres« Selbst je nachdem mit Zärtlichkeit, Belustigung oder Haß schaut.

Eine solche Scheidung des Selbst vom Körper schließt das unverkörperte Selbst von jeder direkten Teilnahme an all denjenigen Aspekten des Lebens aus, die ausschließlich durch die Perzeptionen, Empfindungen und Bewegungen (Ausdrücke, Gesten, Worte, Aktionen usw.) des Körpers vermittelt werden. Das unverkörperte Selbst, als Beobachter all dessen, was der Körper tut, engagiert sich in nichts unmittelbar. Seine Funktionen sind Beobachtung, Kontrolle und Kritik dessen, was der Körper erfährt und tut und diejenigen Operationen, die man gewöhnlich als rein »geistige« definiert.

Das unverkörperte Selbst wird hyperbewußt.

Es versucht, sich seine eigene Imago zu postulieren.

Es entwickelt eine Beziehung zu sich selbst und dem Körper, die sehr komplex werden kann.

Während nun eine ganze Menge Studien über die Psychopathologie der verkörperten Person gemacht wurden, ist verhältnismäßig wenig über die Person geschrieben worden, deren Sein auf diese Weise so radikal gespalten ist. Temporäre Zustände der Dissoziation zwischen Selbst und Körper sind natürlich untersucht worden, aber gewöhnlich werden diese Dissoziationen gesehen als entstanden aus einer ursprünglichen Position, in der das Selbst als ein verkörpertes begann, temporär unter Streß dissoziiert wurde und zu seiner ursprünglich verkörperten Position zurückkehrte, sobald die Krise vorbei war.

EIN »GRENZFALL« DAVID

Ich werde eine ehrliche Darstellung Davids geben mit einem Minimum an Kommentaren, weil ich möchte, daß der Leser sich ganz klar darüber wird, daß solche Leute und solche Probleme in Wirklichkeit existieren und nicht nur meine Erfindungen sind. Dieser Fall kann auch als Basis für vieles dienen, das im folgenden Abschnitt allgemein behandelt wird.
David war achtzehn, als ich ihn sah. Er war einziges Kind, und seine Mutter starb, als er zehn war. Seitdem hatte er mit seinem Vater zusammen gelebt. Nach dem Gymnasium hatte er die Universität besucht, um Philosophie zu studieren. Sein Vater sah nicht ein, weshalb sein Sohn einen Psychiater konsultierte, da es seiner Ansicht nach nichts gab, weshalb er einen Psychiater hätte aufsuchen sollen. Sein Tutor allerdings machte sich Sorgen um ihn, da er zu halluzinieren schien und sich in verschiedener Hinsicht ziemlich seltsam verhielt. Zum Beispiel besuchte er die Vorlesungen in einer Pelerine, die er über Schultern und Arme gezogen hatte; er führte einen Spazierstock mit sich; seine ganzen Manieren waren äußerst artifiziell; was er sagte, bestand zum größten Teil aus Zitaten.

Der Bericht seines Vaters über ihn war sehr dürftig. Er war die ganze Zeit vollkommen normal gewesen, und der Vater glaubte, seine gegenwärtigen Exzentrizitäten seien einfach eine Phase der Adoleszenz. Er war immer ein sehr gutes Kind gewesen, das alles tat, was ihm gesagt wurde, und niemals irgendwelche Unannehmlichkeiten verursachte. Seine Mutter war ihm ergeben gewesen, er war nicht von ihr zu trennen. Er war »sehr tapfer« gewesen, als sie starb, und hatte alles getan, um seinem Vater zu helfen. Er besorgte den Haushalt, kochte und kaufte ein. Er löste seine Mutter ab und ahmte sie nach sogar bis hin zu ihrer natürlichen Begabung für Stickerei, Gobelinkunst und Innendekoration. All das wurde vom Vater gelobt und stolz hervorgehoben.

Der Junge war eine sehr seltsam aussehende Gestalt – ein jugendlicher Kierkegaard, gespielt von Danny Kaye. Das Haar war zu lang, der Kragen zu weit, die Hosen zu kurz, die Schuhe zu groß und zu all dem seine antiquierte Theaterpelerine und sein Spazierstock! Er war nicht einfach exzentrisch: Ich konnte mich des Eindrucks nicht erwehren, daß dieser junge Mann Exzentrischsein *spielte*. Der ganze Effekt war manieriert und beabsichtigt. Aber warum sollte jemand einen solchen Effekt beabsichtigen wollen*?
Er war in der Tat ein ziemlich erfahrener Schauspieler, denn er hatte immer die eine oder die andere Rolle gespielt, zumindest nach dem Tod seiner Mutter. Davor, so sagte er, »bin ich einfach das gewesen, was sie wollte«. Über ihren Tod sagte er, »soweit ich mich erinnern kann, war ich ziemlich froh, vielleicht empfand ich auch etwas Trauer, überhaupt ziehe ich es vor, so zu denken«. Bis zum Tod seiner Mutter war er einfach so, wie sie ihn sich wünschte. Nach ihrem Tod war es keineswegs leichter für ihn, er selbst zu sein. Er war aufgewachsen mit der Überzeugung, daß das, was er sein »Selbst« und seine »Persönlichkeit« nannte, zwei völlig voneinander getrennte Dinge waren. Er hatte sich niemals ernsthaft eine andere Möglichkeit vorgestellt, und er war ebenso fest davon überzeugt, daß auch jeder andere nach einem ähnlichen Prinzip konstruiert war. Seine Ansicht über die menschliche Natur im allgemeinen, die auf seiner eigenen Erfahrung von sich selbst beruhte, war, daß jeder ein Schauspieler war. Es ist wichtig, sich darüber klar zu werden, daß dies eine fest verankerte Überzeugung oder Annahme über andere Menschen war, die sein Leben bestimmte. Das machte es sehr leicht für ihn, alles das zu sein, was seine Mutter wollte, weil alle seine Aktionen einfach zu der einen oder anderen Rolle gehörten, die er spielte. Wenn diese überhaupt zu seinem Selbst gehören sollten, dann gehörten sie nur zu einem »falschen Selbst«, einem Selbst, das nach *ihrem* Willen agierte, nicht nach seinem.

* Er war nicht unähnlich dem »Tertian« aus Lionel Trillings brillanter Kurzgeschichte »Of This Time, Of That Place«.

Sein Selbst wurde niemals unmittelbar in und durch seine Aktionen enthüllt. Es schien so zu sein, daß er aus seiner Kindheit hervorgekommen war mit seinem »eigenen Selbst« auf der einen Seite und »dem, was er seiner Mutter nach sein sollte«, seiner »Persönlichkeit« auf der anderen; von hier war er ausgegangen und hatte es sich zum Ziel und Ideal gesetzt, die Spaltung zwischen seinem eigenen Selbst (das nur er allein kannte) und dem, was andere Leute von ihm sehen konnten, so vollkommen wie möglich zu machen. Er wurde weiterhin in diese Richtung gedrängt durch die Tatsache, daß er sich gegen seinen Willen stets schüchtern, befangen und verletzbar fühlte. Indem er immer eine Rolle spielte, fand er, daß er in gewissem Maß seine Schüchternheit, Befangenheit und Verletzbarkeit besiegen konnte. Er fand Beruhigung in dem Gedanken, daß, was immer er auch tat, nicht er selbst war. Auf diese Weise benutzte er die gleiche Form der Abwehr, die schon erwähnt wurde: In dem Bemühen, Angst zu mildern, verschlimmerte er die Bedingungen, die diese Angst verursachten.

Das Wichtigste, was er sich immer vor Augen hielt, war, daß er eine Rolle spielte. Gewöhnlich spielte er die Rolle eines anderen, aber manchmal spielte er auch seine eigene Rolle (sein eigenes Selbst): das heißt, er war nicht einfach und spontan er selbst, sondern er *spielte* sich selbst. Sein Ideal war, *sich niemals den anderen auszuliefern.* Infolgedessen praktizierte er anderen gegenüber die gewundensten Irreführungen in der Rolle, die er spielte. Sich selbst gegenüber allerdings war sein Ideal, so vollkommen ehrlich und offen zu sein wie möglich.

Die ganze Organisation seines Seins beruhte auf der Trennung seines inneren »Selbst« und seiner äußeren »Persönlichkeit«. Es ist bemerkenswert, daß dieser Zustand jahrelang existiert hatte, ohne daß seine »Persönlichkeit«, d. h. seine Art, sich anderen gegenüber zu verhalten, ungewöhnlich erschien.

Die äußere Erscheinung konnte die Tatsache nicht verraten, daß seine »Persönlichkeit« kein wahrer Ausdruck des Selbst

war, sondern im großen und ganzen eine Serie von *Personifizierungen*. Die Rolle, die er glaubte, während der meisten Jahre seiner Schulzeit gespielt zu haben, war die eines ziemlich altklugen Schuljungen mit scharfer Zunge, aber irgendwie kalt. Er sagte, daß er jedoch, als er fünfzehn war, erkannt hatte, daß diese Rolle unpopulär wurde, weil »*Es* eine scharfe Zunge hatte«. Demgemäß beschloß er, diese Rollenpersönlichkeit zu einem liebenswürdigeren Charakter zu modifizieren, »mit gutem Erfolg«.
Seine Bemühungen allerdings, diese Organisation seines Seins aufrechtzuerhalten, wurden von zwei Seiten bedroht. Das erste beunruhigte ihn nicht zu sehr. Es war das Risiko, spontan zu sein. Wie ein Schauspieler wünschte er immer, sich von der Rolle, die er spielte, zu distanzieren. Dadurch fühlte er sich Herr der Situation in voller bewußter Kontrolle seines Ausdrucks und seiner Aktionen, mit Präzision ihren Effekt auf andere kalkulierend. Spontan zu sein, war bloß dumm, es war einfach ein Sich-anderen-Leuten-Preisgeben.
Die zweite Bedrohung war die gegenwärtigere und eine, die er nicht mit einkalkuliert hatte. Wenn ihn überhaupt eine persönliche Beschwerde zu mir brachte, dann beruhte sie auf dieser Bedrohung, die in der Tat begann, seine ganze Lebensstrategie zu zerschlagen.
Während seiner ganzen Kindheit liebte er es, Rollen vor dem Spiegel zu spielen. Jetzt spielte er immer noch Rollen vor dem Spiegel, aber einmal hatte er es sich gestattet, in der Rolle, die er spielte, aufzugehen (spontan zu sein). Das, fühlte er, war sein Verderben. Die Rollen, die er vor dem Spiegel spielte, waren immer Frauenrollen. Er putzte sich heraus mit den Kleidern seiner Mutter, die man aufbewahrt hatte, und probte die weiblichen Parts der großen Tragödien. Aber dann fand er, daß er nicht aufhören konnte, die Rolle einer Frau zu spielen. Er ertappte sich dabei, daß er, ohne es zu wollen, ging wie eine Frau, sprach wie eine Frau, sogar sah und dachte, wie eine Frau vielleicht sieht und denkt. Das war sein gegenwärtiger Zustand, und das war seine Erklä-

rung für seine phantastische Aufmachung. Denn, sagte er, er mußte sich so zurechtmachen und sich so benehmen, da dies das einzige Mittel war, den weiblichen Teil zurückzudrängen, der nicht nur seine Aktionen, sondern sogar auch sein »eigenes« Selbst zu verschlingen und ihm seine so sehr geschätzte Kontrolle und Herrschaft über sein Sein zu rauben drohte. Warum er dazu gezwungen wurde, diese Rolle zu spielen, die er haßte und über die, wie er wußte, jedermann lachte, konnte er nicht verstehen. Aber diese »schizophrene« Rolle war die einzige Zuflucht, die er kannte vor dem vollständigen Verschlungenwerden von der Frau, die in ihm war und die immer aus ihm herauszukommen schien.

Das ist der Typ Person, der auf den folgenden Seiten behandelt wird. Es ist evident, daß es unmöglich ist, den Typ Person, für den David ein »typisches« Beispiel ist, zu verstehen, ohne im einzelnen diesen Typ schizoider Organisation zu berücksichtigen. Im Falle Davids müßten wir detailliert die Beschaffenheit seines »eigenen« Selbst beschreiben, seine Relation zu seiner »Persönlichkeit«, die Bedeutung für ihn, »schüchtern« und »verletzbar« zu sein, den Sinn seiner absichtlichen Personifizierungen und die Art, wie eine fremde »Persönlichkeit« dazu kommt, sich in seine »Persönlichkeit« einzunisten, wie es scheint, autonom und außerhalb seiner Kontrolle, und sogar die Existenz seines »eigenen« Selbst zu bedrohen.

Die zentrale Spaltung ist zwischen dem, was David sein »eigenes« Selbst nannte, und dem, was er seine »Persönlichkeit« nannte. Dieser Dichothomie begegnet man wieder und wieder. Was das Individuum, je nachdem, als sein »eigenes«, »inneres«, »wahres«, oder »wirkliches« Selbst bezeichnet, wird getrennt von jeder Aktivität erfahren, die von einem anderen beobachtet werden kann, und die David seine »Persönlichkeit« nannte. Man kann diese »Persönlichkeit« bequem das »falsche Selbst« des Individuums oder ein »Falsches Selbst-System« nennen. Der Grund, weswegen ich vorschlage, von einem *Falschen Selbst-System* zu sprechen, ist der, daß die »Persönlichkeit«, das falsche Selbst, die Maske, die »Fassade« oder die »Persona«, die solche Individuen zeigen, in einem Amalgam verschiedener Teilselbste bestehen, von denen keines genügend entwickelt ist, um eine umfassende, eigene »Persönlichkeit« zu haben. Enge Bekanntschaft mit einer solchen Person enthüllt, daß ihr beobachtbares Verhalten ziemlich absichtliche Personifizierungen zusammen mit Zwangshandlungen jeder Art umfassen kann. Man ist offenbar Zeuge nicht nur eines einzigen falschen Selbst, sondern einer Anzahl von nur teilweise elaborierten Fragmenten, von denen jedes vielleicht eine Persönlichkeit konstituieren würde, sobald eins von ihnen überhand nähme. Es scheint darum am besten zu sein, die Gesamtheit solcher Elemente ein Falsches Selbst-System oder ein System von falschen Selbsten zu nennen.

Das »Selbst« in einer solchen schizoiden Organisation ist gewöhnlich mehr oder weniger unverkörpert. Es wird als geistige Entität erfahren. Es tritt in den Zustand, der von Kierkegaard »Verschlossenheit« genannt wurde. Die Aktionen des Individuums werden nicht als Ausdruck seines Selbst empfunden: Seine Aktionen, all das, was David seine »Persönlichkeit« nannte und was ich vorgeschlagen habe, sein Falsches Selbst-System zu nennen, werden dissoziiert und teilweise autonom. Das Selbst wird nicht als mitverantwortlich für das Tun des falschen Selbst oder der Selbste gefühlt und dessen oder deren Aktionen werden als zunehmend falsch und leer empfunden. Das Selbst dagegen, abgesperrt mit sich selbst, betrachtet sich als das »wahre« Selbst und die Persona als das falsche. Das Individuum klagt über Leere, über Mangel an Spontaneität, kultiviert aber vielleicht seinen Mangel an Spontaneität und verschlimmert so sein Gefühl der Leere. Es sagt, es sei nicht real und sei außerhalb der Realität und nicht richtig lebendig. Existentiell hat es ganz recht. Das Selbst ist seiner selbst extrem bewußt und beobachtet das falsche Selbst gewöhnlich überaus kritisch. Andererseits ist es bezeichnend für die Organisation eines falschen Selbst oder einer Persona, daß es gewöhnlich in einer Hinsicht unvollständig ist, nämlich aufgrund seiner nur mangelhaft reflektierenden Bewußtheit. Aber das Selbst kann sich gefährdet fühlen durch das sich über alles ausbreitende Falsche Selbst-System oder durch einen bestimmten Teil davon (vergl. Davids Furcht vor weiblicher Personifizierung).

Das Individuum in dieser Position ist fortwährend beängstigend »selbst-bewußt« (s. Kap. VII) in dem Sinn, in dem das Wort benutzt wird, um das exakte Gegenteil zu kennzeichnen, das Gefühl nämlich, unter der Beobachtung durch den *anderen* zu stehen.

Diese Veränderungen in den Beziehungen zwischen den verschiedenen Aspekten der Relation der Person zu sich selbst werden konstant mit seinen *inter*personalen Beziehungen assoziiert. Diese sind komplex und von Person zu Person niemals ganz die gleichen. Die Beziehung des Individiums zu sich selbst wird zu einer pseudo-interpersonalen, und das Selbst behandelt die falschen Selbste, als ob sie andere Leute wären, die es depersonalisiert. David zum Beispiel sagte, eine Rolle erwähnend, die, wie er fand, unbeliebt war: »*Es* hatte eine scharfe Zunge.« Von innen schaut das Selbst nun hinaus auf die falschen Dinge, die gesagt und getan werden, und verabscheut den Sprecher und Täter, als ob er irgendein anderer sei. In all dem ist der Versuch, Beziehungen zu Personen und Dingen innerhalb des Individuums zu kreieren, ohne auf die Personen und Dinge der äußeren Welt überhaupt zu rekurrieren. Das Individuum entwickelt einen inneren Mikrokosmos, aber diese autistische, private, intraindividuelle »Welt« ist natürlich kein mögliches Substitut für die einzige Welt, die wirklich da ist, die mit anderen geteilte Welt. Wäre das ein mögliches Projekt, dann gäbe es kein Bedürfnis nach Psychose.

Ein solches schizoides Individuum versucht in *gewissem* Sinn, omnipotent zu sein, indem es ohne Rekurs auf kreative Beziehungen mit anderen solche Beziehungen in sein Sein einschließt, die die effektive Präsenz anderer Leute und der äußeren Welt für es erfordern. Es würde, auf eine unreale, unmögliche Weise, alle Personen und Dinge für sich sein. Die eingebildeten Vorteile sind Sicherheit für das wahre Selbst, Isolation und darum Freisein von anderen, Selbstgenügsamkeit und Kontrolle.

Die tatsächlichen Nachteile, die an dieser Stelle erwähnt werden können, sind, daß dieses Projekt unmöglich ist und, da es eine falsche Hoffnung ist, zur persistenten Verzweiflung führt; zweitens ist ein persistentes, verfolgendes Gefühl der Leerheit ein anderes gleichermaßen unvermeidbares Ergebnis, da das versteckte, abgesperrte Selbst, von der Teilnahme an den quasiautonomen Aktivitäten des Falschen Selbst-Systems ausgeschlossen (außer es erscheint wie in Davids Fall als eine andere Persona) nur »geistig« lebt. Mehr noch, dieses abgesperrte und isolierte Selbst kann nicht durch äußere Erfahrung bereichert werden, und so verarmt die ganze innere Welt immer mehr, bis das Individuum sich schließlich als bloßes Vakuum empfindet. Das Gefühl, alles tun zu können, und das Gefühl, alles besitzen zu können, existieren so Seite an Seite mit einem Gefühl der Impotenz und Leere. Das Individuum, das vielleicht einmal vorwiegend das Gefühl hatte, das Leben, das es als kleinlich und banal zu verachten vorgibt, verglichen mit dem Reichtum, den es *hier,* in sich selber hat, ginge dort »außerhalb« weiter, verlangt nun danach, wieder *in* das Leben einzutreten und Leben *in* sich zu haben, so entsetzlich ist seine innere Leblosigkeit.

Die entscheidende Besonderheit eines solchen schizoiden Individuums, die wir zu verstehen haben, ist die Beschaffenheit der Ängste, denen es unterworfen ist. Wir haben schon einige der Formen, die diese Ängste annehmen können, erwähnt: die Angst vor dem Verschlungenwerden, der Implosion, dem Verlust innerer Autonomie und Freiheit, die Angst von einem Menschen mit Subjektivität in ein Ding, einen Mechanismus, einen Stein, ein Es verwandelt zu werden, petrifiziert zu werden.

Wir müssen noch untersuchen, wie diese Ängste durch die Entwicklung der schizoiden Organisation potenziert werden. Wenn das Selbst teilweise den Körper und dessen Akte ver-

läßt und sich in geistige Aktivität zurückzieht, erfährt es sich als eine Entität, die vielleicht irgendwo im Körper lokalisiert ist. Wir haben darauf hingewiesen, daß dieses Sichzurückziehen zum Teil ein Bemühen ist, das Sein zu erhalten, da Beziehungen jeglicher Art mit anderen als Bedrohung der Identität des Selbst erfahren werden. Das Selbst fühlt sich nur sicher im Versteck, in der Isolation. So ein Selbst kann natürlich zu jeder Zeit isoliert sein, ob andere Leute anwesend sind oder nicht.
Aber das funktioniert nicht.
Keiner fühlt sich mehr »verletzbar«, keiner fühlt sich mehr durch den Blick einer anderen Person preisgegeben als das schizoide Individuum. Wenn ihm nicht akut bewußt ist, von anderen gesehen zu werden (»selbst-bewußt«), hat es temporär die Manifestation seiner Ängste durch die eine oder andere zweier Methoden vermeiden können. Entweder versucht es, die andere Person in ein Ding zu verwandeln und depersonalisiert oder objektiviert seine eigenen Gefühle diesem Ding gegenüber oder es täuscht Gleichgültigkeit vor. Depersonalisation der Person und/oder die Haltung der Indifferenz sind eng aufeinander bezogen, aber nicht ganz identisch. Die depersonalisierte Person kann benutzt, manipuliert und beeinflußt werden. Wie wir schon sagten (Kap. 1), ist das wesentliche Merkmal eines *Dings*, verglichen mit einer *Person*, daß ein Ding keine eigene Subjektivität hat und darum keine reziproke Intention haben kann. In einer Haltung der Indifferenz wird die Person oder das Ding mit Beiläufigkeit oder Gefühlslosigkeit behandelt, als ob sie oder es einerlei sei, schließlich, als ob sie oder es nicht existierte. Eine Person minus Subjektivität kann immer noch wichtig sein. Ein Ding kann immer noch etwas bedeuten. Indifferenz bestreitet Personen und Dingen ihre Signifikanz. Petrifikation war, wie wir uns erinnern, eine der Methoden Perseus', seine Feinde zu töten. Mit Hilfe der Augen in Medusas Haupt verwandelte er sie in Steine. Petrifikation ist eine Art zu töten. Natürlich braucht das Gefühl, daß man von einer anderen Person behandelt oder betrachtet

wird nicht als Person, sondern als Ding, als solches nicht zu erschrecken, wenn man sich seiner eigenen Existenz sicher genug ist. In den Augen eines anderen ein Ding zu sein, ist so für die »normale« Person keine katastrophale Bedrohung, aber für das schizoide Individuum befindet sich jedes Augenpaar in einem Medusenhaupt, das, wie es glaubt, die Macht hat, etwas prekär Vitales in ihm tatsächlich zu töten oder zu ertöten. Es versucht darum, seiner eigenen Petrifikation zuvorzukommen, indem es andere in Stein verwandelt. Wenn es dies tut, so glaubt es, kann es ein gewisses Maß an Sicherheit erreichen.

Das schizoide Individuum errichtet, allgemein gesagt, keine Abwehr gegen den Verlust eines Teils seines Körpers. Sein ganzes Bemühen zielt darauf, sein *Selbst* zu erhalten. Das Selbst hat, wie wir schon erklärt haben, eine prekäre Existenz, es ist der Furcht vor seiner eigenen Auflösung in Nicht-Sein unterworfen, in das, was William Blake als »chaotische Nicht-Entität« beschrieb. Die Autonomie des Selbst ist vom Verschlungenwerden bedroht. Es muß sich schützen vor dem Verlust seiner Subjektivität und seines Gefühls, lebendig zu sein. Solange es sich leer fühlt, ist die volle, substantielle, lebende Realität der anderen, die von allen Seiten auf es eindringt, etwas, das sich jederzeit seiner Kontrolle entziehen und implosiv werden kann, das droht, sein Selbst zu überwältigen und vollständig zu vernichten, wie ein Gas ein Vakuum vernichtet oder wie Wasser in eine leere Talsperre einströmt und sie vollkommen füllt. Das Individuum fürchtet eine reale lebendige dialektische Beziehung mit realen lebendigen Leuten. Es kann sich in Beziehung setzen nur zu depersonalisierten Personen, zu Phantomen seiner eigenen Phantasien (Imagos), vielleicht zu Dingen, vielleicht zu Tieren.

Wir schlagen darum vor, daß der schizoide Zustand, den wir beschreiben, als ein Versuch verstanden werden kann, ein Sein zu erhalten, das unsicher strukturiert ist. Wir werden später vorschlagen, daß die erste Strukturierung des Seins in seine Grundelemente in der frühen Kindheit stattfindet.

Unter normalen Verhältnissen werden diese Grundelemente (zum Beispiel Kontinuität in der Zeit, Unterscheidung zwischen Selbst und Nicht-Selbst, Phantasie und Realität) so definitiv stabil angelegt, daß man darum als gegeben annehmen kann: Auf dieser stabilen Grundlage kann in dem, was wir den »Charakter« einer Person nennen, eine beträchtliche Menge an Plastizität existieren. In der schizoiden Charakterstruktur dagegen finden wir eine unsichere Grundlegung und eine kompensatorische Rigidität im Überbau.
Wenn das ganze Sein des Individuums nicht verteidigt werden kann, verlegt das Individuum seine Verteidigungslinie so lange zurück, bis es sich in eine zentrale Zitadelle zurückzieht. Es ist darauf vorbereitet, alles abzuschreiben, was es ist, nur nicht sein »Selbst«. Aber das tragische Paradoxon besteht darin, daß das Selbst, je mehr es auf diese Art verteidigt wird, desto mehr zerstört wird. Die sichtbar erfolgende Zerstörung und Auflösung des Selbst in schizophrene Konditionen erfolgt nicht durch externale Angriffe des Feindes (tatsächlich oder vermutet) von außen, sondern durch die Verwüstung, die durch die inneren defensiven Manöver selbst verursacht wurde.

5 Das innere Selbst im schizoiden Zustand

> »Du kannst dich zurückhalten von den Leiden der Welt, das ist dir freigestellt und entspricht deiner Natur, aber vielleicht ist gerade dieses Zurückhalten das einzige Leid, das du vermeiden könntest.«
>
> FRANZ KAFKA

In dem hier beschriebenen schizoiden Zustand gibt es eine ständige Spaltung zwischen dem Selbst und dem Körper. Was das Individuum als sein wahres Selbst ansieht, wird als mehr oder weniger unverkörpert erfahren, und körperliche Erfahrungen und Aktionen wiederum werden als Teile des Falschen Selbst-Systems empfunden.

Es ist jetzt notwendig, die zwei Elemente in dieser Spaltung detaillierter zu betrachten und auch die Beziehung des einen zum anderen. Zuerst betrachten wir das geistige oder unverkörperte Selbst.

Es ist bekannt, daß temporäre Zustände der Dissoziation des Selbst vom Körper auch bei normalen Leuten vorkommen. Ganz allgemein kann man sagen, daß dies eine Reaktion ist, die den meisten Leuten verfügbar zu sein scheint, die sich in einer bedrohlichen Erfahrung eingeschlossen finden, aus der keine physische Flucht möglich ist. Gefangene in Konzentrationslagern *versuchten* dieses Gefühl zu empfinden, da das Lager keinen möglichen Ausweg bot, weder räumlich noch zeitlich. Der einzige Ausweg war ein psychisches Sichzurückziehen »in« das eigene Selbst und »aus« dem Körper. Diese Dissoziation ist charakteristischerweise verknüpft mit solchen Gedanken wie »das ist wie ein Traum«, »das scheint so unwirklich«, »ich kann nicht glauben, das dies wahr ist«, »nichts scheint mich zu berühren«, »ich kann es nicht begreifen«, »das alles geschieht nicht mir«, d. h. mit Gefühlen der Entfremdung und der Entrealisierung. Der Körper kann weiterhin äußerlich normal agieren, aber innerlich hat man das Gefühl, er agiert aus eigenem Antrieb, automatisch. Aber trotz der Traumnatur oder »Unwirklichkeit« der Erfahrung und der automatischen Beschaffenheit der Aktionen ist das Selbst zur gleichen Zeit weit davon entfernt, »schläfrig« zu sein; in der Tat ist es über alle Maßen wachsam und denkt oder beobachtet vielleicht mit außerordentlicher Luzidität.

Die zeitweise Entfremdung des Selbst vom Körper kann in Träumen dargestellt sein.

Ein Mädchen von neunzehn, deren Heirat kurz bevorstand, eine Heirat, die sie aus verschiedenen Gründen fürchtete, träumte, daß sie sich auf dem Rücksitz eines Wagens befand, der sich selbst fuhr. Dieses Mädchen war im Grunde keine schizoide Person, aber sie reagierte auf eine bestimmte Situation mit schizoider Abwehr.

R. hatte einen Traum kurz bevor er sich in Behandlung begab. Er befand sich auf der Plattform eines Busses. Der Bus war ohne Fahrer. Er sprang ab, und der Bus zerkrachte an einem Hindernis. Man ist versucht, einen Traum, den er nach vier Monaten Psychotherapie hatte, als Maßstab für eine sich andeutende positive Änderung anzusehen. »Ich renne hinter einem Bus her. Plötzlich bin ich auf der Plattform des Busses, und zur gleichen Zeit renne ich hinter ihm her. Ich versuche, mich dort auf dem Bus einzuholen, aber es gelingt mir nicht, auf den Bus zu springen. Ich hatte Angst dabei.«

Man könnte Vorfälle dieser allgemeinen Erfahrung temporärer Dissoziation multiplizieren. Manchmal wird sie absichtlich induziert; häufiger passiert sie ohne Kontrolle des Individuums. Aber bei den hier betrachteten Patienten ist diese Spaltung nicht einfach eine temporäre Reaktion auf eine spezifische Gefahrensituation, die reversibel ist, wenn die Gefahr vorbei ist. Sie ist im Gegenteil eine fundamentale Lebensorientierung, und wenn sie durch ihr Leben zurückverfolgt wird, findet man gewöhnlich, daß diese Spaltung in der Tat schon in den ersten Monaten der Kindheit wirksam gewesen zu sein schien. Das »normale« Individuum entwickelt einen schizoiden Zustand bei dem Versuch, einer Situation, wenn auch nicht physisch, so doch geistig, zu entfliehen, deren Bedrohung für sein Sein von allen erkannt werden kann und die keine wirkliche Fluchtmöglichkeit anbietet: Es wird zu einem geistigen Beobachter, der losgelöst und teilnahmslos auf das schaut, was sein Körper tut oder was seinem Körper angetan wird. Wenn das so bei dem »Normalen« ist, ist es zumindest möglich anzunehmen, daß das Individuum, dessen dauerndes Sein-in-der-Welt durch diese Spaltung charakterisiert ist, in einer Welt lebt, die für es, wenn nicht für uns, eine ist, die sein Sein von allen Seiten bedroht und aus der es keinen Ausgang gibt. Genauso ist das für solche Menschen. Für sie ist die Welt ein Gefängnis ohne Riegel, ein Konzentrationslager ohne Stacheldraht.

Der Paranoiker hat bestimmte Verfolger. Irgend jemand ist gegen ihn. Da ist ein Komplott im Gange, ihm sein Gehirn zu stehlen. Eine Maschine ist in den Wänden seines Schlafzimmers verborgen, die Strahlungen ausschickt, sein Gehirn zu erweichen oder ihm elektrische Schocks zu versetzen, während er schläft. Die Person, die ich beschreibe, *fühlt* sich in dieser Phase *von der Realität selbst* verfolgt. Die Welt, so wie sie ist, und andere Leute, so wie sie sind, sind die Gefahren.

Das Selbst sucht dann, indem es körperlos wird, die Welt zu transzendieren, um so sicher zu sein. Aber wahrscheinlich wird ein Selbst entstehen, das sich außerhalb aller Erfahrung und Aktivität fühlt. Es wird zu einem Vakuum. Alles ist dort, außen; nichts ist hier, innen. Mehr noch, die konstante Furcht vor allem, was dort ist, die Furcht überwältigt zu werden, wird durch das Bedürfnis, die Welt in Schach zu halten, eher potenziert denn gemildert. Dennoch kann sich das Selbst gleichzeitig nach nichts mehr als nach Teilnahme an der Welt sehnen. So wird seine größte Sehnsucht als seine größte Schwäche empfunden, und dieser Schwäche nachzugeben, ist seine größte Furcht, da das Individuum fürchtet, daß in der Teilnahme sein Vakuum vernichtet wird, daß es verschlungen wird oder anderweitig seine Identität verliert, die gleichgestellt worden ist der Erhaltung der Transzendenz des Selbst, obwohl dies eine Transzendenz in einer Leere ist.

Dieses Losgelöstsein des Selbst bedeutet, daß das Selbst niemals direkt in den Expressionen und Aktionen des Individuums enthüllt wird noch irgend etwas spontan und unmittelbar erfährt. Die Beziehung des Selbst zum anderen ist immer auf Abstand. Die direkten und unmittelbaren Transaktionen zwischen dem Individuum, dem anderen und der Welt, sogar hinsichtlich solcher fundamentalen Dinge wie Wahrnehmen und Handeln, all das wird bedeutungslos, leer und falsch. Man kann den alternativen Stand der Dinge schematisch wie folgt darstellen:

Abbildung 1

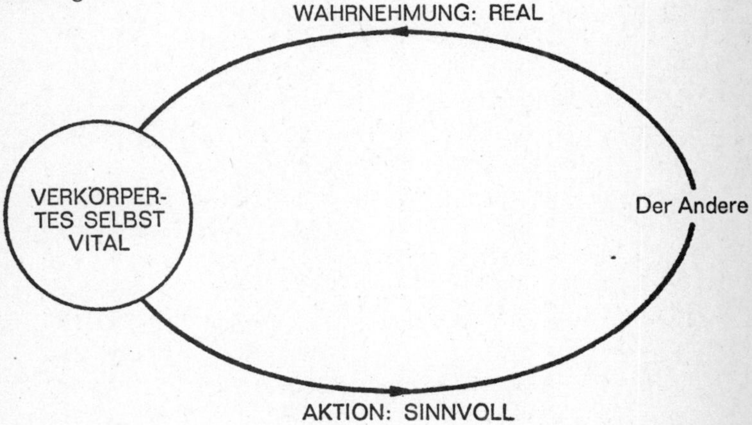

Abbildung 2

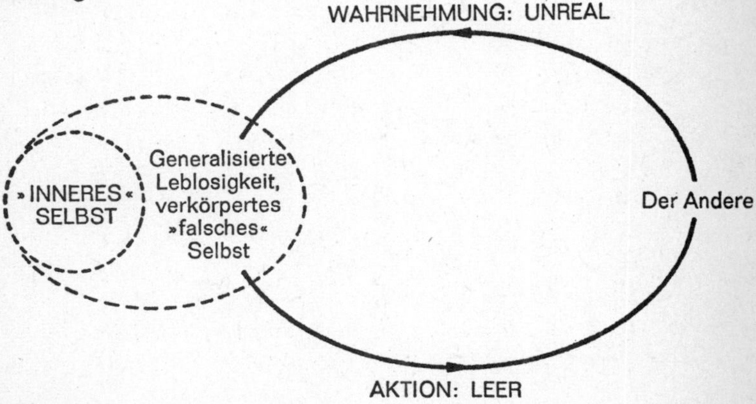

Vom Selbst wahrgenommene Objekte werden als real erfahren. Gedanken und Gefühle, deren Agens das Selbst ist, sind lebendig und werden als sinnvoll empfunden. Aktionen, zu denen sich das Selbst bekennt, werden als wahr empfunden.
Wenn das Individuum alle Transaktionen zwischen sich und dem anderen an ein System innerhalb seines Seins delegiert, das nicht »es selbst« ist, dann wird die Welt als unreal erfahren, und alles, was zu diesem System gehört, wird als falsch, leer und bedeutungslos empfunden.
Jeder ist in einem bestimmten Maß dann und wann solchen Stimmungen der Leere, Sinnlosigkeit und Ziellosigkeit unterworfen, aber in schizoiden Individuen sind diese Tendenzen besonders insistent. Diese Stimmungen entstehen aus der Tatsache, daß die Türen der Wahrnehmung und/oder die Pforten der Aktion nicht dem Selbst unterstehen, sondern gelebt und bedient werden durch ein falsches Selbst. Die Unwirklichkeit der Wahrnehmung und die Falschheit und Bedeutungslosigkeit aller Aktivität sind die notwendigen Konsequenzen einer Wahrnehmung und Aktivität im Dienste eines falschen Selbst – einem teilweise vom »wahren« Selbst dissoziierten System, das darum von einer direkten Teilnahme an dem Bezogensein des Individuums auf andere Personen in der Welt ausgeschlossen ist. Im eigenen Sein des Individuums wird so eine Pseudo-Dualität erfahren. Anstatt daß das Individuum in integraler Selbstheit der Welt begegnet, verleugnet es Teile seines eigenen Seins zusammen mit einer Verleugnung unmittelbarer Bindung an Dinge und Personen in der Welt. Das kann schematisch folgendermaßen dargestellt werden:
Anstatt

$$(\text{Selbst/Körper}) \leftrightharpoons \text{Anderer}$$

ist die Situation

$$\text{Selbst} \leftrightharpoons (\text{Körper/Anderer})$$

Das Selbst ist darum ausgeschlossen von jeder direkten Beziehung zu realen Dingen und realen Menschen. Wenn das in Patienten passiert ist, ist man Zeuge des Kampfes, der folgt, um das Gefühl des Selbst von seiner Wirklichkeit, Lebendigkeit und Identität zu erhalten. Im ersten Schema haben wir einen positiven Kreis. *Die Realität der Welt und des Selbst werden wechselseitig potenziert durch die direkte Beziehung zwischen dem Selbst und dem Anderen.* In *Figur 2* haben wir einen Circulus vitiosus. Jedes Element in diesem Diagramm wird als mehr und mehr unwirklich und tot erfahren. Liebe ist ausgeschlossen, und Furcht tritt an ihre Stelle. Der Endeffekt ist die alles umschließende Erfahrung, daß alles zu einem Stillstand gekommen ist; nichts bewegt sich, nichts ist lebendig; alles ist tot, auch das Selbst. Das Selbst ist durch seine Losgelöstheit von einer vollen Erfahrung der Wirklichkeit und Lebendigkeit ausgeschlossen. Was man *eine kreative Beziehung* mit dem anderen nennen kann, in der eine gegenseitige Bereicherung des Selbst und des anderen (positiver Kreis) erfolgt, ist unmöglich, und eine *Interaktion* wird an deren Stelle gesetzt, die vielleicht für eine Weile effizient und reibungslos zu funktionieren scheint, die aber kein »Leben« in sich hat (sterile Beziehung). Eine quasi-Es-Es-Interaktion tritt an die Stelle einer Ich-Du-Beziehung. Diese Interaktion ist ein toter Prozeß.

Das innere Selbst sucht mit Hilfe sicherer (scheinbar) kompensatorischer Vorteile zu überleben. Solch ein Selbst huldigt bestimmten Idealen. Eines davon, das sehr deutlich im Schuljungen David war, ist innere Aufrichtigkeit. Während jeder Austausch mit dem anderen voller Heucheleien, Zweideutigkeiten, Scheinheiligkeiten sein kann, sucht das Individuum zu sich selbst eine Beziehung zu erreichen, die skrupulös aufrichtig, ehrlich und offen ist. Alles darf vor anderen verborgen werden, aber nichts darf vor sich selbst verborgen werden. Auf diese Weise versucht das Selbst, »eine Beziehung, die sich auf sich selbst bezieht«* zu werden, unter Ausschluß alles übrigen. Wir haben hier den Keim der sekundären Spaltung innerhalb des Selbst. Indem das Sein des Indivi-

* Kierkegaards Satz in *Die Krankheit zum Tode* (1956), hier aber mit ganz verschiedenen Konnotationen benutzt.

duums gespalten wurde in ein »wahres« und ein »falsches« Selbst, verlieren die wahren und die falschen Selbste ihre Wirklichkeit, wie schon gesagt, aber auch sie zerbrechen wiederum in Subsysteme innerhalb ihrer selbst. Man findet so in der Beziehung des Selbst zu sich selbst eine zweite sich entwickelnde Dualität, in der das innere Selbst sich spaltet, um eine sado-masochistische Beziehung zu sich selbst zu haben. Wenn das geschieht, beginnt das innere Selbst, das, wie wir sahen, zuerst entstand, um an einem unsicheren Gefühl der Identität festhalten zu können, nun sogar auch das Wenige an Identität zu verlieren, mit der es begann (als klinisches Beispiel siehe insbes. Rose. S. 185).

Das Austauschen einer Interaktion durch eine andere hat zum Ergebnis, daß das Individuum anfängt, in einer beängstigenden Welt zu leben, in der Furcht durch Liebe nicht gemildert wird. Das Individuum hat Angst vor der Welt, fürchtet, daß jeder Kontakt mit ihr total, implosiv, penetrant, zertrümmernd und verschlingend sein wird. Es fürchtet sich, auch nur irgend etwas von sich »gehen« zu lassen, aus sich herauszukommen, sich in irgendeiner Erfahrung zu verlieren usw., weil es ausgebrannt, ausgebeutet, entleert, beraubt, ausgesaugt werden wird.

Die Isolation des Selbst ist darum eine Folge des Bedürfnisses zu kontrollieren. Es zieht vor, zu stehlen anstatt sich geben zu lassen. Es zieht vor, zu geben anstatt etwas, wie es fühlt, von sich geraubt zu wissen; d. h. es muß kontrollieren, was oder wer in es hineinkommt und wer oder was es verläßt. Dieses Abwehrsystem wird ausgearbeitet, sagen wir, um den primären Mangel an ontologischer Sicherheit auszugleichen. Das Individuum, das seines eigenen Seins sicher ist, bedarf der Adoption solcher Maßnahmen nicht. Jedoch die Bemühung, ein transzendentes Selbst aufrechtzuerhalten, außerhalb der Gefahrenzone und mit unbedeutender Kontrolle über direktes Erfahren und direkte Aktion, provoziert unerwünschte Konsequenzen, die das, was da an Gewinn zu sein scheint, bei weitem überwiegen.

Da das Selbst, seine Isolation und Losgelöstheit unterhaltend, sich nicht zu einer kreativen Beziehung mit dem anderen bekennt und sich mit Gestalten der Phantasie, der Gedanken, der Erinnerungen usw. beschäftigt, die weder direkt beobachtbar sind noch direkt den anderen mitgeteilt werden können, ist alles (in gewissem Sinn) möglich. Welche Mißerfolge oder Erfolge dem Falschen Selbst-System auch immer begegnen, das Selbst kann unverpflichtet und undefiniert bleiben. In der Phantasie kann das Selbst jeder sein, überall sein, alles tun, alles haben. Es ist so omnipotent und vollkommen frei – aber nur in der Phantasie. Verpflichtet es sich einmal irgendeinem realen Projekt, leidet es Qualen der Erniedrigung – nicht notwendigerweise wegen eines Fehlschlags, sondern einfach, weil es sich der Notwendigkeit und der Kontingenz unterwerfen muß. Es ist omnipotent und frei nur in der Phantasie. Je mehr dieser phantastischen Omnipotenz und Freiheit gefrönt wird, desto schwächer, hilfloser und gefesselter wird es in Wirklichkeit. Die Illusion von Omnipotenz und Freiheit kann nur innerhalb des magischen Kreises der eigenen Abgesperrtheit in der Phantasie aufrechterhalten werden, und damit sich diese Haltung nicht durch das geringste Eindringen der Realität auflöst, müssen Phantasie und Realität voneinander getrennt gehalten werden. Sartre beschreibt diese Spaltung sehr gut in *L'Imaginaire*:

»... wir können zwei geteilte Selbste in uns erkennen: Das imaginäre Selbst mit seinen Strebungen und Wünschen – und das reale Selbst. Es gibt imaginäre Sadisten und Masochisten, Gewalttätige in der Imagination. In jedem Augenblick zerspringt und verschwindet unser imaginäres Selbst im Kontakt mit der Realität, seinen Platz dem realen Selbst überlassend. Denn das Reale und Imaginäre können ihrem Wesen nach nicht koexistieren. Es handelt sich um zwei Arten von Objekten, von Gefühlen und Aktionen, die nicht aufeinander zurückführbar sind.

Nun können wir denken, daß die Individuen in zwei großen Kategorien klassifiziert werden müssen, je nachdem, ob sie es vorziehen, ein imaginäres oder ein reales Leben zu führen. Aber wir müssen verstehen, was eine Bevorzugung des Imaginären bedeutet. Es geht keineswegs nur darum, einige Objekte anderen vorzuziehen. Zum Beispiel sollten wir nicht glauben, daß die schizophrenen und krankhaften Träumer ganz allgemein versuchen, den realen Inhalt ihres Lebens durch einen unwirklichen, verführerischeren, glänzenderen Inhalt zu ersetzen und daß sie den unwirklichen Charakter ihrer Vorstellungen zu vergessen suchen, indem sie sich ihnen gegenüber wie realen und tatsächlich präsenten Objekten gegenüber verhalten. Das Imaginäre vorzuziehen heißt nicht nur den Reichtum, die Schönheit, den imaginären Luxus *trotz* ihrer unwirklichen Natur der existierenden Mittelmäßigkeit vorzuziehen. Es bedeutet auch, ›imaginäre‹ Gefühle und Verhaltensweisen anzunehmen wegen ihrer imaginären Beschaffenheit. Es ist nicht nur diese oder jene Vorstellung, die gewählt wird, sondern es ist der imaginäre *Zustand* mit allem, was er impliziert; man flieht nicht nur vor dem Inhalt des Realen (Armut, frustrierte Liebe, Fehlschlag von Unternehmungen usw.), sondern vor der Form des Realen selbst, seinem Charakter der Präsenz, vor der Art der Reaktion, die es uns abverlangt, der Abhängigkeit unseres Verhaltens von dem Objekt, der Unerschöpflichkeit der Perzeptionen, ihrer Unabhängigkeit, vor der Art eben, wie sich unsere Gefühle entwickeln.«

Diese Spaltung zwischen Phantasie und Realität ist Mittelpunkt in Minkowskis Konzept des Autismus.
Aber die Person, die nicht in der Realität und nur in der Phantasie handelt, *wird selbst unreal.* Die aktuelle »Welt« wird für diese Person zusammenschrumpfen und verarmen. Die »Realität« der physischen Welt und anderer Personen hört auf, als Nahrung für kreative Imaginationsübungen benutzt zu werden, und verliert so immer mehr an Signifikanz in sich. Phantasie, ohne in gewissem Maß in der Realität verkörpert zu sein oder durch Injektionen der »Realität« bereichert zu werden, wird immer leerer und ätherischer. Das »Selbst«, dessen Beziehung zur Realität schon dürftig ist,

wird immer weniger ein Realitäts-Selbst, und in dem Maß, in dem es sich mehr und mehr in phantastischen Relationen zu seinen eigenen Phantomen (Imagos) engagiert, wird mehr und mehr phantastisch.

Ohne einen offenen Doppel-Kreislauf zwischen Phantasie und Realität wird in der Phantasie alles möglich. Destruktivität in der Phantasie kann darum ohne den Wunsch nach kompensatorischer Wiedergutmachung weiterbestehen, da die Schuld, die nach Wiedergutmachung und Sühne drängt, ihre Dringlichkeit verliert. Destruktivität in der Phantasie kann so weiter wüten, ungehindert, bis die Welt und das Selbst in der Phantasie zu Staub und Asche zerfallen sind. Im schizophrenen Zustand ist die Welt eine Ruine und das Selbst ist (anscheinend) tot. Keine noch so tolle Aktivität scheint die Macht zu haben, das Leben zurückzubringen.

Das, was nun passiert, hat genau den entgegengesetzten Effekt des eigentlich Beabsichtigten. Reale Kröten fallen in den imaginären Garten* ein und Geister wandern in realen Straßen. So ist, auf andere Weise, die Identität des Selbst wieder in Frage gestellt.

Es ist nicht ganz richtig zu sagen, das Selbst stehe nur in Beziehung zu sich selbst. Es ist nötig, das in einer Hinsicht einzuschränken und in einer anderen zu erweitern. Wir haben diese Behauptung bereits eingeschränkt, indem wir deutlich machten, daß wir von einer direkten und unmittelbaren Beziehung sprechen. Es ist diese direkte und unmittelbare Beziehung zu dem anderen und zu den Aspekten des eigenen Seins der Person, die außerhalb der Enklave des Selbst sind, die unmöglich wird.

Ein Patient zum Beispiel, der äußerlich ein »normales« Leben führte, aber diese innere Spaltung betrieb, brachte als seine ursprüngliche Beschwerde vor, daß er niemals mit seiner Frau, sondern nur mit seinem Bild von ihr geschlechtlich verkehren könne. Das heißt, sein Körper hatte physische Beziehungen zu ihrem Körper, aber sein geistiges Selbst konnte,

* Marianne Moore, *Collected poems.*

während das passierte, nur auf das schauen, was sein Körper tat, und/oder sich *vorstellen*, mit seiner Frau zu verkehren als einem Objekt seiner Imagination. Als Grund für seine Konsultation des Psychiaters gab er die Schuld an, der er unterworfen war, weil er das tat*.

Das ist ein Beispiel für das, was ich meine, wenn ich sage, daß Phantasie und Realität getrennt gehalten werden. Das Selbst vermeidet eine direkte Beziehung zu realen Personen, sondern bezieht sich auf sich selbst und auf die Objekte, die es selbst postuliert. *Das Selbst kann sich mit aller Unmittelbarkeit in Beziehung setzen zu einem Objekt, das ein Objekt seiner eigenen Imagination oder Erinnerung ist, aber nicht zu einer realen Person.* Das ist natürlich nicht immer offenkundig, sogar dem Individuum selbst nicht, noch weniger jemand anderem. Der Frau des oben erwähnten Patienten war nicht bewußt, daß er fühlte, »er« habe niemals direkt mit ihr verkehrt; er hatte nur mit seiner Imago von ihr verkehrt, die zufällig so gut mit ihrer Realität übereinstimmte, daß niemand außer ihm den Unterschied kannte. Charakteristisch für diese Ausflucht ist, daß das Selbst ein Gefühl der Freiheit genießen kann, das es zu verlieren fürchtet, wenn es sich der Realität überläßt. Das trifft sowohl für Wahrnehmung als auch für die Aktion zu. Dieser Patient, wie einsam er auch in den Augenblicken größter Intimität war, glaubte sich zumindest sicher: Sein Geist blieb frei, obwohl diese Freiheit etwas wurde, zu der er sich verdammt fühlte.

Ein ähnliches Problem entsteht hinsichtlich der Aktion. Die Aktionen eines solchen Menschen mögen vom Standpunkt einer anderen Person eindeutig und verbindlich scheinen, aber dann findet man, daß »er« nur die Aktionen zu etwas ausführt, was »er« nicht »wirklich« glaubt zu tun. So sagte dieser Patient, daß, auch wenn Kinsey notieren würde, er habe seit zehn Jahren zwei- bis viermal pro Woche Ge-

* Die Bemerkungen über die von Peter (Kap. VIII) erfahrene Schuld sind für diese Form schizoider Schuld relevant, die, wie ich glaube, noch nicht genügend erkannt wurde.

schlechtsverkehr, er dennoch genau wüßte, daß er »in Wirklichkeit« niemals auch nur einen gehabt habe. Der Übergang von dieser Feststellung zu der Feststellung des psychotischen Millionärs, der behauptet, er habe »in Wirklichkeit« kein Geld, ist ein entscheidender, wenn auch ein subtiler. Wie wir in Kapitel x sehen werden, scheint der Übergang in einem Verlust des Gefühls für die Wirklichkeit der Kinseyreport-Realität zu bestehen, und zwar so total, daß das Individuum die »existentielle« Wahrheit über sich selbst mit der gleichen Selbstverständlichkeit ausdrückt, die wir bei Fakten gebrauchen, die in einer mit anderen geteilten Welt durch Konsensus gültig werden können.

Dieser Patient wäre zum Beispiel psychotisch gewesen, wenn er, anstatt zu sagen, er habe niemals »wirklich« mit seiner Frau verkehrt, darauf bestanden hätte, daß die Frau, mit der er geschlafen habe, in Wirklichkeit nicht seine Frau gewesen sei. In gewisser Hinsicht würde das sehr wahr sein: Es würde existentiell wahr sein, weil seine »reale« Frau in diesem existentiellen Sinn ein Objekt seiner eigenen Imagination war (ein Phantom oder Imago) und nicht der andere Mensch neben ihm im Bett.

Das unverkörperte Selbst des schizophrenen Individuums kann nicht wirklich mit jemandem verheiratet sein. Es existiert in ewiger Isolation. Und dennoch sind diese Isolation und innere Bindungslosigkeit natürlich nicht ohne Selbstbetrug. In einem Akt ist etwas Finales und Definitives, das diese Person mit Mißtrauen betrachtet. Aktion ist das tote Ende der Möglichkeit. Sie läßt die Freiheit erstarren. Sie kann nicht vollständig vermieden werden, sonst müßte jeder Akt von einer solchen zweideutigen Beschaffenheit sein, daß das »Selbst« niemals in seine Falle geraten kann.

Hegel (*Phänomenologie des Geistes*, 1970, S. 243) sagt über den Akt:

»Die Tat ist ein Einfach-Bestimmtes, Allgemeines, in einer Abstraktion zu Befassendes; sie ist Mord, Diebstahl oder Wohltat, tapfere Tat usf., und es kann von ihr *gesagt* werden, was *sie ist*. Sie *ist* dies, und ihr Sein ist nicht nur ein

Zeichen, sondern die Sache selbst. Sie *ist* dies, und der individuelle Mensch *ist*, was *sie ist*; in der Einfachheit *dieses Seins* ist er für andere seiendes, allgemeines Wesen und hört auf, nur Gemeintes zu sein. Er ist zwar darin nicht als Geist gesetzt; aber indem von seinem *Sein* als Sein die Rede und *einerseits* das gedoppelte Sein, der *Gestalt* und der *Tat*, sich gegenübersteht und jene wie diese seine Wirklichkeit sein soll, so ist vielmehr nur die Tat als sein *echtes Sein* zu behaupten, – nicht seine Figur, welche das ausdrücken sollte, was er zu seinen Taten meint, oder was man meinte, daß er tun nur könnte. Ebenso indem *andererseits* sein *Werk* und seine innere *Möglichkeit*, Fähigkeit oder Absicht, entgegengesetzt werden, ist jenes allein für seine wahre Wirklichkeit anzusehen, wenn auch er selbst sich darüber täuscht und, aus seiner Handlung in sich gekehrt, in diesem Innern ein Anderes zu sein meint als in der *Tat*. Die Individualität, die sich dem gegenständlichen Elemente anvertraut, indem sie zum Werke wird, gibt sich damit wohl dem preis, verändert und verkehrt zu werden. Aber den Charakter der Tat macht eben dies aus, ob sie ein wirkliches Sein ist, das sich hält, oder ob nur ein gemeintes Werk, das in sich nichtig vergeht. Die Gegenständlichkeit verändert nicht die Tat selbst, sondern zeigt nur, *was* sie ist, d. h. ob sie *ist* oder ob sie *nichts ist*.«

Es kann leicht verstanden werden, warum das schizoide Individuum Aktion so sehr verabscheut, wie es Hegel darstellt. Die Tat ist »ein Einfach-Bestimmtes, Allgemeines, in einer Abstraktion zu Befassendes«. Aber das Selbst des schizoiden Individuums möchte komplex, undeterminiert und einzigartig sein. Die Tat ist, »was von ihr *gesagt* werden kann«. Aber das Individuum darf niemals sein, was von ihm gesagt wird. Es muß immer unfaßbar, undefinierbar, transzendent sein. Die Tat ist »dies, und der individuelle Mensch *ist*, was *sie ist*«. Aber es darf um keinen Preis jemals sein, was seine Tat ist. Wenn es wäre, was seine Tat ist, dann würde es hilflos und auf das Mitleid irgendwelcher Vorbeigehender angewiesen sein. »Durch die einfache Tatsache, daß der Akt ist, ist das Individuum für andere, was es wirklich ist«, aber das ist wieder genau das, dessen Eintreten es am meisten fürchtet und das es zu vermeiden sucht durch den Gebrauch eines falschen Selbst, so daß der schizoide Mensch niemals ist, was er wirklich ist mit anderen. »Er«, sein »Selbst«, ist endlose Möglichkeit, Fähigkeit, Intention. Der Akt ist immer das Produkt eines falschen Selbst. Der Akt oder die Tat ist niemals seine wahre Realität, er möchte »dem objektiven Element« ständig unverpflichtet bleiben – darum ist die Tat immer (oder zumindest glaubt er, sie ist) eine vorgetäuschte, eine vermeintliche Verrichtung, und er kultiviert vielleicht so weit er kann diese »innere« Negation all dessen, was er tut, in dem Bemühen, alles, was er tut, als »null und nichtig« zu deklarieren, damit in der Welt, in der Realität, im »objektiven Element«, nichts von »ihm« existieren wird und keine Fußspuren oder Fingerabdrücke des »Selbst« zurückgelassen worden sind.

So enthält sich das Selbst des »objektiven Elements« in bezug auf Perzeption wie in bezug auf Aktion. Es kann keine spontane Aktion geben, wie es auch keine spontane Perzeption geben kann. Und genauso wie Verpflichtetsein in der Aktion vermieden wird, wird Perzeption als ein Akt der Verpflichtung empfunden, der die Freiheit bedroht, nichts sein zu können, was das Selbst beherrscht.

Das Selbst ist, solange es dem »objektiven Element unverpflichtet« bleibt, frei, alles mögliche zu träumen und sich vorzustellen. Ohne Beziehung zu dem objektiven Element kann es für sich alles sein – es hat unbedingte Freiheit, Macht, Kreativität. Aber seine Freiheit und seine Omnipotenz werden in einem Vakuum exerziert und seine Kreativität besteht bloß aus der Fähigkeit, Phantome zu erzeugen. *Die innere Aufrichtigkeit, Freiheit, Omnipotenz, Kreativität,* denen das »innere« Selbst als seinen Idealen huldigt, werden darum aufgehoben durch ein koexistierendes, quälendes Gefühl der Selbstduplizität, des Mangels an wirklicher Freiheit, der äußersten Impotenz und Sterilität.

Hier befasse ich mich natürlich primär damit, die schizoide Position bis zur Psychose hin zu verfolgen, und nicht damit, die in ihr inhärenten Möglichkeiten zu beschreiben, die vielleicht in eine andere Richtung führen, man darf aber nicht vergessen, daß Zerfall und Desintegration nur eins der Ergebnisse der initialen schizoiden Organisation ist. Es ist klar, daß authentische Visionen von Freiheit, Macht und Kreativität erreicht und ausgelebt werden können.

Vielen schizoiden Schriftstellern und Künstlern, die relativ isoliert vom anderen sind, glückt es, eine kreative Beziehung zu Dingen in der Welt zu etablieren, um den Figuren ihrer Phantasie Gestalt zu geben. Aber mit ihrer Geschichte beschäftigen wir uns jetzt nicht. In dieser Untersuchung konzentriere ich mich lediglich auf eine Entwicklungsrichtung, und die Verallgemeinerungen, die ich mache, sollen nur für dieses eine begrenzte Gebiet gelten.

Obwohl nun das Selbst eine Attitüde der Freiheit und Omnipotenz zeigt, macht es seine Weigerung, sich dem »objektiven Element« zu verpflichten, impotent: Es hat keine Freiheit *in* der »Realität«. Mehr noch, sogar in seiner eigenen Enklave, in seiner Losgelöstheit ist es konstant der Drohung einer implosiven oder verschlingenden »Realität« unterworfen, und wenn es sich mit sich selbst oder seinen Objekten beschäftigt, ist es sich dennoch überaus scharf seiner selbst als einem Objekt in den Augen der anderen bewußt. So werden die paradoxen Schwierigkeiten des schizoiden Individuums vergrößert durch die besondere Beschaffenheit des schizoiden Verteidigungssystems, das wir beschrieben haben.

Das Individuum hat vielleicht immer die Möglichkeit, zwischen der Position der Abgesondertheit und dem Versuch, am Leben teilzunehmen, zu wählen. Die schizoide Abwehr gegen die »Realität« hat jedoch den schwerwiegenden Nachteil, daß sie dazu tendiert, die ursprüngliche bedrohende Qualität der Realität zu perpetuieren und zu potenzieren. Teilnahme des Selbst am Leben ist möglich, aber nur angesichts intensiver Angst. Franz Kafka wußte das sehr wohl, als er sagte, daß es ihm nur durch seine Angst möglich war, am Leben teilzunehmen, und er deswegen nicht ohne es sein würde. Für das schizoide Individuum wird direkte Teilnahme am Leben empfunden als ein ständiges Risiko, durch das Leben zerstört zu werden, da die Isolation des Selbst, wie wir sagten, als Versuch zu verstehen ist, sich in Ermangelung eines gesicherten Gefühls der Autonomie und Integrität selbst zu erhalten.

Das Selbst des Schizoiden muß darum als ein Versuch verstanden werden, sekundäre Sicherheit zu erreichen vor den primären Gefahren, die ihm in seiner ontologischen Unsicherheit drohen. Ein Aspekt dieser ursprünglichen ontologischen Unsicherheit, der bisher noch nicht in bezug auf das Selbst spezifiziert wurde, ist die prekäre Gefährdetheit des subjektiven Gefühls zu leben, und das Empfinden, daß andere dieses tentative Gefühl bedrohen. Dieses Problem wird ausführlicher im Kapitel über »Selbst-Bewußtheit« behandelt.

In Ermangelung einer spontanen, natürlichen, kreativen, von Angst freien Beziehung mit der Welt entwickelt das »innere« Selbst so ein generelles Gefühl der inneren Verarmung, die ausgedrückt wird in Beschwerden der Leere, Leblosigkeit, Kälte, Dürre, Impotenz, Trostlosigkeit, Wertlosigkeit des inneren Lebens. Ein Patient zum Beispiel beklagte sich über die Verarmung seines Phantasie- und Gefühlslebens. Er erklärte, daß er das als Folge seiner eigenen Entscheidung ansah, sich von der Realität auszuschließen. Als Ergebnis, so sagte er, bekam er nun nicht den notwendigen Nachschub aus der Realität, um seine Imagination anzureichern.

Ein anderer Patient oszillierte zwischen Augenblicken, in denen er sich wie vor Macht berstend empfand, und Augenblicken, in denen er fühlte, daß nichts in seinem Inneren war und er ohne Leben war. Aber sogar in den manischen Augenblicken hatte er das Gefühl, nur ein Behälter zu sein, voll von Luft und unter enormem Druck, in der Tat nichts als heiße Luft, und sein Gefühl der Entleerung war auf diesen Gedanken zurückzuführen. Das schizoide Individuum spricht häufig über sich in solchen Begriffen, so daß wir, phänomenologisch, berechtigt sind, von dem Vakuum zu sprechen, als das sich das Selbst empfindet.

Wenn der Patient seine innere Leere, Wertlosigkeit, Kälte,

Trostlosigkeit und Dürre mit der Fülle, Kostbarkeit, Schönheit, Wärme und Gemeinschaft vergleicht, an deren Existenz er immer noch glauben kann (ein Glaube, der oft phantastische idealisierte Proportionen annimmt, da er von keiner direkten Erfahrung korrigiert wird), wird ein Chaos widerstreitender Emotionen entfesselt, von einer verzweifelten *Sehnsucht* und Verlangen, nach dem, was andere haben, und er entbehrt, bis zum wahnwitzigen *Neid* und Haß all dessen, was ihnen ist und nicht ihm, oder dem Wunsch, alles Gute, Frische, Reiche in der Welt zu zerstören. Diese Gefühle wiederum können übertüncht sein mit kontrastierenden Gefühlen der Verachtung, Geringschätzung, Ekel oder Indifferenz.

Diese Leere, dieses Gefühl des inneren Mangels an Reichtum, Substantialität und Wert werden, wenn sie die illusorische Omnipotenz überwiegen, zu einem machtvollen Anstoß, »Kontakt« mit der »Realität« zu suchen. Die Seele oder das Selbst, verdorrt und öde, sehnt sich danach, erneuert und fruchtbar zu werden, beschränkt sich aber nicht einfach auf eine Beziehung zwischen trennbaren Seins, sondern will vollständig im anderen eintauchen und aufgehen.

James (s. S. 172 u. f.) erzählte, wie er, als er an einem Sommerabend allein in einem Park spazierenging und die Paare beobachtete, die sich liebten, plötzlich begann, ein immenses Einssein mit der ganzen Welt zu empfinden, mit dem Himmel und den Bäumen und den Blumen und dem Gras – und auch mit den Liebenden. Er rannte voller Panik nach Hause und vergrub sich in seine Bücher. Er sagte zu sich selbst, daß er kein Recht auf diese Erfahrung hatte, aber mehr noch als das erschreckte ihn der bedrohliche Verlust der Identität, den diese Verschmelzung und Fusion des Selbst mit der ganzen Welt involvierte. Er kannte keinen Mittelweg zwischen radikaler Isolation in Selbstabsorption und vollständiger Absorption in alles, was da war. Er fürchtete, in Die Natur absorbiert zu werden, von ihr verschlungen zu werden mit unwiderruflichem Verlust seiner selbst; doch was er am meisten fürchtete, das ersehnte er auch am meisten. Sterbliche Schönheit, so sagte Gerard Manley Hopkins, ist gefährlich.

Wenn Individuen wie James seinem Rat folgen würden, ihr zu begegnen und sie dann zu lassen, die Dinge würden leichter sein. Aber das gerade ist es, was sie nicht tun können. Nach dem Reichtum *dort* verlangt man im Gegensatz zu der Leere *hier*; dennoch wird Teilnahme ohne Verlust des Selbst als unmöglich empfunden und ist auch nicht genug, und darum muß das Individuum an seiner Isolierung festhalten – an seiner Abgeschiedenheit ohne spontanes direktes Bezogensein – weil es dadurch an seiner Identität festhält. Es sehnt sich nach vollständiger Vereinigung. Aber gerade diese Sehnsucht erschreckt es, weil es das Ende seines Selbst bedeuten wird. Es wünscht keine Relation wechselseitiger Bereicherung und wechselseitigen Austauschs, des Gebens und Nehmens zwischen zwei einander »kongenialen« Wesen. Es kann sich keine dialektische Beziehung vorstellen*.

Was vielleicht geschieht, ist, daß die Erfahrung, die eigene individuelle Selbstheit zu verlieren, in bestimmten umschriebenen Situationen ohne allzu große Angst toleriert werden kann. Es ist möglich, sich in Musik zu verlieren oder in quasimystischen Erfahrungen, in denen das Selbst sich verschmolzen fühlt mit einem Nicht-Selbst, das vielleicht aber nicht notwendigerweise Gott genannt werden kann. Allerdings, die Sehnsucht des Selbst, der Langeweile der eigenen Gesellschaft zu entfliehen, trifft in der Angst und Schuld, die durch diese Sehnsucht entstehen, auf zwei im allgemeinen unüberwindbare Hindernisse. Es wurde schon in verschiedenen Zusammenhängen die Angst erwähnt, die den Verlust der Identität durch Verschlungenwerden begleitet. Eine Möglichkeit, das zu bekommen, was man von einem anderen haben will,

* Plato postuliert, daß Freundschaft nur zwischen »kongenialen« Wesen existieren kann. Jedoch die Diskussion über die Möglichkeit der Freundschaft in *Lysia* bleibt im folgenden Dilemma stecken: Wenn es zwei Wesen an überhaupt nichts fehlt, warum sollten sie dann irgend etwas vom anderen wollen? Es ist dies das zentrale Problem – bin ich selbstgenügsam oder »brauche« ich etwas –, an dem das Leben der schizoiden Person zu scheitern droht.

während man gleichzeitig über den Prozeß des Erwerbs die Kontrolle behält, ist der Diebstahl.
Schizoide Phantasien über Stehlen und Beraubtwerden basieren auf diesem Dilemma. Wenn du das, was du vom anderen brauchst, stiehlst, behältst du die Kontrolle. Du bist nicht auf das angewiesen, was dir gegeben wird. Aber jede Intention wird sofort auch dem anderen zugeschrieben. Der Wunsch zu stehlen erzeugt Phobien, beraubt zu werden. Die Phantasie, daß man alles, was man an Wert besitzt, durch Stehlen bekommen kann, wird von der Gegenphantasie begleitet, daß die Werte, die andere haben, einem selbst gestohlen wurden (s. Rose, Kap. IX), und daß alles, was man hat, letzten Endes weggenommen wird: Nicht nur, was man *hat,* sondern was man *ist*, das eigene Selbst. Daher die übliche schizophrene Klage, daß das »Selbst« gestohlen wurde, und daher die Abwehr gegen die konstante Gefahr.
Endgültig besiegelt wird die Selbsteinschließung durch die eigene Schuld. Im schizoiden Individuum hat die Schuld die gleiche paradoxe Qualität, die wir in seiner Omnipotenz und Impotenz fanden, in seiner Freiheit und seiner Knechtschaft, seinem Selbst, das in der Phantasie jemand, aber in der Realität niemand ist. Es scheint da verschiedene Ursachen der Schuld innerhalb des Seins des Individuums zu geben. In einem Sein, das in verschiedene »Selbste« gespalten ist, muß man wissen, welches Selbst sich wessen schuldig fühlt. Mit anderen Worten, in einem schizoiden Individuum gibt es nicht und kann es nicht geben ein Schuldgefühl, das einheitlich ist und das sich nicht widerspricht. Generell könnte man annehmen, daß ein Schuldgefühl seinen Ursprung vielleicht im falschen Selbst hat und eine andere Schuldursache vielleicht im inneren Selbst entsteht. Wenn wir jedoch jegliche Schuld, die das Falsche Selbst-System vielleicht fähig ist zu haben, falsche Schuld nennen, müssen wir vorsichtig sein und vermeiden, das innere Selbst als Ursprung der »echten« oder wahren Schuld anzusehen.
Hier möchte ich lediglich die Grundlagen liefern für eine ausführlichere Diskussion dieses Problems auf der Basis klinischen Materials (s. S. 161).

Wenn das schizoide Individuum überhaupt an etwas glaubt, dann an seine eigene zerstörende Gewalt. Es kann nicht glauben, daß es seine eigene Leere füllen kann, ohne das, was da ist, zu nichts zu reduzieren. Es hält seine eigene Liebe und die der anderen für so zerstörerisch wie Haß. Geliebt zu werden bedroht sein Selbst; aber seine Liebe ist für jeden anderen gleichermaßen gefährlich. Seine Isolation ist nicht nur um seiner selbst willen da. Sie ist auch da aus der Sorge um andere. Eine schizophrene Patientin wollte niemandem erlauben, sie zu berühren, nicht aus Furcht, man könnte ihr schaden, sondern aus Furcht, sie könnte andere durch einen elektrischen Schlag töten. Und das ist einfach ein psychotischer Ausdruck für das, was der schizoide Mensch täglich fühlt. Er sagt: Es würde nicht fair sein, jemanden, den ich lieben könnte, zu lieben. Was er dann vielleicht tut, ist, »in seinem Geist« das Bild einer jeden Person oder eines jeden Dings, die oder das er Gefahr läuft, gerne zu mögen, zu zerstören aus dem Wunsch heraus, diese andere Person oder dieses Ding davor zu schützen, in Realität zerstört zu werden. Wenn es nichts zu wünschen, nichts zu beneiden gibt, dann gibt es vielleicht auch nichts zu lieben, aber es gibt nichts, was von ihm nicht zu nichts reduziert werden kann. Als letzten Ausweg schickt er sich an, sein »Selbst« zu morden, und das ist nicht so einfach, wie sich die Kehle durchzuschneiden. Er steigt hinab in einen Strudel des Nicht-Seins, um Sein zu vermeiden, aber auch um das Sein vor sich zu bewahren.

6 Das Falsche Selbst-System*

Das »innere Selbst« ist ganz in Anspruch genommen von der Phantasie und Beoachtung. Es beobachtet die Prozesse der Perzeption und Aktion. Erfahrung berührte dieses Selbst nicht direkt (oder zumindest ist das die Absicht), und die Akte des Individuums sind keine Selbstäußerungen. Direkte Beziehungen zur Welt sind das Gebiet eines Falschen Selbst-Systems. Die Charakteristika dieses Systems müssen nun untersucht werden.

Man muß sich darüber klar sein, daß sich die folgende Beschreibung des Falschen Selbst-Systems vor allem auf das Problem der besonderen schizoiden Weise des In-der-Welt-Seins beziehen soll. Jeder Mensch ist persönlich betroffen von der Frage, ob und in welchem Ausmaß er »wahr gemäß seiner wahren Natur« ist. Ein Beispiel aus der klinischen Praxis: Die hysterische und die hypomanische Person haben ihre eigenen Formen, nicht sie selbst zu sein. Das Falsche Selbst-System, das hier zu beschreiben ist, existiert als das Komplement eines »inneren« Selbst, das damit befaßt ist,

* Das falsche Selbst ist eine Möglichkeit, nicht man selbst zu sein. Die folgenden Studien sind einige der wichtigeren Untersuchungen in der existentialistischen Tradition, die für das Verstehen des falschen Selbst als eine Möglichkeit, nicht authentisch zu leben, relevant sind. Kierkegaard, *Die Krankheit zum Tode* (1957); Heidegger, *Sein und Zeit* (1953); Sartres Unwahrhaftigkeit aus *Das Sein und das Nichts* (1952); Binswanger, *Drei Formen mißglückten Daseins* (1952) und »The Case of Ellen West« (1958); und Roland Kuhn, *La Phénoménologie de masque* (1957). In der psychoanalytischen Tradition sind dies die wichtigsten Untersuchungen: Deutsch, »Some forms of emotional disturbances und their relationship to schizophrenia« (1942); Fairbairn, *Psychoanalytic studies of personality* (1952); Guntrip, »A study of Fairbairn's theory of schizoid reactions« (1952); Winnicott, *Collected papers* (1958); Wolberg »The ›Borderline‹ patient« (1952); und Wolf in *Schizophrenia in psychoanalytic office practice* (1957, S. 135–9).

seine Identität und Freiheit durch Transzendenz und Unverkörpertsein aufrechtzuerhalten, und das so niemals erfaßt, bestimmt, gestellt, besessen werden kann. Sein Ziel ist es, pures Objekt zu sein ohne objektive Existenz. So sucht das Individuum, außer in bestimmten möglichen sicheren Augenblicken, das Ganze seiner objektiven Existenz als Ausdruck eines falschen Selbst anzusehen. Natürlich kann ein Mensch, wie wir schon angedeutet haben und später im einzelnen gezeigt wird, nicht *real* sein, wenn er nicht zwei-dimensional ist, keine zwei-dimensionale Identität in der Verbindung von Identität-für-andere und Identität-für-sich-selbst etabliert hat, wenn er nicht sowohl objektiv wie subjektiv existiert, sondern nur eine subjektive Identität, eine Identität für sich selbst hat.

»Ein Mensch ohne Maske« ist in der Tat sehr selten. Man zweifelt sogar an der Möglichkeit eines solchen Menschen. Jeder trägt in einem gewissen Maß eine Maske, und es gibt viele Dinge, zu denen wir uns nicht voll bekennen. Im »gewöhnlichen« Leben scheint es kaum möglich, ohne das auszukommen.

Das falsche Selbst des schizoiden Individuums unterscheidet sich jedoch in bestimmten wichtigen Punkten von der Maske, die von der »normalen« Person getragen wird, und auch von der falschen Fassade, die für den Hysteriker charakteristisch ist. Um Verwirrung zu vermeiden, unterscheiden wir kurz zwischen diesen drei Formen eines falschen Selbst.

Bei der »normalen« Person können eine ganze Anzahl ihrer Aktionen fast mechanisch ablaufen. Diese Zonen des im wesentlich mechanischen Verhaltens beeinträchtigen jedoch nicht notwendigerweise jeden Aspekt ihres ganzen Tuns, noch schließen sie absolut das Entstehen spontaner Äußerungen aus, und sie sind nicht so vollständig »gegen den Strich«, daß das Individuum sie als Fremdkörper, die sich in seiner Struktur eingenistet haben, aktiv zurückzustoßen sucht. Überdies schlagen sie nicht einen autonomen zwingenden eigenen Weg ein, so daß das Individuum glaubt, sie »leben« es oder töten es sogar. Das Problem jedenfalls entsteht nicht mit so schmerzvoller Intensität, daß es diese fremde Realität in ihm angreifen und zerstören muß, als ob sie eine beinah getrennte (personale) Existenz hätte. Dagegen sind jedoch diese Charakteristika, die beim »Normalen« fehlen, sehr wohl vorhanden im schizoiden Falschen Selbst-System.

In einer charakteristischen Weise dissoziiert sich der Hysteriker von vielem, was er tut. Die beste Beschreibung dieser Technik des Ausweichens in der Aktion, die ich kenne, befindet sich in Sartres Kapitel über »Unwahrhaftigkeit« in *Das Sein und das Nichts*, in dem er eine brillante phänomenologische Darstellung über die Möglichkeiten gibt, sich selbst vorzutäuschen, daß man nicht »in« dem ist, was man tut – eine Form des Ausweichens vor der vollen personalen Implikation der eigenen Aktionen, die der hysterische Charakter sich als ganze Lebensstrategie aufbaut. Sartres Konzept der »Unwahrhaftigkeit« ist natürlich sehr viel umfassender als das.

Der Hysteriker sucht nun Gratifikationen zu erreichen durch seine Aktionen, denen er jede Signifikanz abspricht. Die Aktionen des Hysterikers gewähren ihm »Lustgewinne« durch die Gratifikation libidinöser und/oder aggressiver Wünsche gegenüber anderen Personen, deren Signifikanz er sich aber nicht eingestehen kann. Daher die *belle indifférence*, die gleichgültige Ablösung von den Implikationen dessen, was er sagt oder tut. Man sieht, daß dieser Sachverhalt von der Spaltung im Sein des schizoiden Individuums sehr verschieden ist. *Dessen falsches Selbst dient nicht als Vehikel für die Wunscherfüllung oder Gratifikation des Selbst.* Im schizoiden Individuum kann das Selbst hungrig und verhungert bleiben im ganz primitiven Sinn, während das falsche Selbst scheinbar genital angepaßt sein kann. Die Aktionen des falschen Selbst jedoch »befriedigen« nicht das »innere Selbst«.

Der Hysteriker *täuscht vor*, daß bestimmte für ihn hochbefriedigende Aktivitäten nur vorgetäuscht sind oder nichts bedeuten oder keine speziellen Implikationen haben oder daß er dies und das nur tut, weil er dazu gezwungen ist, während im geheimen seine eigenen Begierden in und durch diese selben Aktivitäten erfüllt werden. Das falsche Selbst der schizoiden Person gibt dem Willen anderer gezwungenermaßen nach, es ist teilweise autonom und der Kontrolle entzogen, es wird als fremd empfunden; die Unwirklichkeit, die Bedeutungslosigkeit, Hoffnungslosigkeit, die seine Perzeptionen, Gedanken, Gefühle und Aktionen durchdringen, und seine allgemeine Erstarrung sind nicht einfach ein Produkt sekundärer Abwehr, sondern direkte Konsequenzen der grundlegenden dynamischen Struktur des Seins des Individuums.

Ein Patient erinnerte sich zum Beispiel, daß er in der Schule eine Vorliebe für Mathematik hatte, aber eine Abneigung gegen Literatur. Eine Aufführung der *Twelfth Night* fand in der Schule statt, und die Jungen hatten über dieses Thema einen Essay zu schreiben. Damals glaubte er, das Spiel zu hassen, aber er konnte einen von allen als ausgezeichnet beurteilten Essay darüber schreiben, indem er sich vorstellte, was die Lehrer von ihm erwarteten, und diese Erwartungen befolgte er sklavisch. Dieser Essay gewann einen Preis. »Kein Wort davon war Ausdruck von dem, was ich fühlte. Es war nur das, was andere, wie ich glaubte, von mir zu fühlen erwarteten.« Oder so dachte er damals. Tatsächlich hatte er, wie er sich später eingestand, das Schauspiel *wirklich* genossen, und er hatte *wirklich* empfunden, was er im Essay beschrieben hatte. Aber er hatte nicht gewagt, sich diese Möglichkeit einzugestehen, weil es ihn in einen extremen Konflikt mit all den Werten gestürzt hätte, die ihm eingeimpft worden waren und seine eigene Vorstellung von dem, was er war, vollkommen gesprengt hätte. Das allerdings war ein neurotischer und kein schizoider Vorfall. Dieser Patient fuhr fort, in anderer Form das zu tun, was er insgeheim wünschte, während er sich selbst überredete, daß er eigentlich nur das tat, was andere Leute wünschten. Auf diese Weise gelang es ihm, seine Wünsche durchzusetzen, obwohl er seinerzeit Schwierigkeiten hatte, sich das einzugestehen. Der Neurotiker kann darum vorgeben, ein Falsches Selbst-System zu haben, das oberflächlich dem des Schizoiden gleicht, aber bei näherer Betrachtung sehen wir, daß die Umstände in der Tat ziemlich verschieden sind.

Der Hysteriker beginnt oft damit vorzugeben, es sei *nicht* in seinen Aktionen, während er sich in Wirklichkeit durch sie aktualisiert. Wenn er von dieser Einsicht angesichts zu intensiver Schuld bedroht wird, werden seine Aktionen gehemmt, d. h. er entwickelt »hysterische« Paralyse, die verhindert, daß die schulderweckenden und gratifizierenden Aktionen ausgeführt werden.

Besonders deutliche Beispiele schizoider falscher Selbst finden wir in den Fällen James (S. 172), David (S. 85) und Peter (S. 149).

In jeder dieser Personen ist das Falsche Selbst-System immer sehr komplex und enthält viele Widersprüche. Wir werden in diesem Kapitel versuchen, Feststellungen zu treffen, die generell anwendbar sind, aber um das zu tun, müssen wir schrittweise vorgehen, indem wir immer nur eine Komponente von vielen Komponenten dieses Systems betrachten.

James, erinnern wir uns, sagte, daß er keine Person mit eigener Berechtigung sei. In seinem Verhalten hatte er es sich erlaubt, für andere Leute ein »Ding« zu werden. Seine Mutter, glaubte er, hatte niemals seine Existenz anerkannt. Man kann natürlich einwenden, daß man die Existenz einer anderen Person sehr wohl auch im Woolworth erkennen kann, aber das war selbstverständlich nicht das, was er meinte. Er glaubte, daß sie niemals seine Freiheit und sein Recht anerkannte, ein eigenes subjektives Leben zu haben, aus dem seine Aktionen als Ausdruck seines eigenen autonomen und integralen Selbst-Seins entstehen würden. Im Gegenteil, er war nur ihre Marionette, »ich war einfach ein Symbol ihrer selbst«. So kam es, daß er seine Subjektivität innerlich entwickelte, ohne zu wagen, ihr einen objektiven Ausdruck zu erlauben. In seinem Fall war das nicht so kraß, da er sein »wahres« Selbst sehr klar und eindringlich in *Worten* ausdrücken konnte. Er wußte das: »Ich kann nur Töne erzeugen.« Das war aber beinahe alles, was »er« tat, da alle seine anderen Aktionen nicht durch seinen Willen, sondern durch einen fremden Willen geregelt wurden, der sich innerhalb seines eigenen Seins gebildet hatte; dieser fremde Wille war die Reflektion des Willens seiner Mutter und ihrer fremden Realität, der nun von einer Kommandostelle innerhalb seines eigenen Seins aus operierte. Der andere muß natürlich an erster Stelle immer die Mutter sein, das heißt, »bemutternd«. Die Aktionen dieses falschen Selbst sind nicht notwendigerweise Imitationen oder Kopien des anderen, obwohl sie weitgehend zu Personifizierungen und Karikaturen anderer Persönlichkeiten werden können. Die Komponente, die wir im Augenblick isolieren möchten, ist die anfängliche bewußte Konformität mit den Intentionen oder Erwartungen anderer Personen, die das eigene Selbst betreffen. Das läuft *gewöhnlich* hinaus auf ein exzessives »Gut«-Sein, ein niemals »Zur Last«-Fallen, ein niemals den eigenen Willen durchsetzen oder Widerspruch zeigen. Gut sein geschieht jedoch nicht aus dem positiven Wunsch des Individuums heraus, Dinge zu tun, von denen andere sagen, sie seien gut, sondern aus einer negativen Konformität mit einem Standard, der der Standard anderer und nicht der eigene ist und der von der Furcht eingegeben wird, was wohl passieren würde, wenn man tatsächlich man selbst zu sein hätte. Diese Unterwürfigkeit ist darum teilweise ein Verrat an den eigenen wahren Möglichkeiten, aber auch eine Technik, die eigenen wahren Möglichkeiten zu verstecken und zu bewahren, die sich jedoch dem Risiko aussetzen, niemals in Wirklichkeiten übersetzt zu werden, wenn sie vollkommen in einem inneren Selbst konzentriert sind, für das alle Dinge in der Imagination möglich sind, aber nichts wirklich möglich ist.

Wir sagten, daß die falschen Selbst entstehen in Konformität mit den Intentionen oder Erwartungen des anderen oder mit dem, was wir für die Intentionen und Erwartungen des anderen halten. Das bedeutet nicht *notwendigerweise*, daß das falsche Selbst auf absurde Weise gut ist. Es kann auf absurde Weise böse sein. Das wesentliche Merkmal der konformen Komponente im falschen Selbst wird in der Feststellung von James ausgedrückt, daß er »eine Reaktion« auf das war, was »ich in den Augen der anderen Leute bin«. Diese besteht darin, gemäß der Definition anderer Leute, was man ist, zu handeln, anstatt die eigene Definition, wer oder was man sein möchte, in Aktion zu übersetzen. Sie besteht darin, so zu werden, wie die anderen Personen möchten oder erwarten, daß man wird, während man man »selbst« ist nur in Imagination oder im Spiel vor dem Spiegel. Deshalb wird in Konformität mit dem, was man als das *Ding* wahrnimmt oder annimmt, das man in den Augen der anderen ist, das falsche Selbst zu diesem Ding. Dieses Ding kann ein falscher Sünder ebensogut wie ein falscher Heiliger sein. In der schizoiden Person jedoch paßt sich nicht das Ganze ihres Seins auf diese Weise an und unterwirft sich. Die fundamentale Spaltung in ihrem Sein verläuft entlang der Trennungslinie zwischen ihrer äußeren Konformität und ihrer inneren Verweigerung dieser Konformität.

Jago gab vor, jemand zu sein, der er nicht war, und in der Tat befaßt sich *Othello* als Ganzes damit, was es bedeutet, »ein Ding zu scheinen und ein anderes zu sein«. Aber weder in diesem Stück noch irgendwo anders bei Shakespeare finden wir die Behandlung des Dilemmas von Schein und Sein, wie es von dem Typ Person gelebt wird, auf die wir uns hier konzentrieren. Die Charaktere Shakespeares »scheinen«, um ihre eigenen Absichten zu fördern. Das schizoide Individuum »scheint«, weil es sich davor fürchtet, als jemand angesehen zu werden, der nicht das fördert, was, wie es glaubt, die Absicht eines anderen ist, die dieser für es hat. Nur in einem negativen Sinn fördert es seine eigenen Absichten insofern, als diese äußerliche Konformität zum großen Teil ein Versuch ist, sich selbst vor totaler Auslöschung zu bewahren. Aber es kann »sich schadlos halten«, indem es seine eigene Konformität attackiert (s. unten S. 125).

Das beobachtbare Verhalten, das Ausdruck des falschen Selbst ist, ist sehr oft perfekt normal. Wir sehen ein beispielhaftes Kind, einen idealen Ehemann, einen fleißigen Beamten. Diese Fassade jedoch wird mehr und mehr stereotyp, und in der Stereotypie entwickeln sich bizarre Charakteristika. Wieder sind da viele Fäden, die nur nacheinander entwirrt werden können.

Einer der Aspekte der Unterwürfigkeit des falschen Selbst, das ist sehr deutlich, ist die Furcht, die diese Unterwürfigkeit impliziert. Die Furcht dabei ist evident, denn warum sonst würde jemand nicht nach seinen Intentionen, sondern nach denen einer anderen Person handeln? Auch Haß ist notwendigerweise dabei, denn was sonst ist ein adäquates Objekt des Hasses als das, das das eigene Selbst bedroht? Die Angst jedoch, der das Individuum unterworfen ist, schließt die Möglichkeit einer direkten Aufdeckung seines Hasses aus, außer, wie wir später sehen werden, in der Psychose. Tatsächlich ist das, was Psychose genannt wird, manchmal bloß die plötzliche Wegnahme des Schleiers des falschen Selbst, der dazu gedient hatte, eine äußere Normalität des Verhaltens zu gewährleisten, der es vor langer Zeit mißlungen sein mag, die tatsächlichen Zustände innerhalb des verborgenen Selbst zu reflektieren. Dann wird das Selbst Anschuldigungen der Verfolgung über die Person ausschütten, mit der das falsche Selbst seit Jahren konform gegangen ist.

Das Individuum wird aussagen, daß diese Person (Mutter, Vater, Ehemann, Ehefrau) versucht habe, es zu töten; oder daß sie oder er versucht hat, seine »Seele« oder seinen Geist zu stehlen. Daß er/sie ein Tyrann, ein Peiniger, ein Meuchelmörder, ein Kindermörder sei usw. Für unsere Zwecke ist es sehr viel wichtiger, den Sinn zu erkennen, in dem dieser »Wahn« wahr ist, als ihn für absurd zu erklären.

Dieser Haß allerdings wird enthüllt in einer anderen Weise, die bis zu einem gewissen Punkt mit Gesundheit ziemlich vereinbar ist. Es gibt eine Tendenz des falschen Selbst, *mehr und mehr die Charakteristika der Person oder Personen anzunehmen, auf denen seine Unterwürfigkeit basiert.* Diese Übernahme der Charakteristika einer anderen Person kann auf eine beinahe totale Personifizierung des anderen hinauslaufen. Der *Haß auf diese Personifizierung* wird evident, wenn die Personifizierung sich in eine *Karikatur* zu verwandeln beginnt.

Die Personifizierung des anderen durch das falsche Selbst ist nicht ganz dasselbe wie seine Unterwürfigkeit dem Willen des anderen gegenüber, da sie dem Willen des anderen direkt entgegenwirken kann. Personifizierung kann mutwillig sein wie in einigen der von David gespielten Rollen. Aber genauso wie in Davids Fall kann die Personifizierung zwanghaft sein. Das Individuum ist sich des Ausmaßes vielleicht nicht bewußt, in dem seine Aktionen die Personifizierung eines anderen sind. Die Personifizierung kann von einer relativ konstanten und permanenten Beschaffenheit sein oder ganz transitorisch sein. Schließlich kann die dargestellte Persönlichkeit mehr einer Figur der Phantasie als irgendeiner tatsächlichen Person ähneln, genauso wie Konformität viel mehr Konformität mit Figuren der Phantasie meinen kann als mit irgendeiner realen Person.

Personifizierung ist eine Art Identifikation, in der ein Teil des Individuums die Identität einer Persönlichkeit annimmt, die es nicht ist. In der Personifizierung ist nicht notwendigerweise die Gesamtheit des Imitators impliziert. Es handelt sich gewöhnlich um eine subtotale Identifikation, darauf beschränkt, die Verhaltens-Charakteristika einer anderen Person anzunehmen – ihre Gesten, Manieriertheiten, Ausdrücke; ganz allgemein ihre Erscheinung und Aktionen. Personifizierung kann eine Komponente in einer sehr viel totaleren Identifikation mit dem anderen sein, aber eine ihrer Funktionen scheint es zu sein, eine umfassendere Identifikation mit dem anderen (und daher einen vollständigeren Verlust der eigenen Identität des Individuums) zu verhindern.

Um wiederum auf David zurückzukommen; seine Aktionen scheinen seit Beginn seines Lebens in einer beinahe totalen Unterwürfigkeit und Konformität mit den tatsächlichen Wünschen und Erwartungen seiner Eltern abgelaufen zu sein, d. h. er war ein perfektes beispielhaftes Kind, das niemals zur Last fiel. Nach meiner Erfahrung halte ich einen solchen Bericht über kindliches Verhalten für besonders unheilvoll, wenn die Eltern überhaupt nichts davon als verfehlt empfinden, sondern im Gegenteil alles mit offensichtlichem Stolz erwähnen.

Nach dem Tode seiner Mutter, als er zehn war, begann David eine umfassende Identifikation mit ihr zu zeigen; er zog vor dem Spiegel ihre Sachen an, führte den Haushalt für seinen Vater, genau wie es seine Mutter getan hatte, und ging dabei sogar so weit, daß er dessen Socken stopfte, strickte, stickte, webte und Sesselbezüge und Vorhänge auswählte. Obwohl es für außenstehende Beobachter ganz offensichtlich ist, werden sich weder der Patient noch der Vater darüber klar, in welchem Ausmaß er seine Mutter geworden war. Es ist auch deutlich, daß der Junge, indem er das machte, einem Wunsch des Vaters nachkam, der allerdings niemals direkt geäußert wurde und dessen Existenz seinem Vater sicher nicht bewußt war. Das falsche Selbst dieses Schuljungen war, als er vierzehn war, bereits ein höchst komplexes System. Ihm war das Ausmaß seiner Identifikation mit seiner Mutter nicht bewußt, aber er war sich intensiv seiner zwanghaften Tendenz bewußt, auf feminine Art zu agieren, und seiner Schwierigkeit, die Rolle der Lady Macbeth abzuschütteln.

Um nicht der einen oder anderen weiblichen Persona zu verfallen, schickte er sich an, mit Bedacht andere zu kultivieren. Obwohl er sein möglichstes versuchte, die Personifizierung eines normalen Schuljungen, den die Leute gerne mögen würden (das ist ein simples Ideal des konformen falschen Selbst), aufrechtzuerhalten, bestand sein falsches Selbst nun aus einem ganzen System von Masken, einige »möglicherweise« sozial akzeptabel, einige nicht, einige zwanghaft, andere vorsätzlich entwickelt. Aber vor allem manifestierte sich da die dauernde Schwierigkeit, Personifizierungen aufrechterhalten zu können, ohne daß beunruhigende Elemente eindrangen.

In das ursprüngliche Erscheinen einer perfekten Normalität und Anpassung kriecht insgesamt eine gewisse Seltsamkeit, eine gewisse zwanghafte Exzessivität in ungewöhnlichen Richtungen, die es in eine Karikatur verwandelt und in anderen eine gewisse Unruhe und Unbehagen auslöst und sogar Haß.

James zum Beispiel »schlug« in gewisser Hinsicht seinem Vater »nach«. Eines der irritierenden Charakteristika seines

Vaters war es, die Leute am Tisch zu fragen, ob sie auch genug gegessen hatten, und eine Tendenz, sie zum Essen zu nötigen, auch wenn sie ganz klar gesagt hatten, daß sie satt seien. James »schlug« darin seinem Vater »nach«: Er legte immer Wert darauf, die Gäste bei Tisch höflich zu nötigen. Zuerst schien das nicht mehr als eine großzügige Geste, daß die anderen genug haben sollten. Aber seine Aufforderungen wurden dann so zwanghaft und so unerträglich, daß er zu einer Plage wurde und allgemeines Befremden auslöste. Er griff hierin auf, was er als die aggressiven Implikationen in den Aktionen seines Vaters empfand, und entlarvte diese Implikationen, indem er sie in eigener Adaptation bis zur allgemeinen Lächerlichkeit und allgemeinem Unwillen übertrieb. Er evozierte bei anderen in der Tat die Gefühle, die er gegenüber seinem Vater empfand, die er aber unfähig war, ihm gegenüber direkt auszudrücken. Statt dessen erzeugte er etwas, das durch das Medium einer zwanghaften Karikatur zu einem satirischen Kommentar über seinen Vater wurde.

Viel von der Exzentrik und Sonderbarkeit schizoiden Verhaltens beruht auf dieser Grundlage. Das Individuum beginnt mit sklavischer Konformität und Unterwürfigkeit und endet durch dasselbe Medium dieser Konformität und Unterwürfigkeit damit, seinen eigenen negativen Willen und Haß auszudrücken.

Die Konformität des Falschen Selbst-Systems mit dem Willen der anderen erreicht seine extremste Form im automatischen Gehorsam, in der Echopraxie, der Echolalie und der Flexibilitas Cerea des Katatonen. Hier werden Gehorsam, Imitation, Kopierung so exzessiv betrieben, daß die groteske Parodie, die erzeugt wird, zu einer versteckten Anklage des manipulierenden Untersuchers wird. Der Hebephrene gebraucht häufig Grimassen und Mimikry der Personen, die er haßt und fürchtet, als seine bevorzugten und allein verfügbaren Mittel des Angriffs. Das kann einer der privaten Späße des Patienten sein.

Die am meisten gehaßten Aspekte der Person, die Objekt der Identifikation ist, treten in den Vordergrund, indem sie der Lächerlichkeit und dem Spott preisgegeben oder durch das Medium der Personifizierung gehaßt werden. Davids Identifikation mit seiner Mutter verwandelte sich in die zwanghafte Personifizierung einer teuflischen Königin.

Das »innere« verborgene Selbst haßt die Charakteristika des falschen Selbst. Es fürchtet sie auch, da die Annahme einer fremden Identität immer als Bedrohung der eigenen erfahren wird. Das Selbst fürchtet zu ertrinken in der Flut der Identifikation. In gewissem Maß scheint das Falsche Selbst-System analog dem retikular-endothelischen System zu handeln, das gefährliche eindringende Substanzen abhält und einkapselt und so verhindert, daß fremdartige Eindringlinge sich diffus im ganzen Körper ausbreiten. Aber wenn das seine defensive Funktion ist, kann es nur ein Fehlschlag sein. Das innere Selbst ist nicht glaubhafter als das äußere. Davids inneres verborgenes Selbst verwandelte sich in eine streng kontrollierende manipulierende Polizei, die sein falsches Selbst ähnlich wie die Marionette benutzte, die er glaubte, für seine Mutter gewesen zu sein. Das heißt, der Schatten seiner Mutter war ebenso über sein inneres Selbst wie auch über sein äußeres Selbst gefallen.

Ein Fall, der dieses Problem gut illustriert, ist der eines Mädchens von 20 Jahren. Sie beklagte sich, sie fühle sich »selbstbewußt«, weil sie ein häßliches Gesicht habe. Sie verwendete für ihr Gesicht weißen Puder und grellen roten Lippenstift und verlieh ihm dadurch, wenn auch nicht ein häßliches Aussehen, so doch zumindest einen beginnenden unangenehmen, clownhaften, maskenähnlichen Ausdruck, der ihre Gesichtszüge bestimmt nicht vorteilhaft betonte. Sie tat dies in der Absicht zu verdecken, wie häßlich sie unter ihrem dicken Make-up war. Bei näherer Untersuchung wurde deutlich, daß in der Einstellung des Mädchens zu ihrem Gesicht in nuklearer Form das zentrale Problem ihres Lebens enthalten war: die Beziehung zu ihrer Mutter.

Es war eine Art Sucht von ihr, ihr Gesicht im Spiegel genau zu überprüfen. Eines Tages kam sie auf den Gedanken, wie gehässig sie aussah. Seit Jahren war im Hintergrund ihres

Bewußtseins die Erkenntnis, daß sie das Gesicht ihrer Mutter hatte. Das Wort »gehässig« war voll von doppelten Bedeutungen. Sie haßte das Gesicht, das sie im Spiegel sah (das ihrer Mutter). Sie sah aber auch den Haß auf dem Gesicht im Spiegel, der ihr galt; sie, die in den Spiegel schaute, wurde mit ihrer Mutter identifiziert. Sie war insofern ihre Mutter, die den Haß im Gesicht ihrer Tochter sah: Das heißt mit den Augen ihrer Mutter sah sie den Haß gegenüber der Mutter auf dem Gesicht im Spiegel und schaute mit Haß auf den Haß der Mutter ihr gegenüber.
Die Beziehung zu ihrer Mutter bestand in einer überprotektiven Haltung seitens der Mutter und einer extremen Abhängigkeit und Unterwürfigkeit ihrerseits. In Wirklichkeit konnte sie nicht die Möglichkeit tolerieren, ihre Mutter zu hassen, noch konnte sie es sich selbst gestatten zu erkennen, daß ihre Mutter sie möglicherweise haßte. All das konnte keinen direkten Ausdruck finden, und offenes Eingeständnis wurde in dem gezeigten Symptom kondensiert. Die zentralen Implikationen schienen zu sein, daß sie ihr wahres Gesicht als gehässig erkannte (voll von Haß). Sie haßte es, weil es so war wie das ihrer Mutter. Sie fürchtete sich vor dem, was sie sah. Indem sie ihr Gesicht verdeckte, maskierte sie ihren eigenen Haß und griff das Gesicht ihrer Mutter symbolisch an. Ein ähnliches Prinzip bestimmte auch den Rest ihres Lebens. Die normale Zuvorkommenheit und der normale Gehorsam eines Kindes verwandelten sich in ihr nicht nur in passive Fügsamkeit gegenüber jedem Willen ihrer Mutter, sondern führten zur vollständigen Tilgung ihrer selbst und wurden allmählich zu einer Parodie all dessen, was die Mutter bewußt von ihrer Tochter hätte wünschen können. Ihre Konformität wurde so zu einem Angriff und sie stellte, allen sichtbar, diese Travestie ihres wahren Selbst zur Schau, die sowohl eine groteske Karikatur ihrer Mutter als auch eine höhnische »häßliche« Version ihres eigenen Gehorsams war.
So zentriert sich der Haß einer anderen Person gegenüber auf diejenigen seiner Merkmale, die das Individuum in sein

eigenes Sein eingebaut hat, und doch ist zur gleichen Zeit die temporäre oder die fortdauernde Übernahme der Persönlichkeit eines anderen eine Möglichkeit, nicht man selbst zu sein, die Sicherheit zu bieten scheint. Unter dem Deckmantel einer anderen Persönlichkeit kann die Person um soviel kompetenter, reibungsloser, »verläßlicher« agieren – um Frau D.s Ausdruck zu benutzen. Das Individuum zieht es vielleicht eher vor, den Preis dieses quälenden Gefühls der Leere zu zahlen, das die notwendige Begleiterscheinung ist, wenn man nicht man selbst ist, als sich der offenen Erfahrung beängstigender Hilflosigkeit und Verwirrung auszusetzen, die unvermeidlich am Anfang des Selbst-Seins stehen würden. Das Falsche Selbst-System neigt dazu, mehr und mehr tot zu werden. Bei einigen Leuten ist das so, als ob sie ihre Leben einem Roboter überlassen hätten, der sich (scheinbar) unentbehrlich gemacht hat. Neben der mehr oder weniger permanenten vom Falschen Selbst-System zur Schau gestellten »Persönlichkeit« kann das Individuum, wie wir schon erwähnt haben, die Beute unzähliger *transitorischer Identifikationen* kleinen Maßstabs werden. Es entdeckt plötzlich, daß es eine Manieriertheit, eine Geste, eine Art zu sprechen, einen Tonfall erworben hat, die nicht »seine« sind, sondern jemand anderem gehören. Es handelt sich oft um eine Manieriertheit, gegen die es bewußt einen besonderen Widerwillen hat. Der transitorische Erwerb kleiner Fragmente des Verhaltens anderer Leute ist nicht ausschließlich ein schizoides Problem, aber tendiert dazu, auf der Grundlage des Falschen Selbst-Systems besonders hartnäckig und zwanghaft aufzutreten. Das ganze Verhalten einiger Schizophrener ist kaum etwas anderes als ein Flickwerk von Eigenarten anderer Leute, die durch die Inkongruenz des Rahmens, in dem sie reproduziert werden, noch eigenartiger werden. Das folgende Beispiel ist von einer ganz »normalen« Person.

Eine Studentin, deren Name Macallum war, entwickelte intensive ambivalente Gefühle einem Dozenten gegenüber, der Adams hieß. Einmal fand sie zu ihrem Entsetzen, daß sie ein Dokument mit »Macadams« unterschrieben hatte. »Ich hätte mir vor Ekel die Hand abhacken können.«

Solche kleinen Fragmente anderer scheinen in das Verhalten des Individuums eingefügt zu werden wie Schrapnellstücke in den Körper. Während das Individuum eine anscheinend glückliche reibungslose Beziehung mit der äußeren Welt unterhält, bohrt es in aller Ewigkeit an diesen fremden Fragmenten herum, die (so erfährt es das) auf unberechenbare Weise von ihm ausgestoßen werden. Diese Verhaltensfragmente erfüllen das Individuum sehr oft mit Ekel und Entsetzen wie im Fall der Studentin und werden gehaßt und attackiert. »Ich hätte mir die Hand abhacken können.« Aber dieser destruktive Impuls ist in der Tat gegen ihre eigene Hand gerichtet. Dieses kleine »introjizierte« *Aktionsfragment* oder Partikel kann nicht angegriffen werden, ohne dem eigenen Sein des Individuums Gewalt anzutun. (Jean tilgte ihre eigenen Gesichtszüge aus, als sie die Mutter-in-ihrem-Gesicht angriff.)

Wenn das ganze Verhalten des Individuums so zwingend dem verborgenen Selbst entfremdet wird, daß es gänzlich der zwanghaften Mimikry, Personifizierung und Karikierung und auch solchen transitorischen Verhaltens-Fremdkörpern ausgeliefert ist, dann versucht es vielleicht, sich seines ganzen Verhaltens zu entledigen. Das ist eine Form des katatonen Sichzurückziehens. Es ist, als ob man versuchte, eine überall verbreitete Hautinfektion durch Abziehen der ganzen Haut zu heilen. Da das unmöglich ist, kann der Schizophrene nur weiterhin an seiner Verhaltenshaut sozusagen herumbohren und sie wegzureißen versuchen.

7 Selbst-Bewußtheit

Selbst-Bewußtheit impliziert zwei Dinge: sich seiner selbst bewußt sein und *sich seiner als Beobachtungsobjekt eines anderen bewußt sein.* Diese zwei Formen der Bewußtheiten des Selbst, als Objekt in den eigenen Augen und als Objekt in den Augen des anderen, hängen eng miteinander zusammen. Im schizoiden Individuum sind beide besonders stark ausgeprägt und beide sind von einer irgendwie zwanghaften Beschaffenheit. Das schizoide Individuum wird oft von dieser zwanghaften Bewußtheit seiner eigenen Prozesse gepeinigt und auch von dem gleichermaßen zwanghaften Gefühl seines Körpers als einem Objekt in der Welt der anderen. Das übersteigerte Gefühl, immer gesehen zu werden oder zumindest immer potentiell sichtbar zu sein, kann grundsätzlich auf den Körper bezogen werden, aber die Beschäftigung mit dem Gedanken, sichtbar zu sein, kann durch den Gedanken verdichtet werden, das geistige Selbst sei durchdringbar und verwundbar, als glaube das Individuum, man könne gerade durch es hindurch in seinen »Geist« oder seine »Seele« blikken. Über solche »Fensterscheiben«-Gefühle spricht man gewöhnlich im metaphorischen oder ähnlichen Sinn, aber unter psychotischen Bedingungen kann der prüfende Blick des anderen als tatsächliches Eindringen in den Kern des »inneren« Selbst erfahren werden.

Die übersteigerte oder intensivierte Bewußtheit des eigenen Seins, sowohl als Objekt der eigenen Bewußtheit als auch der Bewußtheit der anderen, ist in Jugendlichen praktisch universal und wird begleitet von den wohlbekannten Erscheinungen der Schüchternheit, des Rotwerdens und der allgemeinen Verlegenheit. Man ist schnell dabei, irgendeine »Schuld«version zur Hilfe zu nehmen, um dieses linkische Verhalten zu erklären. Aber anzunehmen, sagen wir, daß ein Individuum selbst-bewußt ist, »weil« es schulderweckende Geheimnisse hat (zum Beispiel Masturbation), bringt uns nicht weit. Die meisten Jugendlichen masturbieren und es ist nicht ungewöhnlich, daß sie befürchten, es könne sich irgendwie auf ihrem Gesicht zeigen. Aber warum, wenn »Schuld« der Schlüssel zu diesem Phänomen ist, hat Schuld diese besonderen Konsequenzen und keine anderen, da es doch viele Arten gibt, schuldig zu sein, und ein gesteigertes Gefühl seiner selbst als eines verlegenen oder lächerlichen Objekts in den Augen der anderen sicher nicht die einzige Art ist. »Schuld« als solche kann uns hier nicht weiterhelfen. Viele Leute mit tiefsitzender und niederdrückender Schuld fühlen sich nicht in besonderem Maße selbst-bewußt. Mehr noch, es ist zum Beispiel möglich zu lügen und Schuld darüber zu empfinden, ohne Angst zu haben, daß die Lüge sich im Gesicht zeigen wird oder daß man eine lange Nase bekommen wird. In der Tat ist es ein wichtiger Erfolg für ein Kind, die Gewißheit zu erlangen, daß die Erwachsenen keine Mittel besitzen, um zu wissen, was es tut, wenn sie es nicht sehen; daß sie nur zu erraten versuchen können, was es sich denkt, wenn es ihnen nichts erzählt; daß Handlungen, die keiner gesehen hat, und Gedanken, die es »für sich behalten hat«, in keiner Weise für andere zugänglich sind, es sei denn, es selbst verrät alles. Das Kind, das kein Geheimnis für sich behalten kann oder *nicht* lügen *kann* wegen der Persistenz solcher primitiven magischen Ängste, hat sein volles Maß an Autonomie und Identität nicht erreicht. Zweifellos können in den meisten Situationen gute Gründe gegen das Lügen gefunden werden, aber die *Unfähigkeit* zu lügen ist nicht einer der besten.

Die selbst-bewußte Person hat das Gefühl, in viel größerem Ausmaß Gegenstand des Interesses anderer Leute zu sein, als sie es tatsächlich ist. So eine Person geht durch die Straße und nähert sich einer Kinoschlange. Sie wird sich daran »vorbeistehlen«, am liebsten wird sie die Straßenseite wechseln. Für sie ist es eine Feuerprobe, in ein Restaurant zu gehen und sich an einen Tisch zu setzen. Beim Tanz wird sie so lange warten, bis zwei oder drei Paare tanzen, erst dann kann sie es wagen, die Tanzfläche selbst zu betreten und so fort.

Seltsamerweise sind Menschen, die an intensiver Angst leiden, wenn sie sich vor einem Publikum präsentieren, keineswegs notwendigerweise generell »selbst-bewußt«, und Leute, die gewöhnlich außerordentlich selbst-bewußt sind, können ihr zwanghaftes Beschäftigtsein mit diesem Problem verlieren, wenn sie vor anderen auftreten – eine Situation, von der man nach erster Überlegung annehmen würde, sie sei für sie am schwierigsten zu handhaben. Weitere Merkmale solcher Selbst-Bewußtheit scheinen wiederum auf Schuld als den Schlüssel zum Verstehen dieser Schwierigkeit hinzudeuten. Das Individuum stellt sich den Blick, den es von anderen auf sich gerichtet glaubt, immer kritisch und bemängelnd vor. Es befürchtet, es könne wie ein Narr aussehen, oder es befürchtet, daß andere Leute denken, es wolle angeben. Wenn ein Patient solche Phantasien ausdrückt, ist es einfach anzunehmen, er habe den verborgenen uneingestandenen Wunsch, sich zu zeigen, Mittelpunkt der Aufmerksamkeit zu sein, überlegen zu sein, andere als dumm neben sich erscheinen zu lassen, und daß dieser Wunsch mit Schuld und Angst beladen ist und darum nicht als solcher erfahren werden kann. Situationen, die Phantasien evozieren, dieser Wunsch könne befriedigt werden, verlieren darum ihren ganzen Anreiz. Das Individuum würde dann ein heimlicher Exhibitionist sein, dessen Körper unbewußt seinem Penis gleichgestellt wurde. Darum unterwirft ihn die neurotische Schuld, die mit dieser möglichen Gratifikation assoziiert ist, immer dann, wenn sein Körper »besichtigt« wird, einer Form der Kastrationsangst, die sich phänomenologisch »präsentiert« als »Selbst-Bewußtheit«. Aber ein Verstehen der Selbst-Bewußtheit in solchen Begriffen weicht, glaube ich, dem Problem aus, dem das Individuum gegenübersteht, dessen fundamentale existentielle Position die einer ontologischen Unsicherheit ist, und dessen schizoide Natur teilweise ein direkter Ausdruck und Anlaß für seine ontologische Unsicherheit ist und teilweise ein Versuch ist, sie zu überwinden; oder anders ausgedrückt: teilweise ein Versuch, sich gegen die Gefahren zu verteidigen, die dem Sein drohen und die Konsequenzen seines Mißlingens sind, ein sicheres Gefühl seiner eigenen Identität zu entwickeln.

Selbst-Bewußtheit in der ontologisch unsicheren Person spielt eine Doppelrolle:

1. Seiner selbst bewußt werden und wissen, daß man anderen Leuten bewußt wird, ist ein Mittel, sich seiner Existenz zu versichern und auch der ihren. Kafka demonstriert das deutlich in seiner Erzählung »Gespräch mit dem Beter« – der Beter geht aus von einer existentiellen Position der ontologischen Unsicherheit. Er sagt: »Es hat niemals eine Zeit gegeben, in der ich durch mich selbst von meinem Leben überzeugt war.« Das Bedürfnis, zu der Überzeugung von der eigenen Lebendigkeit und der Wirklichkeit von Dingen zu kommen ist darum das fundamentale Problem in seiner Existenz. Das Mittel, mit dem er solche Überzeugung zu erreichen sucht, besteht darin, sich selbst als ein Objekt in der realen Welt zu fühlen, aber da *seine* Welt unreal ist, muß er ein Objekt in der Welt des anderen sein, da die Objekte für andere Leute real zu sein scheinen und sogar friedlich und schön. Zumindest ». . . es muß so sein, denn ich höre oft Leute in dieser Weise von ihnen reden«. Daher sein Bekenntnis: ». . . ärgert euch nicht, wenn ich sage, daß es der *Zweck meines Lebens ist, von den Leuten angeschaut zu werden*« (Kursivschrift von mir).

Ein weiterer Faktor ist die Diskontinuität im temporalen Selbst. Wo zeitliche Identität unsicher ist, besteht die Tendenz, sich auf räumliche Hilfsmittel zu verlassen, um sich identifizieren zu können. Vielleicht hilft das auch zu erklären, warum es häufig für die Person so besonders wichtig ist, *gesehen* zu werden. Manchmal allerdings kann das größte Vertrauen in die Bewußtheit von sich selbst in der Zeit gesetzt werden. Das ist besonders dann der Fall, wenn Zeit als eine Aufeinanderfolge von Momenten erfahren wird. Der Verlust einer Sektion der linearen temporalen Serien von Momenten durch Unachtsamkeit dem eigenen Zeit-Selbst gegenüber kann als Katastrophe erfahren werden. Dooley (1941) gibt verschiedene Beispiele dieser temporalen Selbst-

Bewußtheit, die aus dem »Kampf gegen die Furcht vor Auslöschung« entstehen und dem Versuch, die eigene Integrität vor der Gefahr zu bewahren, »verschlungen zu werden, zermalmt zu werden, ... Identität zu verlieren«. Eine ihrer Patientinnen sagte: »Ich vergaß mich gestern abend beim Eis-Zirkus. Ich war so ins Zuschauen vertieft, daß ich vergaß, wie spät es war und wer und wo ich war. Als ich plötzlich merkte, daß ich nicht an mich gedacht hatte, war ich zu Tode erschrocken. Das Unwirklichkeitsgefühl kam. Ich darf mich niemals auch nur eine einzige Minute vergessen. Ich beobachte die Uhr und bleibe beschäftigt, sonst weiß ich nicht, wer ich bin.« (S. 17).

2. In einer Welt voller Gefahren ist es ein ständiges Sich-der-Gefahr-Aussetzen, ein potentiell sichtbares Objekt zu sein. Selbst-Bewußtheit kann dann die empfindsame Bewußtheit sein, daß man potentiell der Gefahr ausgesetzt ist durch die einfache Tatsache, daß man für andere sichtbar ist. Die naheliegende Abwehr gegen so eine Gefahr besteht darin, sich auf die eine oder andere Weise unsichtbar zu machen.

Im aktuellen Fall ist das Problem so notwendigerweise immer komplex. Kafkas Beter machte es sich zur Lebensaufgabe, Leute dazu zu bringen, ihn anzuschauen, da er dadurch seinen Zustand der Depersonalisation und Entrealisierung und der inneren Leblosigkeit mildern kann. Er braucht andere Leute, die ihn als reale lebendige Person erfahren, weil er selbst niemals aus seinem Inneren heraus überzeugt gewesen ist, lebendig zu sein. Das impliziert allerdings ein Vertrauen in die wohlwollende Qualität der Wahrnehmung anderer Leute, die nicht immer vorausgesetzt werden kann. Kaum wird er sich eines Dings bewußt, wird es unwirklich, obwohl »ich immer glaube, die Dinge hätten einmal gelebt, jetzt aber seien sie versinkend«. Man wäre nicht überrascht festzustellen, daß ein solcher Mensch in gewissem Maß der Bewußtheit, die andere Leute von ihm haben, mißtraut. Was zum Beispiel, wenn sie am Ende doch die gleiche »hinfällige Vorstellung« von ihm hätten, wie er sie von ihnen hat? Kann er ihrem Bewußtsein mehr vertrauen als seinem eigenen, um sich die innere Gewißheit zu geben, daß er lebendig ist? Ziemlich oft schlägt das Pendel tatsächlich zur entgegengesetzten Seite aus und das Individuum empfindet es als größtes Risiko, Objekt der Bewußtheit einer anderen Person zu sein. Der Mythos des Perseus und Medusas Haupt, der »böse Blick«, Wahnvorstellungen von Todesstrahlen und so fort sind, glaube ich, dieser Furcht zuzuschreiben.

Aus biologischer Sicht setzt ja wirklich die Tatsache, sichtbar zu sein, ein Tier dem Risiko aus, von seinen Feinden angegriffen zu werden, und kein Tier ist ohne Feinde. Sichtbar zu sein, ist darum ein fundamentales biologisches Risiko; unsichtbar zu sein, ist eine fundamentale biologische Verteidigung. Wir alle gebrauchen irgendeine Form der Tarnung. Das Folgende ist ein Bericht, der von einer Patientin niedergeschrieben wurde, die eine Form dieser magischen Tarnung verwendete und so ihre Angst überwinden half, als sie zwölf Jahre alt war.

»Ich war ungefähr zwölf, und ich mußte, um zu dem Laden meines Vaters zu gelangen, durch einen großen Park gehen, es war ein langer düsterer Weg. Ich gebe zu, ich hatte ziemliche Angst. Ich mochte es nicht, besonders nicht, wenn es dunkel wurde. Um die Zeit zu verkürzen, erfand ich ein Spiel. Sie wissen, als Kind zählt man die Pflastersteine oder hüpft von einem Stein zum anderen – nun, mein Spiel war ähnlich. *Es fiel mir auf, daß ich, wenn ich lange genug in die Umgebung starrte, mit ihr verschmolz, und ich verschwand gerade so, als ob der Platz leer und ich nicht mehr da sei. Es ist so, als ob man sich selbst dazu brächte, zu fühlen, daß man nicht weiß, wer man ist und wo man ist.* Sozusagen in die Szenerie überginge. Dann bekommt man Angst davor, weil das Gefühl kommt, auch wenn man nicht will. Ich würde einfach so dahergehen und fühlen, daß ich in die Landschaft übergegangen war. Dann würde ich Angst bekommen und immer und immer wieder meinen Namen sagen, um mich sozusagen wieder ins Leben zurückzurufen.«

Es kann sein, daß wir hier eine biologische Analogie für viele Ängste haben, die das Sichtbarsein, das Anderssein, das Distinktsein, das Aufsichziehen der Aufmerksamkeit zum Inhalt haben und in denen die Abwehr gegen solche Gefahren so oft aus Versuchen besteht, mit der menschlichen Landschaft zu verschmelzen, um es dadurch jedem so schwer wie möglich zu machen festzustellen, in welcher Weise man sich vom anderen unterscheidet. Oberndorf (1950) zum Beispiel hat darauf hingewiesen, daß Depersonalisation eine Abwehr ist analog der des »Sichtotstellens«. Wir werden diese Abwehr detaillierter im Fall Peter betrachten (Kap. VIII).

Sein wie jeder andere, ein anderer sein als man selbst, eine Rolle spielen, inkognito, anonym, niemand sein (psychotisch: vorgeben, keinen Körper zu haben), sind Abwehrmaßnahmen, die in bestimmten schizoiden und schizophrenen Zuständen mit größter Sorgfalt ausgeführt werden.

Die oben erwähnte Patientin erschrak jedesmal, wenn sie mit der Landschaft verschmolzen war. Dann, mit ihren Worten, »würde ich meinen Namen immer und immer wieder sagen, um mich sozusagen wieder ins Leben zurückzurufen«. Das wirft ein wichtiges Problem auf. Ich glaube, es ist eine korrekte Vermutung anzunehmen, daß diese besondere Form der Angstabwehr in dem kleinen Mädchen nur auf einer schwankenden ontologischen Grundlage entstehen konnte. Ein sicher etabliertes Gefühl der Identität verliert man nicht so leicht, zumindest nicht so schnell, wie dieses zwölfjährige Mädchen das ihre in ihrem Spiel verlor. Es ist darum wahrscheinlich, daß ihre Angst zumindest zum Teil zuerst durch diese ontologische Unsicherheit verursacht wurde, und daß sie dann diese ihre schwache Stelle als Fluchtweg benutzte. Dieses Prinzip sah man schon in den Fällen James, David, Frau D. und anderen wirksam. Indem sie mit der Landschaft verschmolz, verlor sie ihre autonome Identität, tatsächlich verlor sie ihr Selbst, und es war eben ihr »Selbst«, das gefährdet wurde durch das Alleinsein in der sich verdichtenden Dunkelheit eines leeren Raums.

Der allgemeinste Ausdruck dieses Prinzips zeigt sich darin, daß, wenn der Verlust des Seins droht, die Abwehr oft zu einem Zustand des Nicht-Seins greift, jedoch mit der immer vorhandenen Einschränkung, daß dieses Verfallen in Nicht-Sein nur ein Spiel, nur vorgetäuscht ist.

Wie Tillich (Der Mut zum Sein. 1958, S. 51) schreibt: »Die Neurose ist die Methode, dem Nichtsein auszuweichen durch Ausweichen vor dem Sein.« Der Haken dabei ist, daß das Individuum entdecken kann, daß seine Vortäuschung eine Täuschung war und es auf eine viel realere Weise, als es erwartet hat, tatsächlich in diesen so sehr gefürchteten Zustand des Nicht-Seins gefallen ist, in dem es seines Gefühls für Autonomie, Realität, Leben, Identität beraubt wurde und der es ihm vielleicht unmöglich macht, »im« Leben wieder festen Fuß zu fassen durch die einfache Wiederholung seines Namens. Das Spiel des kleinen Mädchens entzog sich tatsächlich auf diese Weise der Kontrolle.

Als die Patientin ihren Lebensbericht niederschrieb, aus dem wir oben zitiert haben, befand sie sich schon seit einer Reihe von Jahren in einem ernsten Zustand der Depersonalisation. Auf diesem Gebiet ist alles paradox. In Kapitel v stellten wir fest, daß das Selbst reale Lebendigkeit ebenso sehr fürchtet wie ersehnt. Das Selbst fürchtet, lebendig und real zu werden, weil es fürchtet, daß dabei das Risiko der Vernichtung unmittelbar potenziert wird. »Selbst-Bewußtheit« ist in diesem Paradoxon impliziert.

Unser kleines Mädchen verschmolz mit der Landschaft. Jemand nun, der nur zu leicht mit anderen Leuten verschmilzt (wir haben im vorigen Kapitel beschrieben, auf welche Weise das passiert) und fürchtet, dadurch seine Identität zu verlieren, benutzt seine Bewußtheit von seinem Selbst als ein Mittel, unabhängig und neutral zu bleiben. Selbst-Bewußtheit wird dann zu Hilfe genommen, um die prekäre ontologische Sicherheit des Individuums zu stärken. Dieses Insistieren auf Bewußtheit, insbesondere auf Bewußtheit des Selbst, verzweigt sich in viele Richtungen. Während der Hysteriker zum Beispiel nur zu froh zu sein scheint, Aspekte seines Seins vergessen und »verdrängen« zu können, versucht das schizoide Individuum in charakteristischer Weise, seine Bewußtheit von sich selbst so intensiv und extensiv wie möglich zu machen.

Es wurde jedoch festgestellt, wie sehr die kritische Selbstkontrolle, der sich das schizoide Individuum unterzieht, mit Feindseligkeit beladen ist. Das schizoide Individuum (und das gilt noch mehr für das schizophrene) sonnt sich nicht in der Wärme einer liebenden Selbstbetrachtung. Selbstkontrolle wird ganz zu Unrecht als Form des Narzißmus angesehen. Weder der Schizoide noch der Schizophrene ist in dieser Hinsicht narzißtisch. Wie eine Schizophrene es ausdrückte, (s. S. 274) wurde sie von dem grellen Licht einer schwarzen Sonne verbrannt. Das schizoide Individuum existiert unter der schwarzen Sonne, dem bösen Blick, seiner kritischen Selbstprüfung. Das grelle Licht seiner Bewußtheit tötet seine Spontaneität, seine Frische; es zerstört alle Freude, unter diesem Licht verdörrt alles. Und dennoch hört das schizoide Individuum nicht auf, obwohl es von Grund auf *nicht* narzißtisch ist, sich zwanghaft mit der ununterbrochenen Beobachtung seiner eigenen geistigen und/oder körperlichen Prozesse zu beschäftigen. In der Sprache Federns kathexiert es sein Ego-als-Objekt mit mortido.
Etwas Ähnliches wurde in anderer Form schon besprochen, als vorhin gesagt wurde, daß das schizoide Individuum seine Beziehung zu sich selbst depersonalisiert. Das heißt, es verwandelt seine lebendige Spontaneität in etwas Totes und Lebloses, indem es sie inspiziert. Das macht es mit anderen genauso und befürchtet, die anderen könnten es auch so mit ihm machen (Petrifikation).
Wir sind nun in der Lage anzunehmen, daß, obwohl es sich fürchtet, *nicht* tot und leblos zu sein – wie gesagt, fürchtet es reale Lebendigkeit –, es sich auch fürchtet, *nicht* fortwährend sich seiner selbst bewußt zu sein. Sich seines Selbst bewußt sein ist immer noch eine Garantie, eine Bürgschaft für die Fortdauer seiner Existenz, obwohl dieses Leben ein Totsein im Leben bedeuten kann. Sich eines Objektes bewußt zu sein, vermindert diese potentielle Gefahr. Bewußtsein ist dann eine Art Radar, ein Abtastmechanismus. Man kann fühlen, daß das Objekt unter Kontrolle ist. Wie ein Todesstrahl hat Bewußtsein zwei Haupteigenschaften: Die Macht

zu petrifizieren (in Stein zu verwandeln: sich selbst oder die anderen in Dinge zu verwandeln); und die Macht, zu durchdringen. Wenn darum der Blick der anderen in einer solchen Form erfahren wird, entsteht konstante Furcht und Vorbehalt, in das Ding eines anderen verwandelt zu werden oder von ihm durchdrungen zu werden und ein Gefühl, unter der Gewalt und Kontrolle eines anderen zu stehen. Freiheit besteht dann für das Individuum darin, unerreichbar zu sein. Das Individuum kann versuchen, dieser Gefahr zuvorzukommen, indem es den anderen in Stein verwandelt. Leider wird man dann, da man nicht von einem Stein gesehen werden kann, insofern man die anderen mit Erfolg in den eigenen Augen zu Dingen reduziert hat, die einzige Person, von der man gesehen werden kann. Der Prozeß verläuft nun in umgekehrter Richtung und kulminiert in der Sehnsucht, diese tötende und unerträgliche Selbst-Bewußtheit loszuwerden, so daß die Aussicht, ein passives Ding, vom anderen durchdrungen und kontrolliert zu sein, eine willkommene Erleichterung bieten kann. Innerhalb einer solchen Oszillation gibt es keine Ruheposition, da das Individuum keine Wahl zwischen anderen zu verwirklichenden Alternativen hat.

Die zwanghafte Beschäftigung mit dem Gesehenwerden oder einfach mit dem Sichtbarsein weist daraufhin, daß wir es im Grunde mit Phantasien des Nicht-Gesehenwerdens, des Unsichtbarseins, zu tun haben. Wenn, wie wir sahen, Sichtbarsein als solches sowohl Verfolgung als auch die Gewißheit meinen kann, daß man noch am Leben ist, dann wird Unsichtbarsein ebenso doppelte Bedeutung haben.

Die »selbst-bewußte« Person ist in einem Dilemma gefangen. Sie *braucht* es vielleicht, gesehen und erkannt zu werden, um ihr Gefühl der Wirklichkeit und Identität zu behalten. Dennoch stellt zur gleichen Zeit der andere eine Bedrohung ihrer Identität und Realität dar. Man findet extrem subtile Anstrengungen, die gemacht werden, um dieses Dilemma zu lösen in Form eines verborgenen inneren Selbst und behavioraler Falscher Selbst-Systeme, die schon beschrieben wurden. James zum Beispiel glaubte, daß »andere Leute mir meine

Existenz zuteilwerden lassen«. Auf sich allein gestellt, fühlt er, daß er leer und niemand ist. »Ich kann mich nicht wirklich fühlen, wenn keiner da ist ...« Trotzdem kann er sich nicht mit einer anderen Person wohlfühlen, da er sich mit anderen »in Gefahr« glaubt, wie mit sich selbst.

Er wird darum zwanghaft dazu getrieben, Gesellschaft zu suchen, erlaubt sich aber niemals, »er selbst« zu sein in der Anwesenheit anderer. Er vermeidet soziale Angst, indem er niemals wirklich *mit* anderen *ist*. Er sagt niemals ganz genau, was er meint oder meint, was er sagt. Die Rolle, die er spielt, ist nie ganz die seine. Er bemüht sich zu lachen, wenn er einen Witz *nicht* für komisch hält, und gelangweilt auszusehen, wenn er sich amüsiert. Er befreundet sich mit Leuten, die er nicht wirklich mag, und er ist kühl denjenigen gegenüber, die er »wirklich« gerne als Freunde haben möchte. Keiner kennt ihn deswegen wirklich und versteht ihn. Er kann in Sicherheit *er selbst* nur sein in Isolation, obgleich mit einem Gefühl der Leere und Unwirklichkeit. Mit anderen spielt er ein kompliziertes Spiel der Täuschung und Zweideutigkeiten. Sein soziales Selbst wird als falsch und leer empfunden. Wonach er sich am meisten sehnt, ist die Möglichkeit »eines Augenblicks des Erkennens«, aber immer, wenn das zufällig passiert, wenn er unbeabsichtigt »sich hat gehen lassen«, ist er voller Verwirrung und von Panik überschwemmt.

Je mehr er sein »wahres Selbst« versteckt, verborgen, ungesehen hält, und je mehr er anderen eine falsche Fassade bietet, desto zwanghafter wird diese falsche Darbietung seiner selbst. Er erscheint extrem narzißtisch und exhibitionistisch. In der Tat aber haßt er sich selbst und fürchtet sich davor, sich anderen zu offenbaren. Statt dessen exhibitioniert er zwanghaft das, was er bloß als äußere Fallen für andere ansieht; er zieht sich auffallend an, spricht laut und eindringlich. Er lenkt fortdauernd die Aufmerksamkeit auf sich und lenkt zur gleichen Zeit die Aufmerksamkeit von seinem Selbst ab. Sein Verhalten ist zwanghaft. Alle seine Gedanken kreisen um Gesehenwerden. Seine Sehnsucht ist es, gekannt zu werden. Aber das ist es auch, was er am meisten fürchtet.

Hier ist das »Selbst« eine unsichtbare transzendente Entität geworden, nur sich selbst bekannt. Der Körper in Aktion ist nicht länger Ausdruck des Selbst. Das Selbst ist nicht in und durch den Körper aktualisiert. Es ist distinkt und dissoziiert. Die implizite Bedeutung der Aktion von Frau R. (S. 66) war: »Ich bin nur das, für das andere Leute mich halten.« James nutzte die entgegengesetzte Möglichkeit aus: »Ich bin nicht das, was jedermann sehen kann.« Sein scheinbarer Exhibitionismus war darum ein Mittel zu vermeiden, daß Leute entdeckten, was oder wer er wirklich zu sein glaubt.

Der Erwachsene kann weder Gesehenwerden noch Unsichtbarsein als stabile Abwehr gegen den anderen benutzen, da beides seine eigenen Gefahren beinhaltet und auch seine eigenen Formen der Sicherheit. Wie kompliziert die auf dem Spiel stehenden Sachverhalte sind, kann ermessen werden, wenn man die Komplexität schon der frühesten und einfachsten infantilen Situationen betrachtet.

Es ist üblich, daß Kinder Unsichtbarsein und Sichtbarsein spielen. Dieses Spiel hat verschiedene Variationen. Es kann allein gespielt werden, vor dem Spiegel oder mit Einverständnis der Erwachsenen.

In einer Fußnote zu seiner berühmten Beschreibung (1920) des Spiels eines kleinen Jungen mit Rolle und Bindfaden gibt Freud die Beschreibung einer Version dieses Spiels. Es lohnt sich, sich den ganzen Passus ins Gedächtnis zurückzurufen, obwohl es die Fußnote ist, auf die ich besondere Aufmerksamkeit lenken möchte.

»Das Kind war in seiner intellektuellen Entwicklung keineswegs voreilig, es sprach mit 1¹/₂ Jahren erst wenige verständliche Worte und verfügte außerdem über mehrere bedeutungsvolle Laute, die von der Umgebung verstanden wurden. Aber es war in gutem Rapport mit den Eltern und dem einzigen Dienstmädchen und wurde wegen seines ›anständigen‹ Charakters gelobt. Es störte die Eltern nicht zur Nachtzeit, befolgte gewissenhaft die Verbote, manche Gegenstände zu berühren und in gewisse Räume zu gehen, und vor allem anderen, es weinte nie, wenn die Mutter es für Stunden verließ, obwohl es dieser Mutter zärtlich anhing, die das Kind nicht nur selbst genährt, sondern auch ohne jede fremde Beihilfe gepflegt und betreut hatte. Dieses brave Kind zeigte nun die gelegentlich störende Gewohnheit, alle kleinen Gegenstände, deren es habhaft wurde, weit weg von sich in eine Zimmerecke, unter ein Bett usw. zu schleudern, so daß das Zusammensuchen seines Spielzeuges oft keine leichte Arbeit war. Dabei brachte es mit dem Ausdruck von Interesse und Befriedigung ein lautes, langgezogenes *o–o–o–o* hervor, das nach dem übereinstimmenden Urteil der Mutter und des Beobachters keine Interjektion war, sondern »Fort« bedeutete. Ich merkte endlich, daß das ein Spiel sei, und daß das Kind alle seine Spielsachen nur dazu benütze, mit ihnen ›fortsein‹ zu spielen. Eines Tages machte ich dann die Beobachtung, die meine Auffassung bestätigte. Das Kind hatte eine Holzspule, die mit einem Bindfaden umwickelt war. Es fiel ihm nie ein, sie zum Beispiel am Boden hinter sich herzuziehen, also Wagen mit ihr zu spielen, sondern es warf die am Faden gehaltene Spule mit großem Geschick über den Rand seines verhängten Bettchens, so daß sie darin verschwand, sagte dazu sein bedeutungsvolles *o–o–o–o* und zog dann die Spule am Faden wieder aus dem Bett heraus, begrüßte aber deren Erscheinen jetzt mit einem freudigen ›Da‹. Das war also das komplette Spiel, Verschwinden und Wiederkommen, wovon man zumeist nur den ersten Akt zu sehen bekam, und dieser wurde für sich allein unermüdlich als Spiel wiederholt, obwohl die größere Lust unzweifelhaft dem zweiten Akt anhing.«

Freud fügte seinem Bericht über das Spiel diese wichtige Fußnote hinzu:

»Diese Deutung wurde dann durch eine weitere Beobachtung völlig gesichert. Als eines Tages die Mutter über viele Stunden abwesend gewesen war, wurde sie beim Wiederkommen mit der Mitteilung begrüßt: *Bebi o–o–o–o!*, die zunächst unverständlich blieb. Es ergab sich aber bald, daß das Kind während dieses langen Alleinseins ein Mittel gefunden hatte, sich selbst verschwinden zu lassen. Es hatte sein Bild in dem fast bis zum Boden reichenden Standspiegel entdeckt und sich dann niedergekauert, so daß das Spiegelbild ›fort‹ war.«

So spielt dieser kleine Junge nicht nur seine Mutter verschwinden lassen, sondern auch, sich selbst verschwinden lassen. Freud schlägt vor, die beiden Spiele als Versuche zu verstehen, die Angst vor einer Gefahrensituation zu meistern dadurch, daß diese immer und immer wieder im Spiel wiederholt wird.

Wenn das so ist, dann ist die Furcht, unsichtbar zu sein, zu verschwinden, eng mit der Furcht vor dem Verschwinden seiner Mutter assoziiert. Es scheint, daß der Verlust der Mutter in einer bestimmten Entwicklungsphase das Individuum mit dem Verlust seines Selbst bedroht. Die Mutter aber ist nicht einfach ein *Ding*, das vom Kind gesehen werden kann, sondern eine *Person*, die das Kind sieht. Darum schlagen wir vor, daß in der Entwicklung des Selbst die Erfahrung von sich selbst als Person unter den liebenden Augen der Mutter eine notwendige Komponente ist. Der normale Säugling lebt quasi ununterbrochen unter den Augen Erwachsener. Aber Gesehenwerden ist bloß eine der unzähligen Möglichkeiten, durch die dem totalen Sein des Säuglings Beachtung geschenkt wird. Man kümmert sich um ihn, indem er beobachtet, gehätschelt, geschaukelt, umarmt, in die Luft geworfen, gebadet wird: Man befaßt sich in einem Ausmaß mit seinem Körper, wie es niemals wieder sein wird. Einige Mütter können die »geistigen« Prozesse des Kindes erkennen und darauf reagieren, können aber nicht verständnisvoll seine konkrete körperliche Aktualität akzeptieren und umgekehrt. Es kann sein, daß *mangelnde Antwortbereitschaft* der Mutter in bezug auf den einen oder anderen Aspekt des kindlichen Seins wichtige Konsequenzen hat.

Eine weitere Betrachtung dessen, was dieser Junge durch sein Spiel erreichte, läßt annehmen, daß er, wie Freud mutmaßt, *sich selbst* verschwinden lassen kann, indem er sein Spiegelbild im Spiegel nicht mehr sehen kann. Das heißt, wenn er sich nicht *dort* sehen konnte, würde er selbst »fort« sein; er benutzte so eine schizoide Annahme mit Hilfe des Spiegels, durch den es zwei »er« gab, einer *dort* und der andere *hier*. Das heißt, bei der Bewältigung oder beim Versuch der Bewältigung des Verlustes oder der Abwesenheit des realen anderen, in dessen Augen er lebte und sich bewegte und sein Sein hatte, wird er eine andere Person für sich, die ihn vom Spiegel aus anblicken kann.

Wenn er jedoch, obwohl die »Person«, die *er* im Spiegel sehen konnte, weder sein eigenes Selbst noch eine andere Person, sondern nur ein Spiegelbild seiner eigenen Person war, dieses reflektierte Bild seiner eigenen Person nicht mehr im Spiegel sehen konnte, verschwand er selbst wahrscheinlich auf die gleiche Weise, auf die er sich verschwunden fühlte, wenn er sich nicht länger unter dem Blick oder der Präsenz seiner Mutter fühlte. Ob nun die Gefahr, die vom realen anderen ausgeht, von der jederzeit eintreffenden Möglichkeit herrührt, daß der andere weggeht oder stirbt oder die Gefühle nicht erwidert, die man für ihn hat, oder ob der andere eine unmittelbare Bedrohung in Form von Implosion oder Penetration darstellt, die schizoide Person sucht, indem sie wie der Junge ein Spiegel für sich selbst ist, ihr Selbst, eine Quasi-Dualität von allumfassender Einheit, in zwei Selbst zu verwandeln, d. h. in eine tatsächliche Dualität. Von den zwei Selbst des kleinen Jungen war das eigene tatsächliche Selbst außerhalb des Spiegels dasjenige, das, so könnte man sich vorstellen, am leichtesten mit seiner Mutter identifiziert werden konnte. Diese *Identifikation des Selbst mit dem Phantasiebild der Person, durch die man gesehen wird*, kann in entscheidender Weise zu den Charakteristika des beobachtenden Selbst beitragen. Wie oben schon gesagt, tötet und vernichtet das beobachtende Selbst alles, was unter seinen prüfenden Blick gerät. Das Individuum hat nun einen alles verfolgenden Beobachter im innersten Kern seines Seins. Vielleicht wird das Kind von dieser fremden destruktiven Gegenwart des Beobachters besessen, der während seiner Abwesenheit dem Bösen verfiel, und der nun den Platz des beobachtenden Selbst einnimmt, den Platz des Jungen selbst vor dem Spiegel. Wenn das passiert, behält der Junge seine Bewußtheit von sich selbst als einem Objekt in den Augen eines anderen, indem er sich selbst wie der andere beobachtet: Er leiht dem anderen seine Augen, damit er weiter gesehen werden kann, er wird dann zu einem Objekt in seinen eigenen Augen. Aber der Teil von ihm selbst, der in ihn schaut und ihn sieht, hat die verfolgerähnlichen Züge entwickelt, die er von nun an den realen Personen außerhalb von ihm zuschreibt.

Das Spiegelspiel kann eigenartige Variationen haben. Die Krankheit eines Mannes manifestierte sich zum ersten Mal, als er in den Spiegel schaute und dort jemand anderen erblickte (tatsächlich, sein Spiegelbild): »sich«. »Er« mußte in einer paranoiden Psychose zu seinem Verfolger werden. »Er« (d. h. sich) war der Anstifter des Komplotts, ihn zu töten (d. h. den Patienten) und er (der Patient) war entschlossen, »sich« (sein entfremdetes Selbst) mit einer Kugel »zur Strecke zu bringen«.

Auch der kleine Junge in seinem Spiel in der Position der Person, die ihn wahrnahm, d. h. seiner Mutter, tötete sich in gewissem Sinn auf magische Weise selbst. Er tötete das Spiegelbild von sich selbst. Wir werden später Gelegenheit haben, auf diesen eigenartigen Tatbestand zurückzukommen, wenn wir Schizophrenie untersuchen. *Sich selbst* verschwinden und wiederkehren lassen mußte eine Bedeutung analog zu der seines anderen Spiels gehabt haben, nämlich seine Mutter (symbolisch) verschwinden und wiedererscheinen zu lassen. Das Spiel wird auf diese Weise sinnvoll, jedoch nur wenn wir glauben können, daß es für ihn eine Gefahrensituation ist, nicht nur seine Mutter nicht sehen zu können, sondern auch sich nicht von ihr gesehen zu fühlen. In diesem Stadium gilt *esse = percipi*, nicht nur was andere betrifft, sondern auch was das Selbst betrifft.

Eine meiner Töchter spielte, als sie $2^1/_2$ Jahre alt war, ein ähnliches Spiel. Auf das Kommando »Sieh uns nicht« mußte ich meine Augen mit den Händen bedecken, dann auf das Kommando »Sieh mich« mußte ich die Hände schnell wegnehmen und Überraschung und Entzücken ausdrücken, sie zu sehen. Ich mußte sie auch anschauen und vorgeben, ich könne sie nicht sehen. Auch mit anderen Kindern mußte ich dieses Spiel spielen. Es handelt sich nicht darum, sie nicht zu sehen, wenn sie etwas Unartiges tun. Entscheidend scheint zu sein, daß das Kind sich selbst temporär als nicht gesehen erfährt. Es handelt sich nicht darum, daß das Kind *mich* nicht sieht. Man stellt auch fest, daß keine physische Trennung im Spiel vorkommt. Weder der Erwachsene noch das Kind müssen sich in diesem Spiel verstecken oder tatsächlich verschwinden. Es ist eine magische Version des Versteckspiels.

Das Kind, das weint, wenn seine Mutter aus dem Raum verschwindet, wird mit dem Verschwinden seines eigenen Seins bedroht, da auch für es *percipi* = *esse* ist. Nur in Gegenwart der Mutter ist es fähig, voll zu *leben* und sich zu *bewegen* und *sein Sein zu haben*. Warum wollen Kinder nachts das Licht anbehalten und so oft ihre Eltern bei sich sitzen haben, bis sie einschlafen? Vielleicht ist ein Aspekt dieser Bedürfnisse, daß das Kind anfängt sich zu fürchten, wenn es sich nicht mehr länger sehen kann oder sich nicht mehr von jemand anderem gesehen fühlt oder die anderen nicht mehr hört und von ihnen gehört wird. Schlafen gehen besteht, phänomenologisch, aus einem Verlust der eigenen Bewußtheit vom eigenen Sein und von der Welt. Schon das allein ist vielleicht angsterweckend, so daß das Kind es darum nötig hat, sich von einer *anderen* Person gesehen oder gehört zu fühlen, während es seine eigene Bewußtheit von seinem Sein im Prozeß des Einschlafens verliert. Im Schlaf ist das »innere Licht« aus, das das eigene Sein erhellt. Das angelassene Licht gibt nicht nur die Gewißheit, daß beim Aufwachen keine Schrecken in der Dunkelheit zu befürchten sind, sondern auch die magische Gewißheit, daß es während des Schlafs von ihm wohlgesonnenen Personen behütet wird (Eltern, Feen, Engel). Noch schlimmer vielleicht als das mögliche Vorhandensein böser Dinge in der Dunkelheit ist der Schrecken, daß in der Dunkelheit *nichts* und *niemand* ist. Sich nicht seiner selbst bewußt sein kann darum gleichgesetzt werden mit

Nichtsein. Das schizoide Individuum versichert sich selbst, daß es existiert, indem es dauernd sich seiner selbst bewußt ist. Aber es wird verfolgt von seiner eigenen Einsicht und Klarheit.

Das Bedürfnis, wahrgenommen zu werden, ist natürlich nicht eine rein visuelle Angelegenheit. Es bedeutet das allgemeine Bedürfnis, die eigene Präsenz durch den anderen bekräftigt und bestätigt zu finden, das Bedürfnis nach Anerkennung der eigenen totalen Existenz; das Bedürfnis eigentlich, geliebt zu werden. So glauben diejenigen Leute vielleicht, die nicht aus sich heraus das Gefühl ihrer eigenen Identität aufrechterhalten können oder wie Kafkas Beter nicht innerlich überzeugt sind zu leben, daß sie nur dann reale lebende Personen sind, wenn sie von anderen als solche erfahren werden, wie es der Fall mit Frau R. war (S. 66), die jedesmal von Depersonalisation bedroht wurde, wenn sie nicht erkannt wurde oder sich nicht vorstellen konnte, von jemandem erkannt zu werden, der sie gut genug kannte, um der Erkennung und der Reaktion auf sie Signifikanz zu verleihen. Ihr Bedürfnis, gesehen zu werden, beruhte auf der Gleichung, daß »ich die Person bin, die andere Leute kennen und für die sie mich halten«. Sie bedurfte der greifbaren wiederholten Vergewisserung der Präsenz eines anderen, der sie kannte, und in dessen Präsenz ihre eigenen Ungewißheiten darüber, wer sie war, zeitweise verringert werden konnten.

8 Der Fall Peter

> »Ich mag das Wort psychologisch nicht. Es gibt so was wie psychologisch nicht. Sagen wir, daß man die Biographie der Person verbessern kann.«
>
> JEAN-PAUL SARTRE

Im folgenden Fall kann man viele der in den letzten zwei Kapiteln diskutierten Probleme ausgelebt sehen.

Peter war ein großer Mann von fünfundzwanzig, und er sah aus wie ein Bild der Gesundheit. Er kam zu mir und beklagte sich darüber, daß ein fortwährender unangenehmer Geruch von ihm ausginge. Er konnte es deutlich riechen, war aber nicht zu sicher, ob es ein Geruch war, den andere auch riechen konnten. Es schien ihm, als ob der Geruch besonders vom unteren Teil seines Körpers und der Genitalzone herkam. An der frischen Luft war es der Geruch von etwas Verbranntem, aber gewöhnlich war es der Geruch von etwas Saurem, Ranzigem, Altem, Verfaultem. Er verglich es mit dem rußigen, schmutzigen, schalen Geruch eines Bahnhofswartesaals; oder mit dem Geruch, der aus den verfallenen Latrinen der Slum-Mietwohnungen des Distrikts kam, in dem er aufgewachsen war. Er konnte diesen Geruch nicht loswerden, obwohl er es sich angewöhnt hatte, mehrmals am Tag zu baden.

Die folgende Information über sein Leben wurde mir vom Bruder seines Vaters gegeben.

Seine Eltern waren keine glücklichen Leute, aber sie hingen eng aneinander. Sie waren zehn Jahre verheiratet gewesen, bevor er geboren wurde. Sie waren unzertrennlich. Das Kind, das einzige, veränderte ihr Leben nicht. Er schlief im gleichen Raum wie seine Eltern von seiner Geburt an, bis er die Schule verließ. Seine Eltern waren niemals direkt unfreundlich zu ihm, und er schien die ganze Zeit mit ihnen zusammen zu sein, und doch behandelten sie ihn einfach, *als ob er nicht da sei.*

Seine Mutter, wie der Onkel weiter erzählte, konnte ihm

niemals Zuneigung entgegenbringen, da sie selbst niemals welche bekommen hatte. Er wurde mit der Flasche genährt und gewann schnell an Gewicht, aber man war nie zärtlich oder spielte mit ihm. Er war ein Säugling, der dauernd weinte. Seine Mutter lehnte ihn aber nicht offen ab oder vernachlässigte ihn. Er wurde adäquat ernährt und gekleidet. Durch seine Kindheit und Adoleszens ging er ohne irgendwelche bemerkenswerten Auffälligkeiten. Seine Mutter allerdings, sagte sein Onkel, bemerkte ihn beinahe überhaupt nicht. Sie war eine hübsche Frau, die sich gerne gut anzog und sich bewundern ließ. Sein Vater sah das gerne, kaufte ihr Kleider, wann er nur konnte, und war stolz darauf, mit seiner attraktiven Frau gesehen zu werden.

Der Onkel glaubte, daß den Vater, obwohl er auf seine Art den Jungen sehr gern hatte, irgend etwas zu hindern schien, ihm seine Zuneigung zu zeigen. Er war schroff, hatte dauernd etwas an ihm auszusetzen, schlug ihn gelegentlich ohne ersichtlichen Grund und setzte ihn mit Bemerkungen herab wie »Nichtsnutz« oder »Mehlsack«. Der Onkel dachte, daß das schade sei, denn als der Junge in der Schule gut war und später, als er eine Stelle in einem Büro bekam, was für die arme Familie ein großer Schritt nach oben war, war der Vater wirklich »furchtbar stolz auf diesen Jungen«; es war ein »furchtbarer Schlag für ihn«, als es später schien, daß sein Sohn keine Lust habe, etwas aus sich zu machen.

Er war ein einsames Kind, und er war immer sehr brav. Als er neun war, wurde ein kleines Mädchen seines Alters, das neben ihm wohnte, bei einem Luftangriff, bei dem ihre beiden Eltern getötet wurden, blind; er hatte unerschöpfliche Geduld, er lehrte sie, sich im Distrikt zu orientieren, nahm sie mit ins Kino, setzte sich zu ihr und sprach mit ihr. Dieses Mädchen gewann später teilweise ihre Sehfähigkeit zurück. Sie erzählte dem Onkel, daß sie ihr Leben diesem kleinen Jungen von neun verdankte, weil er die einzige Person war, die wirklich für sie Zeit hatte, als sie blind, hilflos und ohne Freude war, ohne jemanden, der den Platz ihrer toten Eltern einnehmen konnte oder wollte.

In Peters letzten Schuljahren begann der Onkel sich für ihn zu interessieren, und auf dessen Veranlassung und durch Arrangements, die dieser traf, begann er in einem Rechtsanwaltbüro zu arbeiten. Der Junge verließ das Büro nach einigen Monaten wieder aus Mangel an Interesse, erhielt aber, wiederum durch seinen Onkel, einen Posten in einem Speditionsbüro. Dort blieb er bis zu seiner Einberufung zum Militär. Er versorgte dort auf eigenen Wunsch die Wachhunde, und als er seine zwei Jahre ohne irgendwelche Vorkommnisse abgedient hatte und den Dienst verließ, »brach er seines Vaters Herz«, weil er buchstäblich »vor die Hunde ging«, indem er einen Job als Hundepfleger in einem Hundezwinger annahm. Er ging dort allerdings nach einem Jahr fort, und nachdem er fünf Monate lang verschiedene ungelernte Gelegenheitsarbeiten gemacht hatte, tat er einfach nichts mehr, bis er, sieben Monate danach, zu seinem praktischen Arzt ging und sich über den Geruch beklagte. Natürlich existierte kein Geruch, und der praktische Arzt schickte ihn zum Psychiater.

Der Patient beschrieb sein Leben so: In bezug auf seine Geburt hatte er das Gefühl, daß weder sein Vater noch seine Mutter ihn gewollt hatten, und daß sie ihm in der Tat niemals vergeben hatten, geboren zu sein. Seine Mutter, glaubte er, nahm ihm seine Präsenz in der Welt übel, weil er durch sein Geborenwerden ihre Figur verdorben und sie verletzt und ihr Schaden zugefügt hatte. Er behauptete, daß sie ihm das häufig während seiner Kindheit vorgeworfen habe. Sein Vater, glaubte er, nahm ihm übel, daß er überhaupt existierte. »Er hat mir nie einen Platz in der Welt gegönnt.« Er glaubte auch, daß sein Vater ihn wahrscheinlich haßte, weil er seiner Mutter durch die Schmerzen und den Schaden, die er ihr zugefügt hatte, den Geschlechtsverkehr verleidet hatte. Er trat in das Leben, so fühlte er, wie ein Dieb und Verbrecher.

Man erinnert sich an die Bemerkung des Onkels, daß seine Eltern weitgehend mit sich selbst beschäftigt waren, und daß sie ihn behandelten, als ob er nicht da sei. Die Beziehung zwischen Ignoriertsein und Selbst-Bewußtheit kommt in der folgenden Tonbandaufnahme eines Gesprächs während unseres zweiten Interviews sehr gut heraus:

PETER: ... solange ich mich erinnern kann, war ich mir irgendwie meiner selbst bewußt, so eine Art selbst-bewußt – irgendwie so auffällig, wissen Sie.

ICH: Auffällig?

P.: Nun, ja, auffällig. Einfach da sein ... es war einfach ein Gewahrwerden von mir selbst.

ICH: Da sein?

P.: Oh, überhaupt sein, nehme ich an. Er (sein Vater) sagte immer, daß ich ein Ekel gewesen bin von dem Tage meiner Geburt an.

ICH: Ein Ekel?

P.: Ja, Nichtsnutz war ein anderer Name für mich, und Mehlsack.

ICH: Sie fühlten sich schuldig, einfach da zu sein.

P.: Nun ja, ich weiß nicht ... *es war einfach auf der Welt zu sein*, denke ich.

Er sagte, er sei kein einsames Kind gewesen, obwohl er ziemlich oft allein war, aber »einsam ist nicht das gleiche wie allein sein«. Er hatte eine, wahrscheinlich abgewehrte, Erinnerung daran, daß ihm seine Mutter, er war vier oder fünf und sie hatte ihn beim Spiel mit seinem Penis ertappt, erzählte, dieser könne, wenn er das tue, nicht mehr wachsen. Als er sieben oder acht war, gab es einige Episoden sexueller Art mit einem Mädchen von etwa vierzehn. All das war von großer Bedeutung für ihn und diente dazu, seine Selbst-Bewußtheit zu intensivieren. Die einzigen ersten frühen Erinnerungen, die er mir erzählte, waren diese sexuellen Vorfälle. Sie wurden ohne irgendeine Wärme erzählt. Es dauerte viele Monate, bevor er in beiläufiger Weise das blinde kleine Mädchen Jean erwähnte.

Während der Zeit, in der er die höhere Schule besuchte, nahmen seine Gefühle von sich selbst definitivere Formen an. Soweit es jetzt möglich ist, sie zu rekonstruieren, fing er an, das wachsende Gefühl zu haben, daß er von jedem in eine falsche Position gebracht wurde. Er fühlte sich seinem Lehrer und seinen Eltern gegenüber verpflichtet, jemand zu sein und etwas aus sich zu machen, während er die ganze Zeit fühlte, daß das auf der einen Seite unmöglich war und auf der anderen Seite unfair. Er hatte das Gefühl, seine ganze Zeit und Energie verschwenden zu müssen, um seinen Vater, seine Mutter, seinen Onkel oder seinen Lehrer zufriedenzustellen. In seinem Inneren jedoch war er überzeugt, daß er niemand und wertlos war, daß alle seine Bemühungen, jemand zu sein, Betrug und Vortäuschung waren. Sein Lehrer zum Beispiel wollte, daß er »anständig sprach« und »bürgerliche Kleidung« trug. Aber all das versuchte ihn zu jemandem zu machen, der er nicht war. So mußte er, der heimlich masturbierte, anderen Kindern aus der Bibel vorlesen, und wurde ihnen als Vorbild hingestellt. Wenn die Leute sagten, wie gut er sein müsse, daß er die Bibel so gut lesen könne, lachte er innerlich höhnisch: »Es bewies nur, was für ein guter Schauspieler ich war.« Jedoch über sein Gefühl hinaus, nicht die Person zu sein, die er zu sein vorgab, wußte er selbst nicht, was er sein wollte. Neben dem Gefühl der Wertlosigkeit hatte er auch den wachsenden Eindruck, etwas ganz Besonderes zu sein, von Gott mit einer besonderen Mission beauftragt, aber wer oder was ... er konnte es nicht sagen. In der Zwischenzeit hegte er tiefen Groll gegen die Anstrengungen von allen, so empfand er es, ihn zu einem Heiligen zu machen, die »mehr oder weniger nur zur eigenen Entlastung dienten«. So akzeptierte er ohne Freude seinen Posten als Büroangestellter. Er fing an, mehr und mehr zu hassen, besonders Frauen. Es war ihm bewußt, daß er andere haßte, aber der Gedanke, daß er sie fürchtete, kam ihm nicht. Warum sollte er, wenn »sie mich nicht hindern konnten, das zu denken, was ich wollte?« Das implizierte natürlich, daß »sie« einige Macht hatten, ihn zu zwingen, das zu tun, was »sie« wollten. Aber solange er äußerlich »ihren« Wünschen nachkam, vermied er es, die Angst zu erfahren, die ihn, so müssen wir annehmen, dazu veranlaßte, sich anderen anzupassen und sich ihnen kaum jemals zu offenbaren.

Es war im zweiten Büro, wo er zum ersten Mal Angstanfälle erlebte. Zu dieser Zeit hatte sich sein Grundproblem bereits deutlich herauskristallisiert, entweder aufrichtig zu sein oder ein Hypokrit; wahr zu sein oder eine Rolle zu spielen. Was ihn betraf, so wußte er, daß er ein Hypokrit, ein Lügner, ein Scharlatan, eine Täuschung war, und es handelte sich jetzt hauptsächlich darum, wie lange er die Leute an der Nase herumführen konnte, bevor er entdeckt würde. In der Schule hatte er noch geglaubt, daß er so davonkommen konnte. Aber je mehr er das verbarg, was er als seine wahren Gefühle ansah, und Dinge tat und Gedanken dachte, die vor jedem anderen versteckt und geheimgehalten werden mußten, um so mehr begann er, die Gesichter der Leute kritisch zu prüfen und versuchte, aus ihren Gesichtern zu lesen, was sie entweder über ihn dachten oder von ihm wußten. Im Büro waren das, was er als seine »realen Gefühle« ansah, zum größten Teil sadistische sexuelle Phantasien über seine weiblichen Kollegen, besonders eine Frau, die, dachte er, zwar seriös aussah, aber, stellte er sich vor, wahrscheinlich ein Hypokrit wie er selbst war. Er pflegte in der Toilette des Büros zu masturbieren, während er diese oder jene Phantasie evozierte; und einmal passierte das, was ihm vor so langer Zeit mit seiner Mutter passiert war, als er das getan hatte; er kam aus der Toilette und traf eben diese junge Frau, die er in Gedanken vergewaltigt hatte. Sie sah ihn direkt an und sie schien genau durch ihn hindurch in sein verborgenes Selbst zu schauen und dort zu sehen, was er ihr angetan hatte. Panik erfüllte ihn. Von nun an konnte er nicht mehr länger sicher sein, daß er seine Aktionen und seine Gedanken vor anderen Leuten verbergen konnte. Insbesondere konnte er, wie er sagte, nicht mehr länger sicher sein, daß sein Gesicht ihn nicht verraten würde. Zu dieser Zeit begann er zu fürchten, der Geruch des Spermas könne ihn überführen.

Er war in diesem Zustand, als er einberufen wurde. Er beendigte seinen Dienst jedoch, ohne äußere Anzeichen seiner inneren Qual zu zeigen. Es scheint dagegen, daß er eine äußere Normalität aufrechterhalten konnte und sogar in gewissem Maß frei von Angst war. Was er darüber dachte, war äußerst aufschlußreich und bedeutsam. Seine scheinbare Normalität war die Folge einer absichtlichen Intensivierung der Spaltung zwischen seinem inneren »wahren« Selbst und äußerem »falschen« Selbst. Dies wird in einem Traum ausgedrückt, den er zu dieser Zeit hatte. Er befand sich in einem schnell fahrenden Wagen: Er sprang ab, verletzte sich, allerdings nicht ernsthaft, während der Wagen weiterfuhr und an einem Hindernis zerschellte. Er führte so das Spiel, das er so lange mit sich gespielt hatte, zu der logischen, aber schrecklichen Vollendung. Er traf schließlich seine Wahl so endgültig, wie er nur konnte; er dissoziierte sich von sich selbst und von anderen Leuten. Der unmittelbare Effekt war ein Nachlassen seiner Angst und ein äußerlich normales Erscheinen. Aber das war nicht alles, was er tat, und das waren nicht die einzigen Konsequenzen.

Sein Gefühl der Sinnlosigkeit, Richtungslosigkeit, Nichtigkeit wuchs, ebenso seine Überzeugung, daß er niemand »wirklich« war. Er fühlte, daß es keinen Sinn hatte, noch irgend etwas vorzutäuschen. Er formulierte das für sich so: »Ich bin niemand, darum tue ich auch nichts.« Er war nun nicht nur entschlossen, sich von seinem falschen Selbst zu dissoziieren, sondern auch all das zu zerstören, was er zu sein schien. »Ich zog«, so sagte er, »eine gewisse sardonische Befriedigung aus dem Gedanken, zu noch weniger zu werden, als ich von mir gedacht hatte oder als sie von mir gedacht hatten ...«

Die ganze Zeit hatte er gefühlt, daß er, mit seinen eigenen Worten (die zufällig auch die Heideggers sind), »am Rand des Daseins« war, mit nur einem Fuß im Leben, und sogar das ohne Berechtigung. Er fühlte, daß er nicht wirklich lebendig war und daß er sowieso ohne Wert war und kaum das Recht hatte, Leben zu beanspruchen. Er bildete sich ein, außerhalb von allem zu sein, dennoch hegte er eine Zeitlang einen Funken Hoffnung. Vielleicht hatten Frauen das Geheimnis. Wenn er von einer Frau geliebt werden könnte, dann, glaubte er, sei er vielleicht fähig, sein Gefühl der Wert-

losigkeit zu überwinden. Aber dieser mögliche Ausweg war für ihn versperrt, da er überzeugt war, daß jede Frau, die irgend etwas mit ihm zu tun hatte, nur so leer sein konnte wie er, und daß alles, was er von Frauen bekommen konnte, ob er es nahm oder ob sie es ihm gaben, genauso wertlos sein mußte wie das Zeug, aus dem er selbst gemacht war. Jede Frau, die nicht so leer war wie er, konnte darum niemals etwas mit ihm zu tun haben, am allerwenigsten in sexueller Hinsicht. Alle seine tatsächlichen sexuellen Beziehungen zu Frauen waren vollkommen zufällig, und in ihnen konnte er niemals seine »Abgesperrtheit« durchbrechen. Mit einem Mädchen, das er als »rein« betrachtete, unterhielt er mehrere Jahre lang eine lockere und platonische Beziehung. Aber er war unfähig, diese Beziehung mit dem Mädchen in mehr als das umzusetzen. Vielleicht würde er mit Kierkegaard übereingestimmt haben, hätte er ihn gelesen, was nicht der Fall war, daß, wenn er Vertrauen gehabt hätte, er seine Regina geheiratet hätte.
Man muß sich fragen, warum er so lange brauchte, um mir von dieser Freundschaft zu erzählen, die zweifellos eines der bedeutsamsten Dinge seines Lebens war, und die ihn vielleicht davor bewahrt hatte, in seiner Adoleszenz offen schizophren zu werden. Es war ziemlich charakteristisch für Peter, und ist es für diesen Typ Person überhaupt, daß es gerade so eine Sache in seinem Leben war, die er vor anderen am meisten geheimhalten wollte, während er keine Hemmungen hatte, über infantile sexuelle Promiskuität, Masturbation und sadistisch-sexuelle Erwachsenenphantasien zu sprechen.

DISKUSSION

Soweit ich feststellen konnte, war Peter niemals »zu Hause« gewesen, weder in seinem Körper noch in der Welt. Er fühlte sich plump, linkisch und auffällig. Man erinnert sich an den Bericht des Onkels über seine narzißtische Mutter, die niemals zärtlich zu ihm war oder mit ihm spielte. Sogar seine physische Präsenz in der Welt wurde kaum erkannt. »Er wurde behandelt, als ob er nicht da sei.« Was ihn betraf, so fühlte er sich nicht nur unbeholfen und auffällig, sondern einfach schuldig, »auf der Welt zu sein«.

Seine Mutter, so schien es, hatte nur Augen für sich selbst. Ihm gegenüber war sie blind. Er wurde nicht *gesehen*. Es war kein reiner Zufall, daß er dem blinden Mädchen, das ihn nicht sehen konnte, ein so guter Kamerad, quasi eine Mutter wurde. Diese Freundschaft hatte viele Fazetten, aber ein wichtiger Aspekt war, daß er sich sicher mit ihr fühlte, weil er sie sehen konnte und sie ihn nicht. Mehr noch, sie brauchte ihn verzweifelt; er gab ihr seine Augen; und natürlich konnte er es sich leisten, mit ihr Mitleid zu haben, wie er es mit seiner Mutter nicht konnte. Dieses Mädchen, die Wachhunde und die Zwingerhunde waren die einzigen lebenden Kreaturen, denen er sich zeigen konnte und von denen ihm spontane Zuneigung entgegengebracht wurde.

Beinahe gegenüber allen begann er sein Falsches Selbst-System zu gebrauchen, das auf der Konformität mit ihren Wünschen und Ambitionen für ihn basierte. Je länger er das tat, desto mehr begann er andere und sich zu hassen. Indem sein Gefühl von dem, was eigentlich zu seinem »wahren« Selbst gehörte, mehr und mehr zusammenschrumpfte, begann dieses Selbst, sich immer verwundbarer zu fühlen, und er fing an, sich immer mehr zu fürchten, andere Leute könnten durch seine unechte Persönlichkeit hindurch eindringen in das innere Sanktum seiner geheimen Phantasien und Gedanken.

Es gelang ihm, auf äußerlich normale Weise die wohlüberlegte Verwendung zweier Techniken weiterzuführen, die er »Ausschaltung« und »Auskupplung« nannte. Unter Ausschaltung verstand er Erweiterung der existentiellen Distanz zwischen dem Selbst und der Welt. Unter Auskupplung verstand er die Trennung von jeder Beziehung zwischen seinem »wahren« Selbst und seinem verabscheuten falschen Selbst. Diese Techniken hatten im Grunde den Zweck zu vermeiden, entdeckt zu werden, und sie hatten viele Varianten.

Wenn er zum Beispiel zu Hause war oder unter Leuten, die er kannte, fühlte er sich unbeholfen und schwerfällig solange, bis es ihm gelang, sich in eine Rolle einzuleben, die nicht die seine war und von der er glaubte, sie würde ihn gut verkleiden. Dann konnte er, sagte er, sein »Selbst« aus seinen Aktionen »auskuppeln« und reibungslos funktionieren, ohne Angst. Das war jedoch aus verschiedenen Gründen keine zufriedenstellende Lösung seiner Schwierigkeiten. Wenn er sein Selbst über längere Zeit hin nicht in seine Aktionen einbeziehen konnte, fühlte er mit wachsender Intensität die Falschheit seines Lebens, den Wunsch, nichts mehr zu tun und eine ununterbrochene Empfindung der Langeweile. Mehr noch, die Abwehr war nicht narrensicher, da er von Zeit zu Zeit überrumpelt wurde und fühlte, daß ein Blick oder eine Bemerkung in den Kern seines »Selbst« eingedrungen war. Das Gefühl, unter den Augen der anderen »in Gefahr« zu sein, wurde anhaltender und ließ sich weniger leicht beschwichtigen durch die Order, sie nicht sein »Selbst« sehen zu lassen. Er fühlte oft, und es war schwierig für ihn, diesen Eindruck zu verwischen, daß sie durch seine Vortäuschungen hindurch sehen konnten.

Sein Beschäftigtsein mit dem Gedanken des Gesehenwerdens war, glaube ich, ein Versuch, sich für seine tieferliegenden Gefühle, nämlich daß er niemand sei (keinen Körper hatte), zu entschädigen. Die Realität seiner Erfahrung von sich selbst als verkörpert war primär unzulänglich und hieraus entstand das Beschäftigtsein mit seinem Körper-für-andere, d. h. seinem Körper als sichtbar, hörbar, riechbar, anfaßbar von anderen. Wie peinvoll diese »Selbst«-Bewußtheit auch für ihn war, sie entstand unvermeidlich aus der Tatsache, daß seine eigenen Körpererfahrungen aus seinem Selbst so ausgekuppelt waren, daß er die Bewußtheit von sich selbst als ein reales Objekt für andere brauchte, um sich auf diesem Umweg zu vergewissern, daß er eine greifbare Existenz hatte.

Außerdem wurde auch seine Wahnvorstellung über den Geruch, der von ihm ausging, immer unerschütterlicher.

Er fand jedoch eine andere Methode, um sich seinen besonderen Ängsten anzupassen, die genau die entgegengesetzten Vorteile und die entgegengesetzten Nachteile hatte. Er konnte, fühlte er, er selbst sein mit anderen, wenn diese nichts über ihn wußten. Das war jedoch eine Bedingung, die nicht leicht zu realisieren war. Es bedeutete, in eine andere Gegend gehen zu müssen, wo er ein »Fremder« war. Er würde von Ort zu Ort gehen und niemals so lange bleiben, um gekannt zu werden, jedesmal unter anderem Namen. Unter diesen Bedingungen konnte er (beinahe) glücklich sein – für eine Weile. Er war »frei« und konnte »spontan« sein. Er konnte sogar sexuelle Beziehungen zu Mädchen haben. Er war nicht »selbst-bewußt« und hatte keine »Beziehungsideen«. Die konnten nicht länger entstehen, da die innere Auskupplung seines Selbst aus seinem Körper nicht länger notwendig war. Er konnte eine verkörperte Person sein, wenn er wirklich inkognito war. Wenn *er* jedoch erkannt wurde, mußte er in seine unverkörperte Position zurückkehren.
Die Phantasien, anonym oder inkognito oder ein Fremder in einem fremden Land zu sein, die von Peter verwirklicht wurden, findet man häufig bei Leuten mit Beziehungsideen. Sie glauben, wenn sie nur von ihren Kollegen wegkommen oder ihren Ort verlassen und neu anfangen könnten, wäre alles in Ordnung. Man sieht diese Leute oft, einen Job nach dem andern wechselnd, von einem Ort zum anderen ziehen. Diese Abwehr ist eine Weile wirksam, aber nur solange sie anonym bleiben können; es ist sehr schwierig, nicht »entdeckt« zu werden: Sie werden wahrscheinlich so mißtrauisch und vorsichtig sein müssen, wie irgendein Spion im Territorium des Feindes, damit sie von anderen nicht »erwischt« werden, wenn sie sich »vergessen*«.
Peter zum Beispiel zögerte, selbst in einem fremden Ort zum Friseur zu gehen. Seine Angst vor dem Friseur war primär nicht Ausdruck einer Kastrationsangst, zumindest nicht in der üblichen Bedeutung dieses Begriffs, vielmehr fürchtete er

* Ich will damit nicht sagen, daß alle Beziehungsideen in solchen Termini zu verstehen sind.

den Gedanken, Fragen über sich selbst beantworten zu müssen, die der Friseur ihm wahrscheinlich stellen würde, wie »unschuldig« sie auch sein mochten. »Mögen Sie Fußball?« »Was sagen Sie zu dem da, der 75 000 Pfund gewonnen hat?« usw. Im Stuhl des Friseurs war er gefangen: Das war eine Alptraumsituation für ihn, in der er, während ihm das Haar geschoren wurde, seiner Anonymität beraubt werden würde, weil er, nur einen Augenblick lang erstarrend, zu jemand Definitivem werden mußte. »Während andere Leute gewöhnlich sagen, daß sie da oder dort herkommen oder da und dort gearbeitet haben oder die und die Personen kennen, versuche ich so weit wie möglich, nicht wissen zu lassen, woher ich komme, was ich tue oder wen ich kenne ...«
Genauso war er unfähig, eine öffentliche Bücherei zu besuchen und auch nur einen einzigen Ausweis mit eigenem Namen zu besitzen. Statt dessen lieh er sich Bücher aus verschiedenen Büchereien der Stadt, von jeder besaß er einen Ausweis mit einem Decknamen und einer falschen Adresse. Wenn er glaubte, ein Bibliothekar habe ihn »erkannt«, suchte er diese Bücherei nicht mehr auf.
Obwohl diese Abwehr schwierig aufrechtzuerhalten war, da sie, um erfolgreich zu sein, in der Tat so viel Anstrengung, Geschicklichkeit und Wachsamkeit von ihm erforderte wie von einem Spion im feindlichen Territorium, befreite ihn diese Methode, solange er sich »unentdeckt« und »unerkannt« fühlen konnte, von der Notwendigkeit, fortwährend »ausgekuppelt« und »ausgeschaltet« zu sein. Aber sie erforderte konstante ängstliche Wachsamkeit, da er niemals ganz außer Gefahr sein konnte. An diesem Punkt jedoch war seine Situation, obwohl schwierig, nicht vollkommen hoffnungslos. Sie wurde kritisch erst durch die Art seines schizoiden Abwehrsystems, das sein ganzer *modus vivendi* war, sein Versuch, eine für ihn durchführbare Weise des In-der-Welt-Lebens zu finden, wurde zu *einem intentionalen Projekt der Selbstzerstörung*. Erst als das geschah, fing seine prekäre Gesundheit an, den kritischen Punkt zu überschreiten und zu einer Psychose zu werden.

Wir müssen jetzt genauer die Schuld betrachten, der Peter unterworfen war, und ihre Konsequenzen. Wir erinnern uns, daß er sich nicht nur linkisch und auffällig fühlte, sondern daß er sich schuldig fühlte, »einfach auf der Welt zu sein«. Auf diesem Niveau war seine Schuld nicht an etwas gebunden, das er dachte oder tat; er glaubte, er habe *kein Recht, Raum auszufüllen.* Nicht nur das; er hatte die tiefsitzende Überzeugung, daß der Stoff, aus dem er gemacht war, faulig sei. Die Phantasien, die er über analen Geschlechtsverkehr und über Kinder, aus Kot erzeugt, hatte, waren Ausdruck dieser Überzeugung. Die Einzelheiten dieser Phantasien brauchen uns hier nicht zu beschäftigen, es sei denn, sie tragen zu seiner Wahrnehmung von sich selbst, aus Abfall und Mist gemacht zu sein, bei. Wenn sein Vater zu ihm sagte, er sei ein Mehlsack, so ging er selbst viel weiter. In seiner Überzeugung, ein wertloser Haufen Abfall und Mist zu sein, *fühlte er sich schuldig,* in den Augen der anderen *als etwas Wertvolles zu erscheinen.*

Masturbieren empfand er als schlecht. Die Krux seines Schuldgefühls jedoch, glaube ich, wird in dem Befund aufgedeckt, daß *seine Gefühle der Wertlosigkeit intensiviert wurden, wenn er auf Masturbation verzichtete,* und wenn er anfing, wirklich nichts zu tun und nichts zu sein, wurde sein Geruch für ihn unerträglich. Später sagte er über diesen Geruch, »er war mehr oder weniger die Meinung, die ich von mir selbst hatte, er war wirklich eine Form des Selbstwiderwillens«. Das heißt, er »stank« so schlimm, daß er es kaum aushalten konnte.

Er hatte in der Tat zwei völlig antithetische und diametral entgegengesetzte Quellen der Schuld; die eine drängte ihn zum Leben, die andere drängte ihn zum Tod. Die eine war konstruktiv, die andere destruktiv. Die Gefühle, die sie induzierten, waren verschieden, aber beide waren außerordentlich schmerzhaft. Wenn er Dinge tat, die Ausdruck von

Selbstbestätigung waren, Ausdruck, eine wertvolle Person, real und lebendig zu sein, würde er hören: »Das ist eine Täuschung, ein Betrug. Du bist wertlos.« Wenn er jedoch darauf bestand und sich weigerte, der falschen Stimme seines Gewissens beizupflichten, fühlte er sich nicht so leer, unwirklich oder tot und auch sein Geruch erschien ihm nicht so schlimm. Andererseits, wenn er fest entschlossen versuchte, nichts zu *sein*, fühlte er immer noch, daß er eine Täuschung oder ein Betrug war, erfuhr er immer noch Angst; und er war sich genauso zwanghaft seines Körpers als einem Objekt der Wahrnehmung anderer Leute bewußt.

Der schlimmste Effekt aller Bemühungen, nichts zu sein, war die Leblosigkeit, die sich über seine ganze Existenz ausbreitete. Diese Leblosigkeit durchdrang die Erfahrung seines »ausgekuppelten Selbst«, die Erfahrung seines Körpers und seiner Wahrnehmung der »ausgeschalteten« Welt. Alles kam zum Stillstand. Die Welt verlor, was sie an Realität für ihn hatte, und er fand es schwer, sich vorzustellen, daß er irgendeine Existenz-für-andere hatte. Das Schlimmste war, daß er anfing, sich »tot« zu fühlen. Aus seiner Beschreibung dieses Gefühls, »tot« zu sein, konnte man erkennen, daß es den Verlust des Gefühls für die Wirklichkeit und Lebendigkeit seines Körpers einschloß. Der Kern dieses Gefühls war das *Fehlen* der Erfahrung von seinem Körper als einem realen Objekt-für-andere. Er existierte nur für sich selbst (unerträglich) und hörte auf zu fühlen, daß er irgendeine Existenz in den Augen der Welt hatte.

Es ist zu vermuten, daß er in all dem mit einem primären Riß in der zweidimensionalen Erfahrung von sich selbst rang, von der ihn die Behandlung der Eltern oder vielmehr das Versäumnis, ihn zu behandeln, ausgeschlossen hatte. Sein zwanghaftes Beschäftigtsein (das er als extrem unangenehm empfand) mit dem Gedanken, für andere anfaßbar, riechbar usw. zu sein, war ein verzweifelter Versuch, eben diese Dimension eines lebenden Körpers zu behalten: nämlich, daß er ein Sein-für-andere hat. Aber er mußte seinem Körper ein Gefühl für diese Dimension auf sekundäre, artifizielle und zwanghafte Weise einpumpen. Das war eine Dimension seiner Erfahrung, die nicht in einem primären Sinn in der ursprünglichen infantilen Situation etabliert war, und der Riß wurde gefüllt nicht durch irgendeine spätere Entwicklung eines Gefühls, als Person respektiert und geliebt zu werden, sondern durch ein Gefühl, daß praktisch jede Liebe maskierte Verfolgung war, weil sie darauf abzielte, ihn in ein Ding des anderen zu verwandeln – in eine Feder am Hut eines Schullehrers, wie er es ausdrückte.

Doch obwohl dieser Patient Schwierigkeiten in der Schule und in seiner Arbeit gehabt hatte, obwohl er fühlte, daß er in der Schule ein Heuchler und Schwindler war und panikartige Anfälle im Büro erlebte, begann sich sein Zustand erst dann in verhängnisvoller Richtung zu entwickeln, als er mutwillig begann, diese Risse in seinem Sein zu kultivieren. Er sagte, daß er versuchte, »sich aus allem auszuschalten«, und das ist wahr; und dem fügte er seine Methode des »Auskuppelns« hinzu. Hierbei versuchte er, die Knoten, die die verschiedenen Aspekte seines Seins miteinander verknüpften, zu lösen. Er versuchte vor allem, nicht »in« seinen Aktionen oder in seinen Expressionen zu sein: nicht zu sein, was er tat. Man sieht, daß er hier mit der Schlüsselposition der Körperaktionen und des Ausdrucks zwischen ihm und der Welt sein Spiel trieb. Er versuchte jetzt zu sagen: »alles das, was ein Objekt-für-den-anderen sein kann, ist nicht ich.«

Der Körper nimmt ganz deutlich eine doppelte Position zwischen »mir« und der Welt ein. Er ist auf der einen Seite der Kern und das Zentrum meiner Welt und auf der anderen ein Objekt in der Welt der anderen. Peter versuchte, sich aus allem von ihm, das von einem anderen wahrgenommen werden konnte, auszukuppeln. Zusätzlich zu seiner Bemühung, die ganze Konstellation der Einstellungen, der Ambitionen, Aktionen usw. abzuschütteln, die in Konformität mit der Welt gewachsen waren und die er nun versuchte, aus seinem inneren Selbst auszukuppeln, fing er an zu versuchen, sein ganzes Sein zu Nicht-Sein zu reduzieren; er fing an, so systematisch wie möglich nichts zu werden. In seiner Überzeugung, daß er niemand war, daß er nichts war, wurde er von dem furchtbaren Gefühl der Aufrichtigkeit getrieben, tatsächlich niemand zu *sein*. Er glaubte, wenn er niemand war, müsse er niemand werden. Anonym zu sein war eine Möglichkeit, diese Überzeugung magisch in die Tat umzusetzen. Als er seine Arbeit aufgab, zog er durch das Land, dauernd im Aufbruch. Er gehörte nirgendwohin. Er ging von irgendwoher nach irgendwohin; er hatte keine Vergangenheit, keine Zukunft. Er hatte keinen Besitz, keine Freunde. Indem er nichts war, niemanden kannte, von niemandem gekannt wurde, schuf er die Bedingungen, die es leichter für ihn machten, zu glauben, daß er niemand *war*.

Onans Sünde bestand darin, daß er, indem er seinen Samen auf die Erde verschüttete, seine Produktivität und Kreativität verschwendete. Peters Schuld war, wie er es später ausdrückte, nicht einfach, daß er masturbierte und sadistische Phantasien hatte, sondern daß er nicht den Mut hatte, mit anderen das zu tun, was er in seiner Phantasie mit ihnen tat; und als er versuchte und in gewissem Maß Erfolg hatte, seine Phantasien zu zügeln, wenn nicht zu unterdrücken, bestand seine Schuld nicht nur darin, daß er diese Phantasien hatte, sondern auch, daß er sie unterdrückte. Als er sich anschickte, nichts zu sein, war seine Schuld nicht nur, daß er nicht das Recht hatte, alle die Dinge zu tun, die eine gewöhnliche Person tun kann, sondern auch, daß er nicht den Mut hatte, diese Dinge wieder und wieder zu tun gegen und trotz seines Gewissens, das ihm einzugeben versuchte, daß alles, was er in diesem Leben unter anderen Leuten tat oder tun könnte, falsch war. Seine Schuld war, daß er durch seine eigene Entscheidung dieses Gefühl, er habe kein Recht auf Leben, bekräftigte und daß er sich selbst den Zugang zu den Möglichkeiten dieses Lebens versperrte.

Er fühlte sich schuldig, das heißt nicht so sehr wegen seiner Wünsche, Triebe oder Impulse als solche, sondern weil er nicht den Mut hatte, eine reale Person zu werden durch Tun realer Dinge mit realen Leuten in der Realität. Seine Schuld bestand nicht einfach wegen seiner Wünsche, sondern daß

sie nur Wünsche blieben. Sein Gefühl der Nichtigkeit entstand aus der Tatsache, daß seine Wünsche nur in der Phantasie und nicht in der Realität erfüllt wurden. Masturbation war eine Aktivität, in der er *par excellence* eine kreative Beziehung mit einem realen anderen durch eine sterile Beziehung zu Phantomen seiner Phantasie ersetzt hatte; statt der möglichen Schuld, die vielleicht hätte entstehen können aus dem realen Begehren einer realen Person, war seine Schuld, daß seine Begierden nur phantastisch waren.
Schuld ist der Ruf des Seins nach sich selbst in der Stille, sagt Heidegger. Was man Peters *authentische Schuld* nennen konnte, war, daß er gegenüber seiner *unauthentischen Schuld* kapituliert hatte und es sich zum Lebensziel setzte, nicht er selbst zu sein.
In diesem Patienten war jedoch auch die Teilung seines inneren Selbst, die wir schon erwähnt haben. Von seinen ersten Tagen an war er verfolgt worden von dem Gefühl, niemand zu sein, und nun war er finster entschlossen, die Bedingungen zu schaffen, die dieses Gefühl bestätigen würden. Dennoch fühlte er zur gleichen Zeit, daß er etwas ganz Besonderes war mit einer besonderen Mission und Absicht, von Gott auf diese Erde gesandt. Diese leere Omnipotenz und das Gefühl einer Mission erschreckten ihn und er schob sie als »eine Art verrückte Idee« beiseite. Er ahnte, daß ein Nachgeben diesem Gefühl gegenüber den Weg frei machen würde für, wie Empson es ausdrückt, »das Irrenhaus und alles Drum und Dran«. Aber auch der Preis, den er für die Wahl der anderen Alternative zahlen mußte, war hoch. Da er versucht hatte, nicht in und durch seinen Körper zu leben, wurde sein Körper gewissermaßen tot.
Deshalb zwang sich ihm, wenn er seine Maske fallen ließ, der Körper auf, so wie er daran erinnert wurde, als etwas Modriges, Ranziges, nicht Geheueres – in der Tat unlebendig und tot. Er hatte sich von seinem Körper durch eine psychische Aderpresse getrennt, und sein unverkörpertes Selbst wie auch sein »ausgekuppelter« Körper hatten eine Art existentielle Fäulnis entwickelt.

Eine seiner späteren Bemerkungen faßt die Krux der Sache sozusagen in einer Nußschale zusammen:
»Ich war gewissermaßen tot. Ich schnitt mich von anderen Leuten ab und war in mir selbst eingesperrt. Und ich kann sehen, daß man irgendwie tot wird, wenn man das macht. Man muß in der Welt *mit* anderen Leuten leben. Wenn man das nicht tut, stirbt etwas innen. Es klingt albern. Ich verstehe es nicht ganz, aber irgend so etwas scheint zu passieren. Es ist komisch.«

Dritter Teil

9 Psychotische Entwicklungen

> »Alles fällt auseinander, das Zentrum nichts mehr hält.
> Die reine Anarchie ist losgelassen auf die Welt.«
>
> W. B. YEATS

Wir haben bereits gesehen, vor allem in den Fällen David und Peter, wie schizoide Manifestationen offener Psychose gefährlich nahekommen können. In diesem Kapitel werden wir einige Möglichkeiten untersuchen, wie die Grenzlinie zur Psychose überschritten werden kann. Es ist dabei natürlich nicht immer möglich, eine scharfe Unterscheidung zwischen geistiger Gesundheit und Krankheit, zwischen dem schizoiden Individuum und dem psychotischen, zu machen. Manchmal ist der Beginn einer Psychose so dramatisch und abrupt, und ihre Manifestationen sind so unzweideutig, daß es keinen Zweifel über die Diagnose geben kann. Aber in vielen Fällen gibt es keine so plötzliche auffällige qualitative Änderung, sondern einen graduellen Übergang, der sich über Jahre hinzieht ohne einen Punkt, an dem man überhaupt klar sagen könnte, ob ein kritischer Punkt überschritten wurde.

Um die Beschaffenheit des Übergangs von geistiger Gesundheit zur Geisteskrankheit zu verstehen, wenn der Ausgangspunkt die besondere Form eines schizoiden existentiellen Zustands ist, die auf den vorhergehenden Seiten beschrieben wurde, ist es nötig, die psychotischen Möglichkeiten zu betrachten, die in diesem besonderen existentiellen Kontext entstehen können. In diesem Zustand stellten wir fest, daß das Selbst, um seine Identität und Autonomie zu entwickeln und aufrechtzuerhalten und sicher vor der dauernden Drohung und Gefahr der Welt zu sein, sich von der direkten Beziehung zu anderen abgeschnitten und sich bemüht hat, sein eigenes Objekt zu werden: tatsächlich nur bezogen auf sich selbst zu sein. Seine Kardinalfunktionen werden Phantasie und Beobachtung.

Soweit das nun erfolgreich ist, entsteht die notwendige Konsequenz, daß das Selbst Schwierigkeiten hat, irgendein *sentiment du réel* aufrechtzuerhalten eben deswegen, weil es nicht »in Kontakt« mit der Realität ist, es niemals tatsächlich der Realität »begegnet«. Wie Minkowski (1933) feststellte, entsteht ein Verlust des »vitalen Kontaktes« mit der Welt. Statt dessen wird die Beziehung mit anderen und der Welt, wie wir sahen, an ein Falsches Selbst-System delegiert, dessen Perzeptionen, Gefühle, Gedanken, Aktionen einen relativ niedrigen Wirklichkeits-»koeffizienten« besitzen.

Das Individuum kann in diesem Zustand relativ normal erscheinen, aber es behält seinen äußeren Schein von Normalität nur durch Methoden, die fortschreitend immer anormaler und verzweifelter werden. Das Selbst engagiert sich in der Phantasie in der privaten »Welt« »geistiger« Dinge, d. h. seiner eigenen Objekte, und beobachtet das falsche Selbst, und nur das allein lebt in der »von allen geteilten Welt«. Da direkte Kommunikation mit anderen in dieser realen, von allen geteilten Welt dem Falschen Selbst-System übergeben wurde, kann das Selbst nur durch dieses Medium mit der äußeren, von allen geteilten Welt kommunizieren. So können aus dem, was zuerst als Schutz oder Barriere gedacht war, das Selbst vor destruktiven Einflüssen zu bewahren, die Mauern eines Gefängnisses werden, aus dem das Selbst nicht entkommen kann.

So versagt die Abwehr gegen die Welt sogar in ihren primären Funktionen: belästigende Einflüsse von außen zu verhindern (Implosion) und das Selbst lebendig zu erhalten, indem vermieden wird, gefaßt und von anderen als Ding manipuliert zu werden. Angst kriecht intensiver denn je zurück. Die Unwirklichkeit der Perzeption und die Falschheit der Vorsätze des Falschen Selbst-Systems erweitern sich zu Gefühlen der Leblosigkeit, die die von allen geteilte Welt als Ganzes, den Körper, tatsächlich alles, was ist, und sogar das »wahre« Selbst durchdringen. Alles wird von Nichts überflutet. Das innere Selbst wird ganz und gar unreal oder »phantastisch«, gespalten und tot, und es ist nicht einmal mehr fähig, das unsichere Gefühl seiner eigenen Identität aufrechtzuerhalten, mit dem es begann. Das wird verschlimmert durch den Gebrauch derselben Manöver, die als Abwehrmaßnahmen höchst unheilvoll sind: d. h. das Vermeiden, identifiziert zu werden, um Identität zu bewahren (da, wie wir oben bereits andeuteten, Identität zweidimensional erlangt und aufrechterhalten wird, erfordert sie Erkennen durch den anderen ebenso wie das einfache Erkennen durch sich selbst); oder die *vorsätzliche* Kultivierung eines Tod-im-Leben-Zustands als Abwehr gegen die Schmerzen des Lebens.

Bemühungen, sowohl das Selbst weiter zu isolieren als auch zu restituieren, vereinen sich und führen in gleicher Richtung zur Psychose. Obwohl das Individuum verzweifelt versuchen kann, es selbst zu sein, sein Sein wiederzugewinnen und zu bewahren, ist es trotzdem sehr schwierig, das Verlangen zu sein von dem Verlangen nach nicht sein zu trennen, da so vieles, was die schizoide Person tut, seiner Natur gemäß unentwirrbar doppeldeutig ist. Kann man eindeutig von Peter sagen, daß er sich zu zerstören oder daß er sich zu bewahren suchte? Wir können keine Antwort geben, wenn wir uns die zwei Formen als eine die andere oder als sich gegenseitig ausschließend denken. Peters Abwehr gegen das Leben bestand zum großen Teil aus der Schaffung einer Art von Tod innerhalb des Lebens, die, zumindest eine Zeitlang, eine gewisse Immunität gegen Angst zu gewährleisten schien. Um zu überleben, mußte er wie das Opossum Tod heucheln. Peter konnte entweder »er selbst« sein, wenn er anonym und inkognito war, d. h. wenn er anderen nicht bekannt war, oder er konnte sich den anderen zu erkennen geben, wenn er nicht er selbst war. Das konnte nicht auf unbestimmte Zeit aufrechterhalten werden, da *ein Gefühl der Identität die Existenz eines anderen erfordert, von dem man gekannt wird*« und eine Verbindung der Erkennung durch diese andere Person mit der Selbsterkennung des eigenen Selbst. Es ist nicht möglich, unbeschränkt geistig gesund weiterzuleben, wenn man versucht, ein Mensch zu sein, der von allen anderen getrennt ist und ausgekuppelt sogar aus einem großen Teil des eigenen Seins.

Eine solche Form des Mit-anderen-Seins würde die Fähigkeit voraussetzen, die eigene Realität durch eine im Grunde autistische Identität zu unterhalten. Sie würde voraussetzen, daß es letztlich möglich ist, menschlich zu sein ohne dialektische Beziehung zu anderen. Das ganze Ziel dieses Manövrierens scheint die Bewahrung einer »inneren« Identität vor phantasierter Destruktion von außen zu sein, indem jeder direkte Zugang von außen zu diesem »inneren« Selbst eliminiert wird. Aber wenn das »Selbst« niemals durch den anderen definiert wird, dem »objektiven Element« verpflichtet wird und wenn es niemals in einer dialektischen Beziehung zu anderen gelebt wird, kann das »Selbst« nicht einmal das, was es an unsicherer Identität oder Lebendigkeit vielleicht schon besitzt, erhalten.

Die Änderungen, die das »innere« Selbst durchmacht, sind teilweise schon beschrieben worden. Sie können wie folgt zusammengefaßt werden:

1. Das Selbst wird »phantastisch« oder »verflüchtigt« und verliert darum jede festverankerte Identität.
2. Es wird unreal.
3. Es verarmt, wird leer, tot und gespalten.
4. Es belädt sich immer mehr mit Haß, Furcht und Neid.

Dies sind vier Aspekte eines einzigen Prozesses nach verschiedenen Gesichtspunkten.

James führte diesen Prozeß bis zu den Grenzen der geistigen Gesundheit, vielleicht sogar darüber hinaus. Dieser junge Mann von achtundzwanzig hatte, wie es so oft der Fall ist, mutwillig die Spaltung kultiviert zwischen dem, was er als sein »wahres« Selbst und dem, was er als ein Falsches Selbst-System betrachtete.

In seinem Bewußtsein gab es kaum eine Art, etwas anzuschauen, oder einen Gedanken oder eine Aktion, die nicht falsch und unreal waren. Sehen, denken, fühlen, handeln war lediglich mechanisch und unwirklich, da das bloß »ihre« Art war, Dinge zu sehen, zu denken und zu handeln. Wenn er morgens zum Zug ging und jemanden traf, mußte er sich dem Schritt der anderen Person anpassen, sprechen und lachen über die Dinge, über die jedermann sprach und lachte. »Wenn ich die Zugtür öffne und jemanden vor mir einsteigen lasse, so ist das keine Rücksichtnahme, sondern einfach ein Mittel, soweit wie möglich genauso wie jeder andere zu handeln.« Aber seine Bemühung, wie jeder andere zu erscheinen, wurde von solch einem Ressentiment gegenüber anderen und solch einer Verachtung für das Selbst begleitet, daß sein tatsächliches Verhalten ein bizarres Produkt des Konfliktes war zwischen dem Bedürfnis, die »wahren« Gefühle zu verbergen, und dem Bedürfnis, sie zu enthüllen.

Er versuchte seine Identität zu behaupten durch exzentrische Ideen. Er war Pazifist, Theosoph, Astrologe, Spiritualist, Okkultist, Vegetarier. Die Tatsache, daß er *mit anderen* zumindest seine sonderbaren Ideen teilen konnte, scheint vielleicht der wichtigste einzelne Faktor für die Erhaltung seiner geistigen Gesundheit gewesen zu sein. Denn in diesen begrenzten Gebieten konnte er manchmal *mit* anderen sein, mit denen er seine Ideen und sonderbaren Erfahrungen teilte. Solche Ideen und Exzentrizitäten können in unserer gegenwärtigen westlichen Kultur einen Menschen von seinen Mitmenschen trennen, und wenn sie nicht dazu dienen, ihn gleichzeitig in eine Gruppe gleichgesinnter Exzentriker zu ziehen, läuft seine Isolation Gefahr, in psychotische Entfremdung überzugehen. Sein »Körper-Schema« zum Beispiel reichte von vor der Geburt bis nach dem Tod und hob die üblichen Begrenzungen von Zeit und Raum auf. Er hatte verschiedene »mystische« Erfahrungen, in denen er sich vereint fühlte mit dem Absoluten, mit der einzigen Realität. Die Gesetze, durch die, wie er heimlich »wußte«, die Welt regiert wurde, waren magische Gesetze. Obwohl von Beruf Chemiker, glaubte er nicht »wirklich« an die Gesetze der Chemie und der Wissenschaft, sondern an Alchimie, schwarze und weiße Magik und Astrologie. Sein »Selbst«, nur teilweise realisiert auch in und durch Beziehung mit anderen, die seine Ansichten teilten, verfing sich mehr und mehr in der Welt der Magie und wurde immer mehr zu einem Teil davon. Die Objekte der Phantasie oder Imagination gehorchen magischen

Gesetzen; sie haben magische Relationen, keine realen Relationen. Wenn das »Selbst« mehr und mehr an Phantasierelationen teilnimmt und weniger und weniger an realen Relationen, verliert es durch solches Tun seine eigene Realität. Es wird, wie die Objekte, mit denen es in Beziehung steht, ein magisches Phantom. Darin impliziert ist, daß für ein solches »Selbst« alles und jedes möglich wird, unbestimmt, wie auch jeder Wunsch früher oder später werden muß durch die Realität, die Notwendigkeit, das Bedingte und Finite. Wenn das nicht so wäre, könnte das »Selbst« jeder sein, überall sein und zu jeder Zeit leben. So fing es mit James an. »In der Imagination« wuchs und verdichtete sich die Überzeugung, phantastische Kräfte zu haben (okkultistische, magische, mystische), die bezeichnenderweise vage und undefiniert waren, aber trotzdem zu der Vorstellung beitrugen, daß er nicht einfach James war zu dieser Zeit und an diesem Ort, von solchen Eltern geboren, sondern jemand ganz Besonderes mit einer außerordentlichen Mission, eine Reinkarnation Buddhas oder Christus' vielleicht.

Das »wahre« Selbst, nicht länger im sterblichen Körper verankert, wird sozusagen »phantastiziert«, verflüchtigt in ein wandelbares Phantom entsprechend der Imagination des Individuums. Isoliert wie das Selbst durch seine Abwehrmanöver gegen Gefahren von außen ist, die als Bedrohung seiner Identität erfahren werden, verliert es, was immer es an unsicherer Identität schon besaß. Mehr noch, das Zurückziehen von der Realität resultiert in einer Verarmung des »Selbst«. Seine Omnipotenz basiert auf Impotenz. Seine Freiheit operiert in einem Vakuum. Seine Aktivität ist ohne Leben. Das Selbst vertrocknet und stirbt.

In seiner Traumwelt erfuhr James sich noch mehr als in seiner wachen Existenz allein in einer verlassenen Welt, zum Beispiel:

1. »Ich befand mich in einem Dorf. Ich bemerke, daß es verlassen worden ist: Es liegt in Trümmern; es gibt kein Leben mehr ...«

2. »... Ich stand inmitten einer Öde. Alles war vollkommen flach. Kein Leben. Da war kaum Gras. Meine Füße versanken im Schmutz ...«
3. »... Ich war an einem einsamen Ort, nur Felsen und Sand. Ich war dorthin vor irgend etwas geflohen; nun versuchte ich irgendwohin zurückzukommen, aber ich wußte nicht, welchen Weg ich nehmen sollte ...«

Die tragische Ironie ist, daß sogar am Ende Angst nicht vermieden werden kann, im Gegenteil, jede Angst und alles damit Verbundene werden noch quälender durch die Infusion eines andauernden Gefühls von Nichts und Tod in die Erfahrungen des wachen Lebens und der Träume.

Das Selbst kann nur in Relation zu realen Leuten und Dingen »real« sein. Aber es fürchtet, in jeder Relation verschlungen, verschluckt zu werden. Wenn das »Ich« nur zum Zuge kommt gegenüber den Objekten der Phantasie, während das falsche Selbst Transaktionen mit der Welt tätigt, werden alle Elemente der Erfahrung verschiedenen tiefgreifenden phänomenologischen Veränderungen unterworfen.

Die Schlußfolgerung, zu der wir bereits gekommen sind, ist also, daß das Selbst, transzendent, leer, omnipotent, frei auf seine Weise, in der Phantasie jeder ist und in der Realität niemand.

Das Selbst ist primär bezogen auf Objekte seiner eigenen Phantasien. Da es so sehr ein Selbst-in-der-Phantasie ist, verflüchtigt es sich schließlich. In seiner Furcht vor einer Verpflichtung gegenüber dem objektiven Element sucht es, seine Identität zu erhalten, aber da es nicht mehr in Fakten, in Bedingtem und Definitivem verankert ist, läuft es Gefahr, das zu verlieren, was es vor allem anderen zu schützen suchte. Das Bedingte verlierend, verliert es Identität; Realität verlierend, verliert es seine Möglichkeit, effektive Freiheit der Wahl in der Welt auszuüben. Bei der Flucht vor dem Risiko, getötet zu werden, stirbt es. Das Individuum kann jetzt die Welt vielleicht nicht länger so erfahren, wie andere Leute sie erfahren, obwohl es vielleicht immer noch weiß, wie sie für andere ist, wenn auch nicht für es. Aber das unmittelbare Gefühl für die Wirklichkeit der Welt kann nicht durch ein Falsches Selbst-System aufrechterhalten werden. Noch kann das Falsche Selbst-System Realität verifizieren, denn Verifikation der Realität verlangt eigene kritische Ansichten, die die bessere der Alternativen wählen können und so fort, und es ist das Fehlen solcher eigenen Ansichten, das das falsche Selbst falsch macht.

Wenn Erfahrung der äußeren Welt schließlich in das innere Selbst filtriert wird, kann dieses Selbst nicht länger seine eigenen Begierden auf eine sozial akzeptierbare Weise erfahren und ausdrücken.

Soziale Akzeptierbarkeit ist lediglich ein Trick, eine Technik geworden. Eigene Ansichten über Dinge, die Bedeutungen, die sie für das Individuum haben, seine Gefühle, sein Ausdruck, sind wahrscheinlich jetzt zumindest sonderbar und exzentrisch, wenn nicht sogar bizarr und verrückt. Das Selbst verkapselt sich immer mehr in seinem eigenen System, während Adaptation und Anpassung an sich ändernde Erfahrungen vom falschen Selbst gesteuert werden. Dieses Falsche Selbst-System ist scheinbar elastisch: Es operiert mit neuen Leuten und paßt sich den sich ändernden Umgebungen an. Aber das Selbst ist über diese Änderungen in der realen Welt nicht auf dem Laufenden. Die Objekte seine Phantasierelationen bleiben im Grunde unverändert, obwohl sie Modifikationen erfahren in Richtung auf Idealisierung zum Beispiel oder quälender werden. Kein Gedanke, diese Phantomfiguren (Imagos) an der Realität zu überprüfen, zu testen oder zu korrigieren. Tatsächlich ist auch keine Gelegenheit dazu da. Das Selbst des Individuums machte bisher keine Anstrengung, auf der Realität basierend zu agieren und wirkliche Änderungen in sich zu bewirken.

Während das Selbst und seine Imagos die oben erwähnten Modifikationen durchmachen, ist das falsche Selbst parallelen Änderungen unterworfen.

Wir erinnern uns an die ursprüngliche Position, die schematisch so dargestellt wurde:

$$\text{Selbst} \leftrightarrows \text{(Körper-Welt)}$$

Der Körper ist das *Niveau* des Falschen Selbst-Systems, aber dieses System wird vom Individuum angesehen als etwas, das sich materialisiert und extendiert über alle Körperaktivität hinaus, es besteht zum großen Teil aus all den Aspekten seines »Seins«, die das innere »Selbst« als *Nicht*-Ausdruck seines Selbst zurückstößt. Während das Selbst, wie bei James, sich so immer mehr in exklusive Phantasierelationen und in »losgelöste« nicht-teilnehmende Beobachtung der Transaktionen des falschen Selbst und anderer zurückzieht, wird gefühlt, daß das Falsche Selbst-System immer anmaßender wird und immer tiefer in das Sein des Individuums eingreift, bis praktisch alles als zu diesem System gehörend angesehen wird. James konnte schließlich kaum irgendein Objekt sehen, hören oder insbesondere berühren* noch irgend etwas tun ohne das Gefühl, es sei nicht er. Wir gaben bereits einige Beispiele. Sie könnten endlos multipiziert werden, da er auf diese Weise seine Aktionen zu Hause, am Arbeitsplatz und mit Freunden erfuhr. Die Konsequenzen dieser Art zu sein für das Falsche Selbst-System können jetzt wie folgt zusammengefaßt werden:

1. Das Falsche Selbst-System breitet sich immer mehr aus.
2. Es wird immer autonomer.
3. Es wird »zerstört« durch zwanghafte Verhaltensfragmente.
4. Alles, was zu ihm gehört, wird immer mehr tot, unwirklich, falsch, mechanisch.

Die Dissoziation des Selbst vom Körper und das enge Band zwischen dem Körper und dem anderen begünstigt den psychotischen Zustand, in dem der Körper nicht nur als Instrument angesehen wird, das dazu dient, mit anderen konform zu gehen und sie zu beschwichtigen, sondern als etwas, das andere tatsächlich besitzen. Das Individuum kommt in eine Position, in der es fühlt, daß nicht nur seine Perzeptionen falsch sind, weil es Dinge fortwährend mit den Augen an-

* Die Relation der Spaltungen im Sein zu den verschiedenen Sinnesmodalitäten ist bisher noch nicht adäquat verstanden worden. In einem zweiten Band wird dieses Problem im Hinblick auf verschiedene Formen der Halluzination ausführlicher diskutiert.

derer Leute sieht, sondern daß sie ihm auch Streiche spielen, weil die Leute die Welt mit seinen Augen sehen.

James hatte beinahe diesen Punkt erreicht. Er fühlte schon, daß die Gedanken in seinem »Gehirn«, wie er sich immer ausdrückte, nicht wirklich *seine* waren. Ein großer Teil seiner intellektuellen Aktivität war ein Versuch, sich seiner Gedanken wieder zu bemächtigten, seine Gedanken und Gefühle unter *seine* Kontrolle zu bringen. Seine Frau zum Beispiel pflegte ihm abends eine Tasse Milch zu geben. Ohne zu denken, pflegte er zu lächeln und zu sagen: »Danke.« Aber sofort lehnte sich alles in ihm auf. Seine Frau hatte einfach mechanisch gehandelt, und er hatte mit den gleichen sozialen Mechanismen reagiert. Wollte *er* Milch, war *ihm* nach Lächeln zumute, wollte *er* »danke« sagen? Nein. Aber dennoch tat er alle diese Dinge.

Die Situation, der sich ein Individuum in James' Zustand gegenübersieht, ist kritisch. Er wurde weitgehend unwirklich und tot. Wirklichkeit und Leben können vielleicht nicht mehr direkt gefühlt und erfahren werden, obwohl das Gefühl für ihre Möglichkeit nicht verloren ist. Wirklichkeit und Leben existieren vielleicht, in der Natur (konkreter: innerhalb des Körpers der Mutter Natur), oder sie können in bestimmten Erfahrungen gefaßt werden: Sie können wiedergewonnen werden durch intellektuelle Disziplin und Kontrolle. Das Selbst aber ist beladen mit Haß in seinem Neid gegenüber dem reichen, lebendigen, überfließenden Leben, das immer irgendwo ist; immer dort, niemals hier. Das Selbst ist, wie wir sagten, leer und trocken. Man könnte es ein orales Selbst nennen darum, weil es leer ist und sich danach sehnt und sich davor fürchtet, aufgefüllt zu werden. Aber seine Oralität ist so beschaffen, daß es niemals gesättigt werden kann, auch nicht, wenn er noch so viel trinkt, gefüttert wird, ißt, kaut, schluckt. Es ist unfähig, irgend etwas zu inkorporieren. Es bleibt ein bodenloses Faß, ein aufgesperrter Schlund, der niemals gefüllt werden kann. In einer Welt voller Wasser kann es seinen Durst nicht löschen. Schuld, die entstehen könnte, wenn es möglich wäre, die Welt zu nehmen und wie Nahrung (gewissermaßen) für konstruktive Zwecke zu zerstören, kann nicht entstehen. Das Selbst versucht die Welt zu zerstören, indem es sie zu Staub und Asche reduziert, ohne sie zu assimilieren. Sein Haß reduziert das Objekt zu nichts, ohne es zu verdauen. So muß das Selbst das Gute zerstören anstatt es zu inkorporieren, obwohl es einsam ist und das Gute (Leben, Wirklichkeit), das es sich in anderen vorstellt, verzweifelt beneidet. Es geht jetzt darum, Leben und Wirklichkeit auf eine Weise zu »bekommen«, die nicht in einer Annullierung des Selbst resultiert. Aber die Zerstörung der Realität und ihre heimliche Erwerbung sind zu dieser Zeit schon größtenteils magische Prozeduren. Diese magischen Methoden, heimlich Realität zu erwerben, umfassen:

1. Berühren
2. Kopieren, Imitieren
3. Magische Formen, sie zu stehlen

Das Individuum kann sogar ein gewisses Maß an Sicherheit gewinnen, wenn es ihm gelingt, in sich selbst einen unmittelbaren Eindruck von der Wirklichkeit anderer hervorzurufen (diese Methoden werden im Fall Rose illustriert, S. 185). Ein weiterer Versuch, reale, lebendige Gefühle zu erfahren, kann darin bestehen, sich intensivem Schmerz oder Schrekken auszusetzen. So erklärte eine Schizophrene, die die Angewohnheit hatte, ihre Zigaretten auf ihrem Handrücken auszumachen, die Daumen hart gegen die Augen zu drücken, ihre Haare langsam auszureißen usw., daß sie solche Dinge tat, um irgend etwas »Reales« zu erfahren. Es ist sehr wichtig zu verstehen, daß diese Frau weder masochistische Befriedigung suchte noch daß sie anästhetisch war. Ihre Empfindungen waren nicht weniger intensiv als die normaler Leute. Sie konnte alles fühlen, außer lebendig und real zu sein. Minkowski berichtet, daß eine seiner Patientinnen aus ähnlichen Gründen ihre Kleider in Brand steckte. Die kalte schizoide Person kann sich »auf Trab bringen«, extreme Aufregungen suchen, sich extremen Risiken aussetzen, nur um »etwas Leben in sich zu scheuchen«, wie ein Patient es ausdrückte. Hölderlin* schrieb: »O du des Äthers Tochter erscheine dann/Aus deines Vaters Gärten, und darfst du nicht/Ein Geist der Erde, kommen, schröck, o/Schröcke mit anderen nur das Herz mir.«

Aber auch diese Versuche führen zu nichts. James sagte mit beinahe den gleichen Worten wie Kafkas Beter: »Realität weicht vor mir zurück. Alles, was ich berühre, alles, was ich denke, jeder, den ich treffe, wird unwirklich, sobald ich mich nähere ...«

Im fortschreitenden Verlust der realen Präsenz anderer und so dem Verlust des Gefühls von mir-und-dir-zusammen, von Wir-heit, können Frauen entrückter und bedrohlicher werden als Männer. Die letzte Hoffnung eines Durchbruchs dessen, was Binswanger eine doppelte Art des In-der-Welt-Seins nennt, kann in einer homosexuellen Bindung liegen; oder die letzte liebende Beziehung kann zu einem Kind oder Tier gesucht werden. Boss (1949) beschreibt die Rolle, die eine homosexuelle Liebe im Leben eines Mannes spielte, dessen Selbst und Welt in seiner Isolation geschrumpft und eingeengt worden waren:

»Dieses menschliche Wesen, in dem sich sogar ›Skalp und Herzmuskel‹ kontraktieren, wird immer weniger fähig, sich nach einer Erweiterung und Vertiefung der existentiellen Fülle einer männlich-weiblichen Liebesvereinigung ›auszustrecken‹. Er kann nicht länger die ›himmlische Seligkeit‹, die ›Leidenschaft und Erleuchtung‹ empfinden, die einst für ihn die Liebe zu der Kusine bedeutete. Der erste Schritt im Prozeß zunehmender Leere seiner Existenz war, daß die Frau ihre Liebestransparenz verlor, ein ganz anderer, entrückter und ›fremder‹ Pol der Existenz wurde; sie wurde ›blaß‹, eine ›Fata Morgana‹, dann stellte sie ›unverdauliche Nahrung‹ dar, und schließlich fiel sie vollständig aus dem Rahmen seiner Welt. Als seine fortschreitende Schizophrenie ›seine Männlichkeit ausbrannte‹, als die meisten seiner männlichen Gefühle ›ausgegangen waren‹, fühlte er sich plötzlich

* Hölderlin, *Sämtliche Werke II*, 1953.

und zum ersten Mal in seinem Leben getrieben, ›sich zu öffnen‹ für eine gewisse Form der homosexuellen Liebe. Er beschrieb sehr anschaulich, wie es ihm gelang, in dieser homosexuellen Liebe zumindest noch die halbe Fülle seiner Existenz zu erfahren. Er mußte sich nicht allzu sehr ›anstrengen‹, um diese Halbfülle zu erreichen. Es bestand kaum Gefahr, in dieser begrenzten Ausdehnung und Tiefe ›sich zu verlieren‹ und ›sich zu erschöpfen‹ in Grenzenlosigkeit. Im Gegenteil, die homosexuelle Liebe konnte seine Existenz wieder ›auffüllen‹ ›zu einem ganzen Mann‹.«

Boss stellt fest, und ich halte es für richtig, daß »diese Beobachtung ein neues Licht auf Freuds wichtige Feststellung wirft, daß homosexuelle Tendenzen regelmäßig bei allen Paranoikern angetroffen werden. Freud glaubte, daß diese Homosexualität Ursache der Entwicklung von Verfolgungsideen war. Wir dagegen sehen in beiden Phänomenen – in dieser Art der Homosexualität und in den Verfolgungsideen – nichts als zwei parallele Formen eines Ausdrucks der gleichen schizophrenen Schrumpfung und Destruktion menschlicher Existenz, nämlich zwei verschiedene Versuche, die verlorenen Teile der Persönlichkeit zurückzugewinnen«.

Das Individuum befindet sich in einer Welt, in der, ähnlich wie in einem Alptraum Midas', alles stirbt, wenn es sich nähert. In diesem Stadium stehen ihm jetzt vielleicht nur zwei weitere Möglichkeiten offen.

1. Es kann sich entschließen, »es selbst zu sein« trotz allem oder
2. es kann versuchen, sein Selbst zu morden.

Beide Projekte resultieren, werden sie ausgeführt, sehr wahrscheinlich in manifester Psychose. Wir werden sie getrennt betrachten.

Das Individuum, dessen Falsches Selbst-System intakt geblieben ist und nicht durch Attacken des Selbst oder durch Anhäufung transitorischer Fragmente fremden Verhaltens verwüstet wurde, kann den Anschein vollkommener Normalität präsentieren. Jedoch kann hinter dieser gesunden Fassade ein innerer psychotischer Prozeß heimlich und still im Gange sein.

Die anscheinend normale und erfolgreiche Anpassung und Adaptation an das alltägliche Leben wird vom »wahren Selbst« wahrgenommen als eine immer schmachvollere und/ oder lächerliche Vortäuschung. *Pari passu* ist sein »Selbst«, in seinen eigenen phantasierten Relationen, mehr und mehr verflüchtigt und unabhängig geworden von den Kontingenzen und Notwendigkeiten, denen es als ein Objekt unter anderen in der Welt unterworfen ist, in der es, wie es weiß, verpflichtet werden würde, zu dieser Zeit und an diesem Ort zu sein, Tod und Leben unterworfen, eingeschlossen in dieses Fleisch und diese Knochen. Wenn das »Selbst«, so in Phantasie verflüchtigt, nun den Wunsch verspürt, seiner Abgesperrtheit zu entfliehen, die Vortäuschung zu beenden, aufrichtig zu sein, sich zu enthüllen, sich zu erklären und sich ohne Zweideutigkeiten zu erkennen zu geben, kann man Zeuge des Ausbruchs einer akuten Psychose werden.

So eine Person hat, obwohl äußerlich gesund, fortschreitend ihre innere Gesundheit verloren. Fälle dieser Art können bei oberflächlicher Untersuchung unlösbare Rätsel aufgeben, da man bei der Überprüfung der »objektiven Daten« weder verstehbaren, die Krise beschleunigenden Streß finden kann noch retrospektiv augenfällige Anzeichen für das nahe Bevorstehen solch plötzlicher abrupter Ereignisse. Nur wenn man imstande ist, von dem Individuum selbst die Geschichte seines *Selbst* zu erfahren und *nicht das, was eine psychiatrische Anamnese unter diesen Umständen gewöhnlich ist, nämlich die Geschichte des Falschen Selbst-Systems*, wird seine Psychose erklärbar.

Das Folgende sind zwei ganz alltägliche Berichte über den Beginn einer Psychose »aus heiterm Himmel«, so, wie sie jedem Psychiater bekannt ist, von »außen« dargestellt. Aus dieser Sicht müssen sie ziemlich rätselhaft bleiben.

Ein junger Mann von zweiundzwanzig wurde von Eltern und Freunden als vollkommen »normal« angesehen. Während der Ferien an der See fuhr er mit einem Boot hinaus. Einige Stunden später wurde er gesichtet, weit vom Ufer abgetrieben. Dem Versuch, ihn zu retten, leistete er Widerstand, er sagte, er habe Gott verloren und sich aufgemacht, ihn im Ozean zu finden. Dieser Vorfall markierte den Beginn einer manifesten Psychose, die eine Hospitalisierung von vielen Monaten erforderte.

Ein Mann in den Fünfzigern, der niemals vorher irgendwelche »nervösen« Beschwerden gehabt hatte, zumindest soweit seine Frau wußte, und der ihr bis zum akuten Ausbruch der Psychose als »ganz er selbst« erschienen war, picknickte an einem heißen Sonntagnachmittag mit seiner Frau und seinen Kindern an einem Fluß. Nach dem Essen entkleidete er sich vollständig, obwohl andere Leute in der Nähe waren, und ging ins Wasser. Das war vielleicht nicht mehr als ungewöhnlich. Als ihm das Wasser bis zur Hüfte reichte, spritzte er Wasser über sich. Er weigerte sich jetzt herauszukommen, sagte, daß er sich wegen seiner Sünden taufe, die darin beständen, daß er seine Frau und seine Kinder niemals geliebt habe, und daß er das Wasser nicht verlassen werde, bevor er nicht gereinigt sei. Schließlich mußte er von der Polizei aus dem Wasser gezogen und in eine psychiatrische Klinik eingeliefert werden.

In beiden Fällen und in den anderen, die anderswo beschrieben sind, wurde Gesundheit, d. h. äußerlich »normales« Erscheinen, Kleidung, Verhalten, Motorik und Verbales (alles Beobachtbare) von einem Falschen Selbst-System unterhalten, während das »Selbst« sich mehr und mehr nicht in einer eigenen Welt, sondern in einer Welt, wie sie von dem Selbst gesehen wird, engagierte. Es ist, als ob ein Apfel, der von außen normal, innen durch und durch verfault ist.

Ich bin ganz sicher, daß eine nicht geringe Anzahl »Heilungen« von Pychotikern darin besteht, daß der Patient sich aus dem einen oder anderen Grund entschlossen hat, noch einmal *gesund sein zu spielen.*

Es ist nicht ungewöhnlich für depersonalisierte Patienten, ob schizophren oder nicht, davon zu sprechen, daß sie ihr Selbst gemordet haben, und auch davon, daß sie ihr Selbst verloren haben oder daß es ihnen geraubt wurde.

Solche Feststellungen werden gewöhnlich Wahnideen genannt,

aber wenn sie Wahnideen sind, dann sind sie Wahnideen, die existentielle Wahrheit enthalten. Sie müssen als Feststellungen verstanden werden, die buchstäblich wahr sind innerhalb des Bezugschemas des Individuums, das sie trifft.

Der Schizophrene, der sagt, er habe Suizid begangen, kann sehr wohl wissen, daß er sich nicht die Kehle durchgeschnitten hat oder sich in den Kanal geworfen hat, und er erwartet vielleicht, daß das für die Person, an die er sich richtet, genauso klar ist, wenn nicht, wird diese Person als Dummkopf betrachtet. Tatsächlich trifft er viele Feststellungen dieser Art, die eigens als Schlingen für diejenigen gedacht sind, die er für Idioten hält, und für die ganze Herde der Uneinsichtigen. Für einen solchen Patienten würde es vollkommen widersinnig sein zu versuchen, sein *Selbst* zu töten, indem er sich die Kehle durchschneidet, da sein *Selbst* und seine *Kehle* vielleicht nur in loser, entfernter Beziehung zueinander gefühlt werden, genügend weit voneinander entfernt, daß das, was dem einen passiert, kaum Einfluß auf das andere hat. Das heißt, sein Selbst ist dem Wesen nach unverkörpert. Das Selbst wird wahrscheinlich angesehen als unsterblich oder als aus einer beinahe unvergänglichen nicht-körperlichen Substanz gemacht. Er kann es »Lebenssubstanz« nennen oder seine »Seele« oder sogar einen eigenen Namen dafür haben und fühlen, daß es ihm gestohlen werden kann. Das war eine der Grundideen in Schrebers (1955) berühmter Psychose.

Wir können uns diesem ziemlich schwierigen psychotischen Material nähern, wenn wir die Furcht vor dem Verlust des »Selbst« mit einer vertrauteren neurotischen Angst vergleichen, die hinter Impotenz-Beschwerden steht. Bei Impotenz kann man folgende latente Phantasien finden. Das Individuum befürchtet, seine genitalen Funktionen zu verlieren, darum benutzt es sie nicht (vermeidet Kastration), indem es kastriert erscheint. Es wehrt Kastrationsdrohung ab, indem es sich einredet, es sei kastriert und entsprechend handelt. Die Abwehr des Psychotikers beruht auf dem gleichen Prinzip, aber sie wird nicht im Hinblick auf Penisfunktionen, sondern im Hinblick auf das Selbst eingesetzt. Es ist die letzte

und paradoxeste, absurde Möglichkeit der Abwehr, keine magische Abwehr kann darüber hinausgehen. Und sie ist, soweit ich sehen konnte, in der einen oder anderen ihrer Formen die grundlegende Abwehr in jeder Form von Psychose. In ihrer generellsten Form kann sie definiert werden als: *die Negation des Seins als Mittel, Sein zu bewahren.* Der Schizophrene fühlt, er hat sein »Selbst« getötet, und das scheint den Sinn zu haben zu vermeiden, daß Sein getötet wird. Er ist tot, um lebendig zu bleiben.
Zahlreiche Faktoren können konvergieren und das Individuum auf die eine oder andere Weise veranlassen, sich von seinem Selbst zu befreien. Aber auch die Bemühungen des Selbst, getrennt von und nicht-identisch mit dem Körper und praktisch jedem Gedanken, Gefühl, jeder Aktion und Wahrnehmung zu werden, haben es nicht geschafft, es auf die Dauer von Angst zu befreien; es bleibt ohne einen der möglichen Vorteile der Absonderung und muß die ganze Angst erfahren, der es ursprünglich zu entgehen suchte.
Die folgenden zwei Fälle zeigen die Qual eines Individuums in einer solchen Situation.
Ich sah Rose, als sie dreiundzwanzig Jahre alt war. Als ich sie sah, sagte sie, sie habe Angst, verrückt zu werden, aber tatsächlich war sie es schon. Sie sagte, daß schreckliche Erinnerungen zurückgekommen seien, die sie nicht vergessen könne, so sehr sie sich auch bemühte. Aber jetzt hatte sie die Lösung gefunden. Sie versuchte nun, sagte sie, diese Erinnerungen zu vergessen, indem sie *sich selbst vergaß.* Um das zu tun, beobachtete sie die ganze Zeit andere Leute und bemerkte sich selbst dann nicht mehr. Zuerst war es irgendwie eine Erleichterung für sie zu fühlen, daß sie mehr und mehr unterging und nicht kämpfen mußte. Aber etwas in ihr lehnte sich dagegen auf. Sie war deprimiert und versuchte weiter, irgendwas zu tun, aber das wurde immer mühseliger, bis schließlich jeder Gedanke und jede Bewegung einen vorsätzlichen Willensakt zu erfordern schienen. Aber dann fühlte sie, daß sie keine Willenskraft mehr besaß – sie hatte alles aufgebraucht. Mehr noch, sie hatte Angst, irgend etwas

auf eigene Rechnung zu tun oder persönliche Verantwortung zu übernehmen für irgend etwas, das sie tat. Zur gleichen Zeit, sagte sie, quälte sie das Gefühl, daß das Leben, das sie führte, nicht länger das ihre war. »Mein eigenes Sein liegt in den Händen aller, aber nicht in meinen.« Sie hatte kein eigenes Leben, sie existierte bloß. Sie hatte keine Hoffnung, keinen »Antrieb«, keine Bedeutung für sich selbst. Sie fühlte, wie sie sagte, daß »sie« unlängst »geradewegs runtergegangen« war, und sie wollte jetzt wieder »daraus« herauskommen, bevor es zu spät war, und dennoch hatte sie das Gefühl, daß die Dinge schon zu weit gegangen waren und daß sie sich nicht mehr lange »an sich festhalten könne«, und daß »es« ihr »entglitt«. Wenn sie für Leute Sympathie empfinden könne, würde es ihr besser gehen.

Einige Tage später drückte sie sich so aus: »Diese Gedanken hören überhaupt nicht auf, ich gehe über die Grenze. Mein wirkliches Selbst ist schon unten – zuerst kam es immer nur bis zur Kehle, aber jetzt ist es weiter unten. Ich verliere mich. Es geht tiefer und tiefer. Ich möchte so viele Dinge sagen, aber ich habe Angst. Mein Kopf ist voll von Gedanken, Haß und Eifersucht. Mein Kopf kriegt sie nicht zu fassen; ich kann sie nicht halten. Ich bin jetzt hinter meinem Nasenrücken – ich meine, mein Bewußtsein ist da. Sie spalten mir den Kopf, oh, das ist schizophren, nicht wahr? Ich weiß nicht, ob ich diese Gedanken habe oder nicht. Ich glaube, ich habe sie letztes Mal bloß erfunden, um behandelt zu werden. Wenn ich doch wieder lieben könnte, statt zu hassen. Ich möchte gern wieder Leute mögen, dennoch muß ich sie hassen. So töte ich mich auch.«

So redete sie auch in den nächsten Wochen. Der Eindruck, daß sie sich töte, verwandelte sich in die Überzeugung, daß sie »sich selber« getötet *hatte*. Sie beharrte beinah ununterbrochen darauf, daß sie sich tatsächlich getötet habe, oder manchmal, daß sie sich verloren habe. In den Momenten, in denen sie sich nicht vollständig »verloren« oder »tot« fühlte, war sie sich selbst fremd, und sie und andere Dinge besaßen nicht länger die gleiche Wirklichkeit. Der Verlust ihrer

Fähigkeit, Dinge auf reale Weise zu erfahren, und ihrer Fähigkeit, Gedanken zu denken, die real waren, war ihr schmerzvoll bewußt. Mit gleicher Intensität war ihr bewußt, daß andere Leute diese Fähigkeit besaßen, und sie beschrieb verschiedene Techniken, die sie jetzt absichtlich oder unabsichtlich praktizierte, um »Realität wiederzuerlangen«. Wenn zum Beispiel jemand etwas zu ihr sagte, das sie als »real« einstufte, pflegte sie zu sich zu sagen: »Das will ich auch denken«, und sie pflegte das Wort oder den Satz immer wieder für sich zu wiederholen in der Hoffnung, daß etwas von der Wirklichkeit des Ausdrucks an ihr haften bleiben würde. Sie hielt Ärzte für real, so versuchte sie die ganze Zeit, den Namen eines Arztes zu behalten. Sie versuchte, in anderen Leuten Effekte zu erzeugen, indem sie zum Beispiel etwas sagte, von dem sie hoffte, es könne sie verlegen machen. Das war leicht für sie, da die Gefühle, die die anderen vielleicht hatten, sie nicht kümmerten. Wenn sie dann die andere Person anschaute und Zeichen der Verlegenheit bemerkte, sagte sie sich, daß sie real sein mußte, da sie einen realen Effekt in einer anderen realen Person hervorrufen konnte. Sobald ihr jemand »einfiel«, pflegte sie sich zu sagen, daß sie diese Person sei. Sie glaubte nun, daß in dem Ausmaß, in dem ihr eine Person gefiel, sie wie diese Person sein würde. Sie folgte den Leuten, imitierte ihren Gang, kopierte ihre Sätze, ahmte ihre Gesten nach. Auf eine Weise, die andere oft in Wut versetzte, stimmte sie allem, was gesagt wurde, bedingungslos zu. Die ganze Zeit jedoch sagte sie, daß sie sich von ihrem realen Selbst mehr und mehr entferne. Sie wollte andere Leute »erreichen« können und andere Leute sie erreichen lassen, aber das wurde immer unmöglicher. Nahm ihre Verzweiflung zu, fühlte sie sich weniger erschreckt, blieb aber trotzdem von ständiger Angst verfolgt. Sie verstand nicht mehr, wozu das alles da war. Sie sah Leute Dinge tun, aber sie sagte, daß sie »sie nicht real-isieren konnte. Es ist ein leeres Gefühl«. Sie war überzeugt, daß jeder klüger war als sie. Alle taten sie kluge Dinge, aber sie konnte nicht einmal den Sinn und die Absicht ihrer einfachsten Aktionen ausmachen. Sie hatte keine Zukunft. Die Zeit stand still. Sie konnte nicht vorwärtsschauen, und alle ihre Erinnerungen waren kompakte und solide Dinge, die in ihrem Kopf aneinanderstießen. Es war deutlich, daß sie jeden Sinn für eine zeitliche Unterscheidung von Ereignissen in Vergangenheit, Gegenwart oder Zukunft verloren hatte, von »gelebter« Zeit im Sinne von Minkowski.

Es war höchst bedeutungsvoll, daß, je mehr sie fühlte, daß sie andere Leute nicht erreichen konnte und andere Leute sie nicht erreichen konnten, und je mehr sie sich in einer eigenen Welt fühlte – »sie können nicht hinein, ich kann nicht hinaus« – desto mehr psychotische Gefahren von außen in diese private und geschlossene Welt einfielen, d. h., sie desto »öffentlicher« wurde in dieser Hinsicht. Sie wurde anderen Leuten gegenüber mißtrauischer und begann Dinge in ihrem Spind zu verstecken. Sie hatte die Vorstellung, daß irgendeine Person ihre Sachen stahl. Sie kontrollierte häufig ihre Handtasche und ihre persönlichen Dinge, um sich zu vergewissern, daß man sie nicht bestohlen hatte. Dieses Paradoxon, zurückgezogener zu werden und zur gleichen Zeit verwundbarer, fand seinen deutlichsten Ausdruck in der Feststellung, auf der einen Seite morde sie sich und auf der anderen fürchte sie, ihr Selbst könne verlorengehen oder gestohlen werden. Sie hatte nur die Gedanken anderer Leute und konnte nur denken, was andere Leute sagten.

Sie sprach jetzt davon, zwei zu sein. »Da sind zwei Ichs.« »Sie ist ich, und ich bin die ganze Zeit sie.« Sie hörte eine Stimme, die ihr befahl, ihre Mutter zu töten, und sie wußte, daß diese Stimme »einem meiner Ichs« gehörte. »Von hier ab (sie zeigte auf ihre Schläfen) ist alles Watte. Ich habe keine eigenen Gedanken; ich bin furchtbar durcheinander, ich, ich, ich die ganze Zeit, ich und ich, ich und ich selbst, wenn ich mir sage, ich weiß, da stimmt etwas nicht mit mir, da passiert etwas mit mir, weiß ich nicht was.«

So enthielten alle ihre Bemühungen, »die Realität wiederzuerlangen«, trotz der Furcht, das Selbst zu verlieren, ein Nicht-sie-selbst-Sein, und Versuche, ihrem Selbst zu entfliehen oder ihr Selbst zu töten, wurden weiterhin als grundlegende Abwehrmaßnahmen benutzt, sie wurden intensiviert in der Tat.

Das Individuum wird nicht nur durch den Druck der Angst dazu gebracht, »sich zu töten«, sondern auch durch sein Schuldgefühl, das in solchen Leuten besonders radikal und unerbittlich ist und dem Individuum keinen Manövrierraum zu lassen scheint.

Wir haben bereits gesehen, wie durch solchen Schulddruck Peter dazu gebracht wurde, nichts und niemand zu sein. Hier ist ein anderes Beispiel einer Patientin, die einem ähnlichen Kurs folgte, der aber zum Glück aufgehalten wurde oder, so ist es richtiger, der von ihr angehalten wurde, bevor sie sich einem psychotischen Zustand überließ, der eine Rückkehr schwierig gemacht hätte.

Marie, zwanzig Jahre alt, hatte ein Jahr lang das College besucht, ohne auch nur eine Prüfung zu bestehen. Sie kam entweder immer einige Tage zu früh oder zu spät zur Prüfung. Kam sie einmal rechtzeitig oder wenn die Prüfung schon begonnen hatte, schien das mehr oder weniger ein Zufall zu sein, und sie bemühte sich nicht, die Prüfungsfragen zu beantworten. Im zweiten Jahr hörte sie ganz auf, die Vorlesungen zu besuchen, und schien überhaupt nichts mehr zu tun. Es war außerordentlich schwierig, irgendwelche konkreten Fakten im Leben dieses Mädchens zu ermitteln. Sie kam zu mir auf Vorschlag eines anderen. Ich setzte eine regelmäßige Zeit für sie fest, mich zweimal in der Woche zu sehen. Es war niemals möglich, vorherzusagen, wann sie erscheinen würde. Zu sagen, sie war unpünktlich, wäre weit übertrieben. Die für das Interview festgesetzte Zeit war ein Punkt in der Zeit, der ihr nur zur vagen Orientierung diente. Sie pflegte an einem Samstagmorgen zu einer Besprechung am Donnerstagnachmittag zu erscheinen oder um fünf Uhr abends anzurufen und zu sagen, daß sie gerade aufgewacht sei und darum nicht mehr zur Besprechung um vier kommen könne, aber ob es paßte, wenn sie in einer Stunde oder so vorbeikäme. Sie fehlte an fünf aufeinanderfolgenden

Terminen, ohne mich zu benachrichtigen, und erschien pünktlich am sechsten ohne Kommentar und fuhr da fort, wo sie zuletzt stehengeblieben war.

Sie war ein blasses, dünnes, glanzloses Geschöpf mit ungepflegtem glatten Haar. Sie kleidete sich auf unbestimmte, vage und sonderbare Weise. Sie war außerordentlich ausweichend und geheimnisvoll in bezug auf sich selbst. Soweit ich herausbekommen konnte, wußte auch nicht ein einziger der vielen Leute, mit denen sie flüchtigen Kontakt hatte, jemals, wie sie ihr Leben verbrachte. Ihr Zuhause war außerhalb Londons, aber seit sie das College besuchte, hatte sie sich Zimmer in der Stadt genommen und diese häufig gewechselt. Ihre Eltern wußten niemals, wo sie gerade war; sie pflegte sie zu ungewöhnlichen Zeiten anzurufen und die Zeit mit ihnen zu verbringen, als ob sie eine weitläufige Bekannte der Familie sei. Sie war das einzige Kind. Sie ging schnell und leise, beinahe auf Zehenspitzen. Ihre Art zu sprechen, war weich und bestimmt, aber teilnahmslos, weit weg und ohne Leben. Sie zog es vor, nicht über sich zu sprechen, sondern über Themen wie z. B. Politik und Wirtschaft. Sie behandelte mich mit auffälliger Indifferenz. Gewöhnlich machte sie kein Hehl daraus, daß ich für sie nicht mehr war als irgendeiner ihrer zahlreichen beiläufigen Bekannten, den sie eben mal für einen kurzen Schwatz besuchte. Einmal sagte sie mir allerdings, daß ich eine faszinierende Person sei, aber mein Charakter sei schlecht und verdorben. Sie zeigte niemals das Verlangen oder die Erwartung, etwas von mir zu bekommen, und es war niemals ganz klar, welchen Nutzen sie aus mir zu ziehen glaubte. Ich war ihr so gleichgültig, daß sie sich oft fragte, warum sie beträchtliche Entfernungen zurücklegte, nur um mich zu sehen.

Man hätte denken können, daß der Fall dieser Patientin ziemlich hoffnungslos aussah, repräsentierte sie doch so unzweideutig das klinisch-psychiatrische Bild einer Dementia praecox oder einer Schizophrenia simplex.

Eines Tages jedoch erschien sie pünktlich und war erstaunlich verwandelt. Zum erstenmal, seit ich sie kannte, war sie mit zumindest üblicher Sorgfalt gekleidet und bot nicht diesen beunruhigenden Anblick in Kleidung und Verhalten, der für diesen Typ Person so charakteristisch, aber auch so schwer zu definieren ist. In ihren Bewegungen und ihrem Ausdruck war unverkennbar *Leben*. Sie begann die Sitzung, indem sie sagte, daß sie realisiert habe, wie sehr sie sich von allen realen Beziehungen mit anderen Leuten abgeschnitten hatte und daß diese Art zu leben ihr Angst gemacht habe, aber abgesehen davon wüßte sie jetzt selbst, daß das nicht die richtige Art zu leben sei. Offensichtlich war etwas Entscheidendes geschehen. Ihr zufolge, und ich sehe keinen Grund, daran zu zweifeln, war diese Änderung durch einen Film hervorgerufen worden, den sie gesehen hatte. Eine ganze Woche lang hatte sie sich jeden Tag den Film *La Strada* angesehen. Das ist ein italienischer Film über einen Mann und ein Mädchen. Der Mann ist sehr stark, ein fahrender Gaukler, dei von Ort zu Ort reist und seine Nummer vorführt, die darin besteht, durch Ausdehnung des Thorax eine um ihn befestigte Kette zu sprengen. Er kauft ein Mädchen ihren Eltern ab und beschäftigt es als seine Assistentin. Er ist stark, grausam, schlecht und gemein. Er behandelt das Mädchen wie Dreck. Wie er gerade will, vergewaltigt er es, schlägt es, verläßt es. Er scheint kein Gewissen, keine Reue zu kennen: für ihn ist das Mädchen keine Person, und er zeigt nicht die geringste Dankbarkeit, wenn es versucht, ihm eine Freude zu machen oder loyal zu sein. Er macht ihm klar, daß es nichts für ihn tun kann, das von einer anderen nicht besser gemacht werden könnte. Das Mädchen sieht keinen Sinn mehr in seinem Leben, seit es diesem Mann übergeben wurde, und für ihn ist es wertlos. Obwohl in seiner Traurigkeit und Hoffnungslosigkeit keine persistente Bitterkeit enthalten ist, verzweifelt es daran, ohne Bedeutung zu sein. Es schließt Freundschaft mit einem Seiltänzer des Zirkus. Bei ihm beklagt es sich über seine Bedeutungslosigkeit. Als dieser Seiltänzer ihm jedoch vorschlägt, mit ihm fortzugehen, weigert es sich und sagt, wenn es das täte, hätte der Mann niemanden mehr, der es bei ihm aushalten könnte. Da hebt der Seiltänzer einen

Kieselstein auf und sagt, er könne nicht glauben, daß es *absolut* wertlos sei, da es zumindest soviel wert sein müsse, wie der Stein, und der Stein existiere doch zumindest. Außerdem erklärte er ihm, daß es auch einen Nutzen haben muß, auch wenn es nicht weiß welchen, weil es die einzige Person sei, die dieser Mann nicht von sich stößt. Ein großer Teil des Charmes dieses Films ist dem Mädchen zu verdanken. Die kleinste Gefühlsregung zeigt sich arglos und unmittelbar in jeder ihrer Aktionen. Als der starke Mann den Seiltänzer vor ihren Augen tötet und sich der Gerechtigkeit entzieht, anstatt sein Verbrechen zu bekennen, wird sie ganz still und wimmert nur: »Der Narr ist krank, der Narr ist krank.« Sie tut nichts mehr und ißt nichts mehr. Als sich ihr Zustand nicht zu bessern scheint, läßt der Mann sie, während sie schläft, am Rande einer schneebedeckten Straße zurück und überläßt sie ihrem Schicksal.

Diese Patientin identifizierte sich mit dem Mädchen und sah sich gleichzeitig in Kontrast zu ihr. Der starke Mann in seiner Gemeinheit, Indifferenz und Grausamkeit verkörperte ihre Fantasien über ihren Vater und in gewissem Maß ihre Fantasien über mich. Aber was sie am meisten berührte, war, daß dieses Mädchen, obwohl so verzweifelt und unglücklich, sich nicht vom Leben abschnitt, wie furchtbar es auch war. Sie wurde niemals Ursache der eigenen Destruktion. Noch versuchte sie, ihre Einfachheit zu verleugnen. Das Mädchen, wie Marie, war nicht besonders religiös, sie schien keinen Glauben in ein Sein gehabt zu haben, das sie Gott nennen konnte; aber obwohl ihr Glaube namenlos war, war ihre Art zu leben irgendwie eher eine Bejahung als eine Negation des Lebens. Marie sah das alles in einem erschreckenden Gegensatz zu ihrer eigenen Art zu leben. Denn sie fühlte, sie hatte sich selbst den Zugang zur Frische und Versöhnlichkeit der Schöpfung versagt. Sogar das Mädchen im Film konnte lachen über Zirkusclowns, in Bann gehalten werden von einem Seiltänzer, Trost finden in einem Lied und wert sein zumindest soviel wie ein Kieselstein.

Aus »objektiver« klinischer Sicht würde man sagen, daß hier

auf organischer Basis eine Unterbrechung im Prozeß des fortschreitenden schizophrenen Zerfalls eingetreten war. Aus existentieller Sicht könnte man sagen, daß Marie aufgehört hatte zu versuchen, sich zu töten. Sie sah, daß ihr Leben ein systematischer Versuch geworden war, ihre eigene Identität zu zerstören und niemand zu werden. Sie vermied alles, wodurch sie genauer definiert werden konnte als aktuelle Person, engagiert in spezifischen Aufgaben mit anderen. Sie hatte versucht, auf eine Weise zu handeln, daß ihre Akte keine realen Konsequenzen nach sich zogen und so gleichfalls überhaupt kaum reale Akte sein konnten. Anstatt Aktion, wie wir es normalerweise tun, für die Erreichung von Zielen einzusetzen, um so mehr und mehr in und durch unsere Aktionen definiert zu werden als die spezifischen Personen, die wir sind, versuchte sie, sich bis zum Nullpunkt zu reduzieren, indem sie niemals irgend etwas Spezifisches tat, niemals an einem bestimmten Ort zu einer bestimmten Zeit zu sein schien, mit irgendwelchen Personen etwas Bestimmtes tuend. Sie war immer, wie wir alle, an einem bestimmten Ort zu einer bestimmten Zeit, aber sie versuchte die Implikationen dessen zu vermeiden, indem sie immer zerstreut blieb, »irgendwo anders« zu sein schien. Sie handelte, als ob es möglich sei, sich nicht in ihre Aktionen »einzubeziehen«. Die Bemühung, sich von allen ihren Aktionen zu dissoziieren, umfaßte alles, was sie tat, die Arbeit, die sie zu tun schien, die Freundschaften, die sie zu knüpfen schien, und alle ihre Gesten und Äußerungen. Dadurch versuchte sie, niemand zu werden. Ihr Zustand war darum dem Peters sehr ähnlich. Beide Patienten waren mehr und mehr davon überzeugt, daß es in ihrem Fall eine Vortäuschung war, jemand zu sein, und daß der einzige ehrliche Weg, den sie wählen konnten, war, niemand zu werden, da das alles war, was sie »wirklich« sein konnten. Dieser Prozeß der Selbst-Vernichtung präsentierte sich dem beobachtenden Kliniker als nichts anderes als der zur Demenz führende Prozeß einer Schizophrenia simplex.

Wie Peter und Marie erfahren Patienten in der Phase, die nun beschrieben wird, Schuld nicht so sehr im Hinblick auf bestimmte Gedanken oder Akte, die sie gedacht oder begangen oder auch nicht gedacht und begangen haben. Wenn Schuld existiert, dann wird sie überdeckt von einem sehr viel umfassenderen Gefühl der Schlechtigkeit oder Wertlosigkeit, das ihnen ihr Recht zu *sein* in jeder Hinsicht streitig macht. Das Individuum fühlt sich schuldig, weil es wagt zu sein und doppelt schuldig, weil es wagt, nicht zu sein und zu verängstigt ist zu sein, und weil es versucht, sich zu töten, wenn auch nicht biologisch, so doch existentiell. Seine Schuld ist der treibende Faktor, der aktive Teilnahme am Leben verhindert und das Selbst in Isolation hält, indem er es in tiefere Zurückgezogenheit drängt. Infolgedessen wird die Schuld eben diesem Manöver beigelegt, das ursprünglich durch die Schuld ausgelöst worden war. James z. B. hatte folgenden Traum:

»Zwei Atome bewegten sich in paralleler Richtung, sie änderten plötzlich ihren Kurs, wendeten sich nach innen und schossen direkt aufeinander zu, hart voreinander kamen sie zum Stillstand.« Er beschrieb ihren Kurs mit den Händen. Aus diesem Traum erwachte er abrupt, in Panik und mit dem furchtbaren Gefühl einer Vorahnung.

Seine Deutung des Traums war, daß diese zwei Atome er selbst war: anstatt ihren »natürlichen« Kurs fortzusetzen, wendeten sie sich gegen sich selbst. Damit »verletzten sie die natürliche Ordnung der Dinge«. Weitere Assoziationen zu diesem Traum verrieten, daß James sich schuldig fühlte wegen dieser »nach innen verkehrten« Beziehung zu sich selbst, denn sie war:

1. Eine Form der Onanie, d. h. er verschwendete seine Kreativität und Produktivität.

2. Ein Sichzurückziehen von tatsächlichen hetero-sexuellen Beziehungen und die Verwirklichung einer Beziehung zwischen zwei Teilen seines eigenen Seins, von denen der eine männlich, der andere weiblich war.

3. Ein Sichzurückziehen von Beziehungen mit anderen Männern und die Schaffung einer exklusiven homosexuellen Beziehung zu sich selbst.

Das erhellt ein weiteres schwieriges Problem, nämlich, daß unter diesen Umständen die Beziehung des Selbst zu sich selbst schulderweckend ist, weil es, wie wir vorhin schon andeuteten, in sich selbst einbringt oder einzubringen sucht eine Art der Beziehung, die nach »der natürlichen Ordnung der Dinge« nur zwischen zwei Personen existieren und nicht in Wirklichkeit ausschließlich durch das Selbst ausgelebt werden kann.

Die Spaltung des Selbst (Roses zwei Ichs; der Zustand, repräsentiert durch James' zwei Atome) bildet die Grundlage einer Art Halluzination. Eines der Fragmente des Selbst scheint im allgemeinen das »Ich«-Gefühl beizubehalten. Das andere Selbst kann dann »sie« genannt werden. Aber dieses »sie« ist immer noch »ich«. Rose sagt: »*Sie* ist *ich* und *ich bin* die ganze Zeit *sie*.« Eine Schizophrene sagte mir: »*Sie* ist ein Ich, das nach einem *Mich* sucht.« (Das Selbst im chronisch schizophrenen Zustand scheint in verschiedene Foki zu zerbrechen, jeder mit einem gewissen Ich-Gefühl und jeder die anderen Fragmente als zum Teil Nicht-Ich erfahrend). Ein »Gedanke«, der dem anderen Selbst gehört, tendiert dazu, etwas von der Qualität einer Perzeption zu haben, da es vom erfahrenden Selbst weder als ein Produkt seiner Imagination noch als etwas, das zu ihm gehört, aufgenommen wird. Das heißt, das *andere Selbst* ist Grundlage einer Halluzination. Eine Halluzination ist eine Als-ob-Perzeption eines Fragmentes des »anderen« Selbst durch ein übriggebliebenes residuales Ich-Gefühl (Fokus des Selbst); das wird deutlicher bei manifest psychotischen Patienten. Mehr noch, die Selbst-Selbst-Beziehung ermöglicht eine innere Situation, die heftige Angriffe zwischen sich bekriegenden Phantomen begünstigt, die eine Art Phantom-Konkretheit besitzen, d. h. sie werden so erfahren (s. folg. Kap.). Es sind in Wirklichkeit diese Kämpfe solcher inneren Phantome, die das Individuum dazu bringen zu behaupten, es sei ermordet worden oder es habe sein »Selbst« getötet. Letztlich aber ist es, auch »schizophrenesisch« gesprochen, in der Tat unmöglich, das innere Phantom »Selbst« zu töten, obwohl es möglich ist, sich die Kehle durchzuschneiden. Ein Geist kann nicht getötet werden. Was passieren kann, ist, daß Platz und Funktion des inneren Phantoms »Selbst« beinahe vollständig übernommen werden von archetypischen Verwaltungsorganen, die alles unter Kontrolle zu haben scheinen und alle Aspekte des individuellen Seins beherrschen. Die Aufgabe in der Therapie ist dann, Kontakt mit dem ursprünglichen »Selbst« des Individuums zu bekommen, das, wie wir glauben dürfen, immer noch eine *Möglichkeit* ist, wenn nicht Realität, und das immer noch geheilt werden kann zurück zu einem möglichen Leben. Aber das ist eine Geschichte, die wir erst dann aufgreifen und erklärbar machen können, wenn wir psychotische Prozesse und Phänomene ausführlicher untersucht haben, und das wird jetzt unsere Aufgabe sein.

10 Das Selbst und das falsche Selbst in einem Schizophrenen

Wir werden jetzt unseren Bericht zu fundieren versuchen durch ausgewählte Beschreibungen einer schizophrenen Krankheit, die eine amerikanische Patientin in ihrer Genesungsphase gab. Dieser Fall wird von zwei amerikanischen Autoren, Hayward und Taylor (1956), referiert, von denen einer die Psychotherapie der Patientin übernommen hatte. Sie berichten:

Joan ist eine 26 Jahre alte weiße Frau. Ihre Krankheit zeigte sich zum erstenmal Anfang des Jahres 1947, als sie 17 war. In den folgenden zwei Jahren wurde sie in vier privaten Krankenhäusern behandelt, mit Psychotherapie und insgesamt 34 Elektroschocks und 60 Insulinbehandlungen, von denen 50 im Koma endeten. Sie zeigte »kaum, wenn überhaupt Besserung« und wurde schließlich einem der Autoren (M. L. H.) überwiesen, da sie ein hoffnungsloser Fall schien.

Zu Beginn der Behandlung war Joan kalt, in sich zurückgezogen, verschlossen und mißtrauisch. Sie hatte visuelle und auditive Halluzinationen. Sie wollte an keiner der Anstaltsaktivitäten teilnehmen, und sie befand sich so häufig im stuporösen Zustand, daß es schwierig war, irgendeine Reaktion von ihr zu evozieren. Wenn man ihr die Notwendigkeit einer Behandlung nahelegte, widersetzte sie sich störrisch und verlangte ärgerlich danach, allein gelassen zu werden. Sie machte drei Selbstmordversuche, indem sie sich mit Glasscherben schnitt oder eine Überdosis Sedativa einnahm. Zeitweise wurde sie so gewalttätig und aggressiv, daß sie in die geschlossene Station gebracht werden mußte.

Ich habe mich aus verschiedenen Gründen für dieses Material entschieden. Der Bericht des Mädchens über ihre Psychose scheint mir eine beeindruckende Bestätigung der hier dargelegten Ansichten zu sein, die außerdem durch die Tatsache bekräftigt wird, daß dieses Buch schon geschrieben war, be-

vor das amerikanische Material publiziert wurde. Die Autoren schreiben in der klassischen psychoanalytischen Terminologie von Ich, Über-Ich, Es, was, wie ich glaube, dem Verständnis des Materials unnötige Begrenzungen auferlegt: Der Bericht der Patientin scheint so sehr ihr eigener zu sein und wurde ihr sicherlich von den Autoren weder nahegelegt noch eingegeben. In diesem Fall ist somit die mögliche Täuschung vermieden, die darin liegt, Material meiner eigenen Patienten zu präsentieren, in dem der Patient lediglich wie ein Papagei meine eigenen Theorien über ihn nachplappern könnte.
Schließlich hat diese Patientin einen so klaren und einsichtigen Bericht über sich selbst in der »Alltagssprache« gegeben, wie es meines Wissens nicht besser möglich ist. Ich hoffe, der Bericht wird zeigen, daß vieles von dem sonderbaren Verhalten des Psychotikers verstehbar wird, wenn wir es aus seiner Sicht sehen.
Zuerst möchte ich kurz die Ansichten zusammenfassen, die ich soweit vorgebracht habe.
Die Trennung des Selbst vom Körper ist etwas, das schmerzvoll zu tragen ist, und der Leidende ersehnt verzweifelt jemanden, der ihm hilft, sie zu beheben, aber gleichzeitig wird sie auch als eines der wichtigsten Mittel der Abwehr benutzt. Und gerade das definiert das grundlegende Dilemma. Das Selbst möchte sich verbinden mit und einbetten in den Körper, dennoch hat es ständig Angst, im Körper zu wohnen aus Furcht, dort Attacken und Gefahren ausgesetzt zu sein, denen es nicht entfliehen kann. Aber dann findet es, daß es auch außerhalb des Körpers nicht die Vorteile aufrechterhalten kann, die es sich in dieser Position vielleicht erhoffte. Wir erwähnten schon, was geschieht:

1. Die Orientierung des Selbst ist eine primitiv orale, mit dem Dilemma beschäftigt, seine Lebendigkeit aufrechtzuerhalten, ohne etwas »einzunehmen«. Es verschmachtet vor Durst und wird einsam.
2. Es ist voller Haß gegenüber allem, was *dort* ist. Die einzige Möglichkeit zu zerstören und nicht zu zerstören, was dort ist, scheint zu sein, sich selbst zu zerstören.

3. Der Versuch, das Selbst zu töten, kann vorsätzlich unternommen werden. Das ist teilweise defensiv (»Wenn ich tot bin, kann ich nicht getötet werden«); teilweise ein Versuch, dem quälenden Schuldgefühl, das das Individuum bedrückt, nachzugeben (Gefühl, kein Recht zu haben, lebendig zu sein).
4. Das »innere« Selbst spaltet sich und verliert seine eigene Identität und Integrität.
5. Es verliert seine eigene Wirklichkeit und den direkten Zugang zur Wirklichkeit außerhalb von ihm.
6. (a) Das Refugium des Selbst wird ein Gefängnis. Sein Scheinparadies wird eine Hölle.
(b) Es hört auch auf, die Sicherheit einer Einzelzelle zu haben. Seine eigene Enklave wird eine Folterkammer. Das innere Selbst wird in dieser Kammer verfolgt von abgespaltenen, konkretisierten Teilen seiner selbst oder von seinen eigenen Phantomen, die unkontrollierbar geworden sind.

Ein großer Teil der Unbegreiflichkeit schizophrener Sprache und Aktion wird verständlich, wenn wir uns erinnern, daß aus dem schizoiden Zustand die fundamentale Spaltung in das Sein übertragen wurde. Das Sein des Individuums ist gespalten in zwei und produziert ein unverkörpertes Selbst und einen Körper, der ein Ding ist, das vom Selbst so gesehen und zeitweise betrachtet wird, als ob es eins der vielen Objekte in der Welt sei. Der totale Körper und auch viele »geistige« Prozesse werden vom Selbst gelöst, das vielleicht in einer eingeschränkten Enklave (phantasierend und beobachtend) weiter operiert oder auch ganz aufgehört haben kann zu funktionieren (d. h. tot, ermordet, gestohlen ist). Diese Darstellung ist natürlich sehr schematisch und hat die Schwächen aller vorläufigen Vereinfachungen.

Wir haben schon einige der Möglichkeiten umrissen, wie diese Spaltung gesunde Erfahrung zusammenbrechen läßt und zum Kern der Psychose werden kann.

In vielen Schizophrenen bleibt die Selbst-Körper-Spaltung fundamental. Wenn es jedoch dem »Zentrum« nicht gelingt zu halten, können weder Selbst-Erfahrung noch Körper-Erfahrung Identität, Integrität, Kohäsion oder Vitalität beibehalten, und das Individuum wird in einen Zustand gestürzt, dessen letztes Resultat, wie wir vorgeschlagen haben, am besten als »chaotische Nicht-Entität«* beschrieben werden kann. In seiner endgültigen Form ist solch eine vollständige Desintegration ein hypothetischer Zustand, der kein verbales Äquivalent hat. Trotzdem fühlen wir uns berechtigt, einen solchen Zustand zu postulieren. In seiner letzten Form ist er vielleicht mit Gesundheit nicht mehr vereinbar. Der ganz und gar zerfallene chronisch Kataton-Hebephrene ist vermutlich die Person, in der dieser Prozeß den extremsten Grad erreicht hat in jemandem, der biologisch lebensfähig bleibt.

Eine der größten Barrieren für das Kennenlernen eines Schizophrenen ist seine totale Unbegreiflichkeit: die Seltsamkeit, Bizarrerie, Obskurität in allem, was wir von ihm wahrnehmen können. Es gibt viele Gründe, warum das so ist. Auch wenn der Patient sich bemüht, so klar und geradeheraus wie er nur kann, uns die Beschaffenheit seiner Ängste und Erfahrungen mitzuteilen, die so radikal verschieden von den unseren strukturiert sind, ist dem Sprachinhalt notwendigerweise schwierig zu folgen. Mehr noch, die formalen Elemente der Sprache sind in sich in ungewöhnlicher Weise angeordnet, und diese formalen Eigenheiten scheinen, zumindest bis zu einem gewissen Grad, eine Reflexion der alternativen Anordnung seiner Erfahrung in der Sprache zu sein, mit Spaltungen da, wo wir Kohärenz erwarten, und mit dem Zusammenlaufen (Konfusion) von Elementen, die wir getrennt halten.

* Die beste Beschreibung eines solchen Zustandes, die ich in der Literatur finden konnte, befindet sich in den Prophetic Books von William Blake. In den griechischen Beschreibungen der Hölle und bei Dante behalten die Schatten und Geister, obwohl dem Leben entfremdet, immer noch ihre innere Kohäsion. Bei Blake ist das nicht so. Die Gestalten seiner Bücher erleiden eine Teilung ihrer selbst. Diese Bücher erfordern eingehendes Studium, nicht um Blakes Psychopathologie zu erhellen, sondern um von ihm das zu lernen, was er irgendwie auf so intime Weise kannte, ohne seine Gesundheit zu verlieren.

Diese unüberwindlichen Schwierigkeiten werden mit Gewißheit in der Praxis sogar noch größer, zumindest bei der ersten Begegnung mit dem Patienten, durch seinen oder ihren mutwilligen Gebrauch von Obskurität und Komplexität, der als Nebelschleier dient, um sich dahinter zu verstecken. Das schafft die ironische Situation, daß der Schizophrene oft psychotisch sein spielt oder vorgibt, so zu sein. Tatsächlich greifen Schizophrene, wie wir schon sagten, sehr oft zu Zweideutigkeiten und Vortäuschungen. Die Gründe für ein solches Tun dienen wahrscheinlich in jedem einzelnen Fall mehr als nur einem Zweck. Der naheliegendste Grund ist, daß damit die Abgeschiedenheit, die Intimität des Selbst vor Zudringlichkeit (Verschlungenwerden, Implosion) bewahrt wird. Das Selbst fühlt sich, wie ein Patient sagte, schon in einer normalen Konversation zermalmt und zerquetscht. Trotz seiner Sehnsucht, seines »wahren« Selbst wegen geliebt zu werden, entsetzt Liebe den Schizophrenen. Jede Form des Verstehens *bedroht* sein ganzes Abwehrsystem. Sein äußeres Verhalten ist ein Abwehrsystem analog unterirdischen Gängen, die, wie man sich vorstellen könnte, zur inneren Zitadelle führen, aber sie führen nirgendwo oder irgendwohin. Der Schizophrene wird sich der zufälligen Inspektion irgendeines Vorübergehenden nicht enthüllen. Wenn das Selbst nicht erkannt wird, ist es sicher, nicht von Liebe erstickt oder verschlungen zu werden, und es ist sicher vor Zerstörung durch Haß. Wenn der Schizophrene inkognito ist, kann sein Körper behandelt und manipuliert, gehätschelt, gekost, geschlagen oder geheilt werden, aber »er«, der Beobachter, ist unversehrt.

Gleichzeitig sehnt sich das Selbst danach, verstanden zu werden; sehnt sich in Wirklichkeit nach einer ganzen Person, die sein totales Sein akzeptieren kann, und indem sie das tut, ihn einfach »sein läßt«. Aber man muß mit großer Sorgfalt und Umsicht vorgehen. »Versuche nicht«, wie Binswanger sagt, »zu nahe zu kommen, zu bald.«

Joan sagt: »Wir Schizophrene sagen und tun eine Menge unwichtiges Zeug, und dann mischen wir wichtige Dinge darunter, um zu sehen, ob der Doktor aufmerksam genug ist, sie zu sehen und zu fühlen.«

Ein Schizophrener erklärte mir eine Variante dieser Technik, wichtige Dinge unter »eine Menge unwichtiges Zeug« zu mischen. Er gab dieses Beispiel: Während des ersten Interviews mit einem Psychiater wurde ihm seine intensive Verachtung für diesen bewußt. Er hatte Angst, diese Verachtung zu zeigen, da er fürchtete, man könne dann Leukotomie anordnen, und doch wünschte er verzweifelt, sie ausdrücken zu können. Im Verlauf des Interviews empfand er sich immer mehr als eine Täuschung und leer, da er bloß eine falsche Fassade vortäuschte, und der Psychiater schien diese falsche Darbietung vollkommen ernst zu nehmen. Er dachte, daß der Psychiater mehr und mehr zum Dummkopf wurde. Der Psychiater fragte ihn, ob er eine Stimme höre. Der Patient dachte, was für eine dumme Frage das sei, da er doch die Stimme des Psychiaters hörte. Er antwortete darum ja, und auf weiteres Nachfragen, daß die Stimme männlich sei. Die nächste Frage war: »Was sagt die Stimme zu Ihnen?« Worauf er antwortete: »Du bist ein Dummkopf.« Indem er verrückt sein spielte, machte er es so möglich, ungestraft das zu sagen, was er von dem Psychiater hielt.

Eine ganze Menge an Schizophrenie ist einfach Nonsens, Ablenkungsversuch, Obstruktionspolitik, um gefährliche Leute von der Fährte zu locken, in anderen Langeweile und Leere zu erzeugen. Der Schizophrene hält sich und den Arzt oft zum Narren. Er spielt verrückt, um um jeden Preis die Möglichkeit zu verhindern, verantwortlich gemacht zu werden für auch nur eine einzige kohärente Idee oder Intention.

Joan gibt andere Beispiele:

»Patienten lachen und posieren, wenn sie den Doktor durchschauen, der sagt, er will helfen, aber eigentlich nicht will oder kann. Posieren bei einer Frau ist verführerisch, aber es ist auch ein Versuch, den Doktor von all ihren Pelvisfunktionen abzulenken. Die Patienten versuchen, den Doktor zu zerstreuen und abzulenken. Sie versuchen, ihm zu gefallen, aber auch, ihn zu verwirren, so daß er nichts Wichtiges

herauskriegt. Wenn du Leute findest, die dir wirklich helfen wollen, brauchst du sie nicht abzulenken. Du kannst dich normal verhalten. Ich kann spüren, wenn der Doktor nicht nur helfen will, sondern auch helfen kann und helfen wird.«
Das bestätigt eindrucksvoll Jungs Feststellung, daß der Schizophrene aufhört, schizophren zu sein, wenn er jemandem begegnet, von dem er sich verstanden fühlt. Wenn das passiert, verschwindet das meiste der Bizarrerien, die als die »Symptome« der »Krankheit« angesehen werden, ganz einfach.

»Sie zu treffen, gab mir das Gefühl, ein Reisender zu sein, der sich in einem Land verirrte, in dem niemand seine Sprache spricht. Das Schlimmste ist, daß der Reisende nicht einmal weiß, wohin er gehen soll. Er fühlt sich vollkommen verloren und hilflos und allein. Dann plötzlich trifft er einen Fremden, der Englisch sprechen kann. Auch wenn der Fremde den Weg nicht weiß, fühlt man sich so viel besser, wenn man das Problem mit jemandem teilen kann, der versteht, wie allein man sich fühlt. Wenn du nicht allein bist, fühlst du dich nicht länger ohne Hoffnung. Irgendwie gibt es dir Leben und macht dich bereit, wieder zu kämpfen.

Verrückt zu sein ist wie einer dieser Alpträume, in denen du versuchst, nach Hilfe zu schreien, aber kein Laut kommt raus. Oder wenn du schreien kannst, hört oder versteht keiner. Du kannst aus diesem Alptraum nicht aufwachen, wenn dich nicht jemand hört und dir hilft aufzuwachen.«

Der Hauptfaktor bei der Reintegration des Patienten, der erlaubt, die Stücke zusammenzubringen und zusammenzuhalten, ist die Liebe des Arztes, eine Liebe, die das totale Sein des Patienten anerkennt und es akzeptiert, ohne ihm Fesseln anzulegen.

Das allerdings ist bloß die Schwelle und nicht das Ziel der Beziehung Patient–Arzt. Der Patient bleibt psychotisch hinsichtlich der ständigen Spaltungen in seinem oder ihrem Sein, auch wenn die auffälligeren äußeren Zeichen vielleicht weniger evident sind.

Wir erwähnten, daß das Selbst den Kontakt zur Wirklichkeit verloren hat und sich nicht real und lebendig fühlen kann.

Joan gibt Beispiele dafür, wie der Schizophrene die Sicherheit, real zu sein, zu beschwören versucht aus der Erkenntnis heraus, gesehen zu werden und somit zumindest *dort* zu sein. Der Schizophrene kann diese Überzeugung nicht aus inneren Quellen aufrechterhalten.

»Patienten treten und schreien und kämpfen, wenn sie nicht sicher sind, daß der Doktor sie sehen kann. Es ist ein schreckliches Gefühl, das zu wissen; daß der Doktor nicht das wirkliche Du sehen kann, daß er nicht verstehen kann, was du fühlst, und daß er nur seinen eigenen Ideen folgt. Ich würde dann anfangen zu fühlen, daß ich unsichtbar bin oder vielleicht überhaupt nicht da. Ich müßte Krach schlagen, um zu sehen, ob der Doktor auf mich reagiert und nicht bloß auf seine eigenen Ideen.«

Durch ihren ganzen Bericht hindurch kontrastiert diese Patientin wiederholt ihr reales Selbst mit einem konformen Selbst, das falsch war. Die Spaltung zwischen ihrem »realen Selbst« und ihrem Körper wird im folgenden Abschnitt anschaulich zum Ausdruck gebracht:

»Wenn Sie versucht hätten, mit mir ins Bett zu gehen, es hätte alles kaputt gemacht. Es hätte mich davon überzeugt, daß Sie nur an Lust mit meinem animalischen Körper interessiert waren, und daß Ihnen der Teil, der eine Person ist, eigentlich ganz egal war. Es hätte bedeutet, daß Sie mich als Frau benutzt hätten, als ich eigentlich keine war und eine Menge Hilfe brauchte, um eine zu werden. Es hätte bedeutet, daß Sie nur meinen Körper sehen konnten und nicht mein wirkliches Ich, das immer noch ein kleines Mädchen war. Das wirkliche Ich hätte Sie oben von der Zimmerdecke beobachtet, während Sie irgendwas mit meinem Körper machten. Ich hätte geglaubt, daß es Ihnen gefällt, mein wirkliches Ich sterben zu lassen. Wenn man ein Mädchen füttert, läßt man es fühlen, daß nicht nur sein Körper, sondern auch sein Selbst gewollt werden. Das hilft, wieder ganz zu werden. Aber wenn man mit ihm ins Bett geht, wird es fühlen, daß sein Körper abgetrennt und tot ist. Man kann mit toten Körpern ins Bett gehen, aber man kann sie nicht füttern.«

Ihr »reales Selbst« mußte der Ausgangspunkt sein für die Entwicklung eines echten vollständigen Zustands. Dieses »reale Selbst« jedoch war nicht leicht zugänglich, einmal wegen der Gefahren, die es bedrohten:

»Meine Besprechungen waren der einzige Ort, wo ich mich sicher genug fühlte, ich selbst zu sein, alle meine Gefühle rauszulassen und zu sehen, wie sie wirklich waren, ohne Angst, daß Sie wütend werden und weggehen würden. Ich brauchte es, daß Sie ein großer Felsen waren, den ich schieben und stoßen konnte, und trotzdem würden Sie nicht wegrollen und mich lassen. Es gab mir Sicherheit, mit Ihnen gemein zu sein. Bei allen anderen versuchte ich mich zu ändern, um ihnen zu gefallen«,

aber auch, weil das Selbst als so mit Haß und destruktivem Potential beladen erfahren wird, daß nichts, was in es eintritt, überleben könnte.

»Am Anfang muß Haß sein. Der Patient haßt den Doktor, weil er die Wunde wieder öffnet, und er haßt sich selbst, weil er es zuläßt, daß sie wieder angerührt wird. Der Patient ist sicher, alles wird ihn nur noch mehr verletzen. Er wünscht sich wirklich, tot zu sein und versteckt an einem Ort, wo ihn nichts erreichen und zurückholen kann.

Der Doktor muß sich die Mühe geben, hinter dem Patienten her zu sein, bis der anfängt, ihn zu hassen. Wenn du haßt, wirst du nicht so leicht verletzt, als wenn du liebst; aber du kannst wieder lebendig sein, nicht bloß kalt und tot. Leute bedeuten wieder was für dich.

Der Doktor muß hinter dem Patienten her sein, bis der ihn haßt, das ist der einzige Weg, einen Anfang zu kriegen. Aber der Patient darf sich nie schuldig fühlen, weil er haßt. Der Doktor muß sicher sein, daß er das Recht hat, in die Krankheit einzubrechen, so wie eine Mutter das Recht hat, in das Zimmer ihres Kindes zu kommen, ganz egal, wie das Kind darüber denkt. Der Doktor muß wissen, daß er das Richtige tut.

Der Patient hat schreckliche Angst vor seinen eigenen Problemen, weil die ihn zerstört haben, und darum fühlt er sich so schrecklich schuldig, weil er dem Doktor erlaubt, in diese Probleme verwickelt zu werden. Der Patient ist überzeugt, daß der Doktor auch vernichtet wird. Es ist nicht fair, wenn der Doktor um Erlaubnis bittet, eingelassen zu werden. Der Doktor muß sich seinen Eintritt erkämpfen, dann braucht der Patient sich nicht schuldig zu fühlen! Der Patient kann dann glauben, daß er sein Bestes getan hat, den Doktor zu schützen. Der Doktor muß durch sein Verhalten ausdrücken: ›Ich komme rein, egal, was du fühlst.‹«

Noch einmal:

»Das Problem mit Schizophrenen ist, daß sie niemandem trauen können. Sie können nichts riskieren. Der Doktor wird meistens kämpfen müssen, um reinzukommen, egal, wie sehr der Patient sich dagegen wehrt. Es ist wunderbar, geschlagen oder umgebracht zu werden, weil das keiner mit einem macht, wenn er nicht wirklich an einem interessiert ist und wütend gemacht werden kann. Jemand tötet, weil er wirklich will, daß der andere wieder aufersteht, nicht nur tot daliegt.

Lieben ist zuerst unmöglich, weil es einen zu einem hilflosen kleinen Baby macht. Der Patient kann sich nicht sicher genug fühlen, das zu tun, solange er nicht fest davon überzeugt ist, daß der Doktor weiß, was nötig ist und dafür sorgen wird.«

Die Furcht, etwas oder jemanden zu inkorporieren, bezieht sich so auf Gutes wie auf Böses. Das Böse wird das Selbst zerstören, das Selbst wird das Gute zerstören.

Das Selbst ist darum zur gleichen Zeit leer und verhungert. Die ganze Orientierung des Selbst drückt sich in dem Verlangen aus, zu essen, die Nahrung zu zerstören oder von ihr zerstört zu werden.

»Einige Leute gehen durch das Leben mit Erbrochenem auf den Lippen. Du kannst ihren furchtbaren Hunger spüren, aber sie machen es dir unmöglich, sie zu füttern.

Es ist verdammt elend, zu sehen, wie man dir die Brust voller Liebe anbietet, und zu wissen, daß du sie, wenn du

näherkommst, hassen wirst, wie du die deiner Mutter gehaßt hast. Es gibt dir das Gefühl, verdammt schuldig zu sein, weil du fähig sein mußt, auch den Haß zu fühlen, bevor du lieben kannst. Der Doktor muß zeigen, daß er den Haß fühlen kann, ihn aber auch verstehen kann und nicht durch ihn verletzt wird. Es ist zu furchtbar, wenn der Doktor von der Krankheit verletzt wird.
Es ist die Hölle, so sehr die Milch zu wünschen, aber von Schuld zerfleischt zu werden, weil man die Brust gleichzeitig haßt. Darum muß der Schizophrene versuchen, drei Dinge auf einmal zu tun. Er versucht an die Brust zu kommen, aber er versucht auch zu sterben. Ein dritter Teil von ihm versucht, nicht zu sterben.«
Wir werden auf die Probleme, die in diesem letzten Satz enthalten sind, später zurückkommen. Wir müssen erst der Bemühung des Selbst folgen, zu vermeiden, daß irgend etwas in es eindringt, weil es sonst (das Selbst und/oder das Objekt) zerstört wird.
Das Selbst versucht, wie wir sagten, außerhalb von allem zu sein. Alles Sein ist *dort,* keins ist *hier.*
Das führt schließlich sogar so weit, daß alles, was der Patient *ist,* als Nicht-Ich empfunden wird. Er weist alles, was er ist, als bloßen Spiegel einer fremden Realität zurück. Diese totale Zurückweisung seines Seins macht »ihn«, sein »wahres« Selbst, zum bloßen Nullpunkt. »Er« kann nicht real sein, er kann keine wirkliche Identität haben oder eine wirkliche Persönlichkeit. Alles, was er ist, fällt darum laut Definition in den Aktionsradius seines Falschen Selbst-System. Der kann über Aktionen und Worte hinausgehen und sich auf Gedanken, Vorstellungen, sogar Erinnerungen und Phantasien ausdehnen. Dieses Falsche Selbst-System ist der Nährboden paranoider Ängste, weil es sich leicht ergibt, daß das Falsche Selbst-System, das sich ausgebreitet hat und endlich alles umfaßt, was vom Selbst als bloßer Spiegel einer fremden Realität (ein Objekt, ein Ding, mechanisch, ein Roboter, tot) verleugnet wird, als eine fremde Präsenz oder Person angesehen werden kann, die das Individuum in ihrer Gewalt hat. Das

»Selbst« hat sich geweigert zu partizipieren, das Falsche Selbst-System wird feindlich besetztes Territorium, das als von einem fremden, feindseligen, destruktiven Organ kontrolliert und gesteuert empfunden wird. Was das Selbst betrifft, so lebt es in einem Vakuum. Aber dieses Vakuum wird eingekapselt, obgleich zuerst vielleicht auf eine verhältnismäßig milde und protektive Weise.

»Ich fühlte mich, als ob ich in einer Flasche sei. Ich konnte fühlen, daß alles außen war und mich nicht berühren konnte.«

Aber das wird zu einem Alptraum. Die Flaschenwände werden ein Gefängnis, das das Selbst von allem ausschließt, während umgekehrt das Selbst verfolgt wird wie nie zuvor, sogar innerhalb der Grenzen seines Gefängnisses. Das Endresultat ist darum zumindest so schrecklich wie der Zustand, gegen den es ursprünglich eine Verteidigung war. Darum:

»Es gibt keine Güte, keine Sanftheit, keine Wärme
in dieser tiefen Höhle.
Meine Hände fühlten über der Höhle steinigen Rand,
und in jeder Spalte ist nur schwarze Tiefe.
Manchmal gibt es beinah keine Luft.
Dann keuche ich nach frischer Luft,
doch atme ich die ganze Zeit nur
die Luft, die in dieser Höhle ist.
Es gibt keine Öffnung, keinen Ausgang,
Ich bin gefangen.
Aber nicht allein.
So viele Leute drängen gegen mich.
Ein dünner Lichtstrahl fließt in diese Höhle
aus einem winzigen Spalt zwischen zwei Steinen.
Es ist dunkel hier.
Es ist feucht, und die Luft ist so schal.
Die Leute hier drin sind groß, ungeheuer.
Es gibt ein Echo, wenn sie sprechen.
Und ihre Schatten auf den Höhlenwänden
folgen ihnen, wenn sie sich bewegen.

Ich weiß nicht, wie ich aussehe,
noch wie diese Leute aussehen.
Diese Leute treten auf mich,
manchmal, aus Versehen,
hoffe ich, denke ich.
Es sind schwere Leute.
Es wird enger und enger hier drin.
Ich habe Angst.
Wenn ich hier rauskomme, ist es vielleicht schlimmer.
Mehr von diesen Leuten werden draußen sein.
Sie würden mich zerquetschen, alle zusammen,
Denn sie sind noch schwerer als die
hier drin, denke ich.
Bald werden die Leute hier so oft auf mich treten,
(aus Versehen, denke ich) daß
nicht viel mehr von mir übrig bleiben wird,
und ich werde Teil der Höhlenwände.
Dann bin ich ein Echo und ein Schatten
zusammen mit den anderen Leuten hier drin,
die Echos und Schatten geworden sind.
Ich bin nicht mehr sehr stark.
Ich habe Angst.
Es gibt nichts für mich da draußen.
Die Leute sind größer und würden mich zurückstoßen
in diese Höhle.
Die Leute draußen wollen mich nicht.
Die Leute hier drin wollen mich nicht.
Mir ist es egal.
Die Höhlenwände sind so rauh und hart.
Bald bin ich ein Teil von ihnen, hart
und unbeweglich. Sehr hart.

*

Ich habe Schmerzen, weil die Leute auf mich treten
hier drin, aber sie meinen es nicht so
und es ist bloß ein Versehen,
denke ich, hoffe ich.

Es wäre interessant, zu sehen, wie ich aussehe.
Aber ich kann den Lichtstrahl nie erreichen,
der in diese Höhle kriecht, weil die Leute
mir den Weg versperren, aus Versehen, denke ich, hoffe ich.
Aber vielleicht ist es schrecklich, zu sehen, wie ich aussehe.
Weil ich dann vielleicht sehe, daß ich bin wie
die anderen Leute, hier drin.
Ich bin es nicht.
Hoffe ich.

*

Hoffe ich.

*

Zerstört diese Höhle!
Zerstört alle ihre grausamen scharfen Kanten,
Die meinen Körper zerschürfen und zerschneiden.
Schüttet Licht hinein.
Säubert sie!
Laßt die Echos und die Schatten raus!
Ersäuft das Murmeln der Leute!
Jagt die Höhle in die Luft! Mit Dynamit!

*

Nein, ich will nicht – noch nicht.
Wartet, bis ich aufstehe, in dieser Ecke.
Jetzt laufe ich.
Da, ich habe dich getreten,
dich auch, und dich und dich!
Fühlt ihr meinen Absatz?
Tut der Tritt euch weh?
Ha! Jetzt trete ich auf euch!
Weint Ihr?
Gut so.«

Die Flasche ist eine Höhle geworden mit grausamen scharfen Kanten, die ihren Körper zerschürfen und zerschneiden, bevölkert mit verfolgenden Echos und Schatten, die sie dann wieder verfolgt.
Dennoch fürchtet sie sich immer noch, die Höhle zu verlassen, trotz ihrer Schrecken, denn nur in der Höhle fühlt sie, kann sie ein Minimum an Identität bewahren.

»Da! Da ist keine Höhle mehr.
Sie ist fort.
Aber wann ging ich?
Ich kann mich nicht finden.
Wo bin ich?
Verloren.
Ich weiß nur, mir ist kalt,
und es ist kälter, als wenn ich in der Höhle wäre.
So kalt, so kalt.
Und die Leute – sie sind über mich gegangen
– als ob ich nicht da gewesen wäre, unter ihnen –
aus Versehen, denke ich, hoffe ich.
Ja, ich will die Höhle.
Da weiß ich, wo ich bin.
Ich kann herumtappen in der Finsternis
und die Höhlenwände fühlen.
Und die Leute dort wissen, ich bin dort,
und sie treten auf mich, aus Versehen –
denke ich, hoffe ich.
Aber draußen –
Wo bin ich?«

Letzten Endes ist es vielleicht niemals richtig zu sagen, daß das »Selbst« vollständig verloren oder zerstört wurde, auch im »zerfallensten Hebephrenen« nicht, um H. S. Sullivans schrecklichen, aber angemessenen Ausdruck zu gebrauchen. Es gibt immer noch ein »Ich«, das kein »Mich« finden kann. Ein »Ich« hat nicht aufgehört zu existieren, aber es ist ohne Substanz, es ist unverkörpert, ihm fehlt die Qualität der Wirklichkeit, und es hat keine Identität, es hat kein »Mich«, das mit ihm geht. Es scheint ein Widerspruch in sich zu sein, zu sagen, dem »Ich« fehle Identität, aber es scheint wirklich so zu sein. Entweder weiß der Schizophrene nicht, wer oder was er ist, oder er ist zu etwas oder jemand anderem als er selbst geworden. Auf jeden Fall würde eine Therapie, welcher Art auch immer, ohne solch einen letzten Fetzen eines Selbst, eines »Ich«, unmöglich sein. Es scheint wenig zureichende Gründe dafür zu geben anzunehmen, in einem Patienten, der sprechen oder zumindest integrierte Bewegungen machen kann, existiere ein solcher letzter Fetzen nicht.

In Joans Fall können wir auch sehen, daß es ihre Identität war, die sie am verzweifeltsten zu erhalten wünschte. Und trotzdem fühlte sie, daß sie weder konnte, durfte, noch wagte, sie selbst zu sein als eine verkörperte Person. Ihre Probleme, die bezeichnenderweise Schuldgefühle herausforderten, ihre Nicht-Integration, die Beschaffenheit ihres Falschen Selbst-Systems und ihre unsicher begründete Fähigkeit, ihr Sein von anderen zu unterscheiden, all das war eng miteinander verbunden.

»Jeder sollte in seiner Erinnerung zurückblicken und sicher sein können, eine Mutter gehabt zu haben, die ihn liebte, alles an ihm, sogar seinen Schiß und Piß. Er sollte sicher sein, daß seine Mutter ihn liebte um seiner selbst willen und nicht der Dinge wegen, die er tun konnte. Sonst glaubt er, er habe kein Recht zu existieren. Er glaubt, er hätte niemals geboren werden dürfen.

Egal, was dieser Person im Leben passiert, egal, wie sehr ihr weh getan wird, sie kann immer darauf zurückschauen und fühlen, daß sie geliebt werden kann. Sie kann sich selbst lieben und sie kann nicht gebrochen werden. Wenn sie nicht auf so etwas zurückgreifen kann, kann sie gebrochen werden.

Du kannst nur gebrochen werden, wenn du schon in Stücke zerbrochen bist. Solange wie mein Baby-Selbst nie geliebt worden war, war ich darum in Stücke zerbrochen. Indem Sie mich wie ein Baby liebten, machten Sie mich ganz.«

Noch einmal:

»Ich bat Sie immer wieder, mich zu schlagen, weil ich sicher war, daß Sie meinen Hintern niemals mögen würden, aber wenn Sie ihn verhauen könnten, würden Sie ihn zumindest auf irgendeine Weise akzeptieren. Dann könnte ich ihn akzeptieren und zu einem Teil von mir machen. Ich würde nicht mehr zu kämpfen haben, um ihn von mir loszuschneiden.«

Verrückt sein verlieh ihr eine gewisse Eigenart, die sie nicht ungern akzeptierte:

»Es war furchtbar schwer für mich, aufzuhören, schizophren zu sein. Ich wußte, ich wollte keine Smith sein (ihr Familienname), weil ich dann nichts anderes als bloß die Enkelin des alten Professor Smith sein würde. Ich konnte nicht sicher sein, ob ich mich als Ihr Kind fühlen könnte, und ich war nicht sicher meiner selbst. Das einzige, dessen ich sicher war, war, eine ›katatone, paranoide Schizophrene‹ zu sein. Das hatte ich auf meiner Karte geschrieben gesehen. Zumindest das hatte Substanz und gab mir eine Identität und eine Persönlichkeit. (Was war es, das Sie veränderte?) Als ich sicher war, daß ich mich als Ihr Kind fühlen konnte und daß Sie mit Liebe für mich sorgen würden. Wenn Sie mein wirkliches Ich gern haben konnten, dann konnte ich es auch. Ich konnte mir erlauben, bloß ich selbst zu sein, und brauchte kein Etikett mehr. Vor kurzem ging ich zurück, um das Krankenhaus zu sehen, und einen Augenblick lang konnte ich mich im Gefühl der Vergangenheit verlieren. Hier hatte man mich in Ruhe gelassen. Die Welt ging draußen vorbei, aber ich hatte eine ganze Welt in meinem Innern. Keiner konnte darankommen und sie zerstören. Einen Augenblick lang empfand ich ungeheuere Sehnsucht, wieder da zu sein. Es war so sicher und ruhig gewesen. Aber dann erinnerte ich mich, daß ich Liebe und Freude in der realen Welt haben konnte, und ich fing an, das Krankenhaus zu hassen. Ich haßte die vier Wände und das Gefühl, eingesperrt zu sein. Ich haßte die Erinnerung, daß meine Phantasien mich niemals wirklich befriedigt hatten.«

Sie war unfähig gewesen, aus eigenen Reserven ein sich selbst genügendes Recht aufrechtzuerhalten, sie selbst zu sein und autonom zu sein. Sie war unfähig, wirkliche Autonomie aufrechtzuerhalten, weil alles, was sie gegenüber ihren Eltern sein konnte, nur ein fügsames Ding war.

»Meine Ärzte versuchten bloß, ein ›braves Mädchen‹ aus mir zu machen und die Dinge zwischen meinen Eltern und mir wieder in Ordnung zu bringen. Sie versuchten, mich meinen Eltern anzupassen. Das war hoffnungslos. Sie konnten nicht sehen, daß ich mich nach neuen Eltern und nach einem neuen Leben sehnte. Keiner von den Ärzten schien mich ernst zu nehmen, schien zu sehen, wie krank ich war und was für eine große Änderung ich brauchte in meinem Leben. Keiner schien zu realisieren, daß ich, wenn ich zu meiner Familie zurückginge, wieder eingesogen werden und mich verlieren würde. Es wäre ungefähr so wie die Fotografie einer großen Familiengruppe, von weit weg aufgenommen. Du siehst, daß da Leute sind, aber du weißt nicht sicher, wer wer ist. Ich würde einfach in so einer Gruppe verloren sein.«

Doch das einzige Mittel, sich zu befreien, war für sie eine leere Transzendenz in eine »Phantomwelt«. Auch dann, als sie anfing, »sie selbst zu sein«, konnte sie das zuerst nur wagen, indem sie die Realität des Arztes total widerspiegelte. Sie konnte das tun, weil seine Realität (seine Wünsche für sie), obwohl immer noch die eines anderen, ihr nicht fremd waren: sie entsprachen ihrem eigenen authentischen Wunsch, sie selbst zu sein.

»Ich existierte nur, weil Sie es wollten, und ich konnte nur sein, was Sie sehen wollten. Ich fühlte mich nur wirklich wegen der Reaktionen, die ich in Ihnen erzeugen konnte. Wenn ich Sie gekratzt hätte und Sie hätten es nicht gefühlt, dann wäre ich wirklich tot gewesen.

Ich konnte nur gut sein, wenn Sie Gutes in mir sahen. Nur wenn ich mich mit Ihren Augen ansah, konnte ich etwas Gutes sehen. Sonst sah ich mich bloß als einen verhungernden, störenden Balg, den jeder haßte, und ich haßte mich selbst, weil ich so war. Ich hätte mir den Magen herausreißen mögen, weil ich so hungrig war.«

An diesem Punkt hatte sie keine echte Autonomie. Man kann

hier sehr deutlich sehen, wie die Schuld des Schizophrenen seinem Selbstsein im Weg steht. Der einfache Akt, Autonomie und Getrenntheit zu erreichen, ist für ihn ein Akt, mit dem er sich etwas anmaßt, was ihm eigentlich nicht gebührt: ein Akt prometheischer Hybris. Wir erinnern uns, daß die Strafe des Prometheus war, an einen Felsen gekettet zu sein, während ein Adler seine Eingeweide verschlang (»Ich hätte mir den Magen herausreißen mögen, weil ich so hungrig war.«). Tatsächlich verliert Prometheus in einer Version des Mythos teilweise seine separate Identität, indem er mit dem Felsen verschmilzt, an den er gekettet ist. Ohne eine ausgewogene Interpretation des ganzen Mythos zu versuchen, scheint es, daß der Felsen und der Adler als zwei Aspekte der Mutter angesehen werden können, an die man gekettet ist (der Felsen: »Die Granitbrüste der Verzweiflung«), und von der man verschlungen wird (der Adler). Der verschlingende Adler und die Eingeweide, die sich nur erneuern, um wieder verschlungen zu werden, bilden zusammen eine alptraumhafte Umkehrung des normalen Fütterungszyklus.

Für den Schizophrenen ist jemanden mögen gleichbedeutend mit *sein wie* diese Person: sein wie eine Person wird gleichgesetzt mit dasselbe sein wie diese Person und darum mit Identitätsverlust. Hassen und Gehaßtwerden können so als weniger bedrohlich für die Identität empfunden werden als Lieben und Geliebtwerden.

Wir postulierten, daß die fundamentale Spaltung in der schizoiden Persönlichkeit ein Riß ist, der das Selbst vom Körper trennt:

Selbst/(Körper-Welt)

Ein solcher Einschnitt spaltet das eigene Sein des Individuums in zwei, und zwar so, daß das Ich-Gefühl entkörpert wird und der Körper das Zentrum eines Falschen Selbst-Systems wird.

Die Totalität der Erfahrung ist durch eine Spaltungslinie innerhalb des Seins des Individuums differenziert worden in Selbst/Körper.

Wenn das die primäre Spaltung ist oder wenn sie zusammen

mit weiteren vertikalen Spaltungen von Selbst/Körper/Welt existiert, dann nimmt der Körper eine besonders ambiguäre Position ein.

Die zwei fundamentalen Segmente der Erfahrung können verstanden werden als

hier *dort*

die sich normalerweise weiter differenzieren in

innen *außen*
(ich) *(nicht-ich)*

Die schizoide Spaltung zerreißt das normale Selbst-Gefühl durch Entkörperung des »Ich«-Gefühls. Der Keim ist damit gelegt für dauerndes Ineinanderlaufen, Verschmelzen oder Konfusion an der Schnittfläche zwischen hier und dort, innen und außen, weil der Körper nicht unveränderlich als Ich im Gegensatz zum Nicht-Ich empfunden wird.

Nur wenn der Körper so von anderen differenziert werden kann, kann man anfangen, die Probleme, die in Bezogenheit/Getrenntheit zwischen separaten ganzen Personen enthalten sind, auf die übliche Weise durchzuarbeiten. Das Selbst braucht es nicht so verzweifelt, in seiner defensiven Transzendenz eingeschlossen zu bleiben. Die Person kann sein wie jede andere, ohne diese andere Person zu sein; Gefühle können *geteilt* werden, ohne daß sie mit denen der anderen vermengt oder verschmolzen werden. So ein Teilen kann erst mit der Etablierung einer deutlichen Unterscheidung zwischen hier Ich, dort Nicht-Ich beginnen. In diesem Stadium ist es für den Schizophrenen von entscheidender Wichtigkeit, die Feinheiten und Einzelheiten zu erproben, die an der Schnittfläche zwischen Innen und Außen liegen, und alles, was im Ausdruck und in der Enthüllung enthalten ist von dem, was wirklich zum realen Selbst gehört. Auf diese Weise wird das Selbst ein echt *verkörpertes* Selbst.

»Als ich das erstemal weinte, machten Sie einen schrecklichen Fehler; Sie wischten meine Tränen mit dem Taschentuch ab. Sie hatten keine Ahnung, wie sehr ich wünschte, diese Tränen mein Gesicht herunterrollen zu fühlen. Zumindest hatte ich irgendwelche Gefühle, die auf der Außenseite waren.

Hätten Sie mir doch nur meine Tränen mit der Zunge ablecken können, ich wäre vollkommen glücklich gewesen. Dann hätten Sie meine Gefühle geteilt.«

Joan erwähnt einige Male, tot zu werden, und den Wunsch, tot zu sein. Der Patient, sagt sie, »wünscht sich wirklich tot zu sein und versteckt an einem Ort, wo ihn nichts erreichen und zurückholen kann«.

Wir haben erwähnt, daß der Wunsch, tot zu sein, der Wunsch nach Nicht-Sein, der vielleicht gefährlichste Wunsch ist, dem man anhängen kann. Im Schizophrenen vereinen sich zwei Hauptmotive zu einer Kraft, die dahingehend operiert, einen Zustand des Tod-im-Leben zu fördern. An erster Stelle ist da die primäre Schuld, kein Recht auf Leben zu haben und daher höchstens nur zu einem toten Leben berechtigt zu sein. Zweitens ist es die wahrscheinlich extremste defensive Haltung, die eingenommen werden kann. Man fürchtet nicht länger, zermalmt, verschlungen, überwältigt zu werden von Wirklichkeit und Lebendigkeit (in anderen Leuten, in »inneren« Gefühlen oder Emotionen usw.), da man bereits tot ist. Wenn man tot ist, kann man nicht sterben und kann man nicht töten. Die Ängste, die der phantastischen Omnipotenz des Schizophrenen folgen, werden beschnitten, indem in einem Zustand phantastischer Impotenz gelebt wird.

Da Joan nichts anderes sein konnte als das, was ihre Eltern wollten, und ihre Eltern wollten einen Jungen, konnte sie nur – nichts sein.

»Ich brauchte es, kontrolliert zu werden und zu wissen, wie Sie mich haben wollten. Dann würde ich sicher sein, daß Sie mich wollen. Mit meinen Eltern konnte ich kein Junge sein, und sie zeigten mir niemals deutlich, wie sie mich außerdem noch haben wollten. So versuchte ich zu sterben, indem ich kataton wurde.«

Im folgenden Abschnitt legt sie in extremer Kürze den ganzen Sachverhalt dar:

»Als ich kataton war, versuchte ich, tot, grau und bewegungslos zu sein. Ich dachte, meiner Mutter würde das gefallen. Sie konnte mich herumtragen wie eine Puppe.

Ich fühlte mich, als ob ich in einer Flasche sei. Ich konnte fühlen, daß alles außen war und mich nicht berühren konnte.

Ich mußte sterben, um mich vorm Sterben zu bewahren. Ich weiß, es klingt verrückt, aber einmal hat ein Junge meine Gefühle sehr verletzt, und ich wollte mich vor einen Zug werfen. Statt dessen wurde ich ein bißchen kataton, damit ich nichts mehr fühlte. (Ich glaube, Sie mußten emotional sterben, sonst hätten Ihre Gefühle Sie getötet.) Das stimmt. Ich glaube, ich würde eher mich selbst töten als jemand anderem schaden.«

Es gibt natürlich andere Möglichkeiten, das vorgelegte Material zu sehen und viele andere Aspekte dazu. Ich habe mich mit Absicht primär auf die Beschaffenheit der Erfahrung Joans von ihrem »wahren« Selbst und ihrem »falschen« Selbst konzentriert, und ich habe hoffentlich zeigen können, daß diese Art des Sehens keine Verzerrung der Aussage des Patienten impliziert noch von uns verlangt, Aspekte zu leugnen, die nicht »passen«. In Joans Fall wird ein Minimum an Rekonstruktion verlangt, da sie selbst uns eine klare Darstellung der Phänomenologie ihrer Psychose gibt, in direkter, einfacher Sprache. Wenn man allerdings mit einem Patienten zu tun hat, der aktiv psychotisch ist, muß man das Risiko auf sich nehmen, die Sprache des Psychotikers in die eigene zu übersetzen, wenn man nicht ebenfalls einen Bericht in Schizophrenesisch geben will. Das ist unser Problem im folgenden Fall.

11 Der Geist des Unkrautgartens: die Studie einer chronisch Schizophrenen

»... denn die Wahrheit ist über allem Mitleid.«
MAXIM GORKI

Julie war damals, als ich sie kennenlernte, seit ihrem siebzehnten Lebensjahr Patientin eines psychiatrischen Krankenhauses gewesen, d. h. seit neun Jahren. In dieser Zeit war sie eine typische »unzugängliche und autistische« chronisch Schizophrene geworden. Sie halluzinierte und war Manieriertheiten, stereotypen, bizarren, unverständlichen Aktionen unterworfen; meistens blieb sie stumm, und wenn sie sprach, dann war es im extremsten »zerfallenen« chronischen »Schizophrenesisch«. Bei ihrer Aufnahme hatte man sie als hebephren diagnostiziert und mit Insulin behandelt, ohne Erfolg, und es waren keine weiteren spezifischen Versuche unternommen worden, ihre Gesundheit wiederherzustellen. Sich allein überlassen, wäre sie ohne Zweifel bald auch physisch vollkommen »zerfallen«, aber ihr äußeres Aussehen wurde durch die beinah tägliche Fürsorge ihrer Mutter, neben der des Pflegepersonals, aufrechterhalten.

In Anbetracht verschiedener seltsamer und ziemlich alarmierender Dinge, die sie damals sagte und tat, hatten ihre Eltern sie zu einem Psychiater gebracht, als sie siebzehn war. In ihrem Interview mit dem Psychiater protokollierte dieser, daß zwar nichts besonders Ungewöhnliches in ihrem nichtverbalen Verhalten als solches zu beobachten sei, aber daß die Dinge, die sie sagte, ausreichten, um die Diagnose Schizophrenie zu rechtfertigen. In klinisch-psychiatrischer Terminologie litt sie an Depersonalisation, Ent-ichung, Autismus, nihilistischen Ideen, Verfolgungswahn, Omnipotenz; sie hatte Beziehungsideen und Weltuntergangsphantasien, Gehörhalluzinationen, Affektverarmung usw.

Sie sagte, das Problem sei, daß sie keine reale Person sei; sie versuchte, eine Person zu werden. Es gab kein Glück in ihrem

Leben und sie versuchte, Glück zu finden. Sie fühlte sich unwirklich, und es gab eine unsichtbare Barriere zwischen ihr und anderen. Sie war leer und wertlos. Sie war beunruhigt, weil sie fürchtete, zu destruktiv zu sein, und hatte angefangen zu denken, daß es das beste sei, nichts zu berühren, da sie vielleicht Schaden anrichten könnte. Sie hatte eine Menge über ihre Mutter zu sagen. Ihre Mutter unterdrückte sie, sie wollte sie nicht leben lassen, sie hatte sie nie haben wollen. Da ihre Mutter sie drängte, mehr Freunde zu haben, zum Tanzen auszugehen, hübsche Kleider anzuziehen und so fort, schienen diese Anschuldigungen ganz offensichtlich absurd.

Die grundpsychotische Äußerung jedoch, die sie machte, war, daß ein Kind ermordet worden sei. Sie war ziemlich vage, was die Einzelheiten betraf, sagte aber, sie habe darüber gehört von der Stimme ihres Bruders (sie hatte keinen Bruder). Sie fragte sich allerdings, ob diese Stimme vielleicht ihre eigene gewesen sei. Das Kind trug ihre Kleider, als es getötet wurde. Das Kind konnte sie selbst gewesen sein. Sie war getötet worden entweder von ihr selbst oder von ihrer Mutter, sie war nicht sicher. Sie schlug vor, die Polizei zu verständigen.

Vieles von dem, was Julie sagte, als sie siebzehn war, ist uns aus den vorhergehenden Seiten vertraut. Wir können die existentielle Wahrheit erkennen in ihrer Feststellung, sie sei keine Person, sie sei unwirklich, und wir können verstehen, was sie meint, wenn sie sagt, daß sie versuche, eine Person zu werden, und wie es geschehen konnte, daß sie sich plötzlich so leer und so machtvoll destruktiv fühlte. Aber darüber hinaus werden ihre Mitteilungen »parabolisch«. Ihre Anschuldigungen gegenüber ihrer Mutter, nehmen wir an, müssen mit ihrem Fehlschlag zusammenhängen, eine Person zu werden, aber sie scheinen, oberflächlich, ziemlich wild und weit hergeholt (s. unten). Der common sense ist jedoch, wenn sie sagt, »ein Kind ist ermordet worden«, in seiner Ausdehnungsfähigkeit überfordert, und sie wird in einer Welt allein gelassen, die niemand mit ihr teilen will.

Ich möchte nun die Art der Psychose untersuchen, die ungefähr im Alter von siebzehn zu beginnen schien, und ich denke, dem kann am besten nahegekommen werden, wenn man zuerst ihr Leben bis dahin betrachtet.

KLINISCHE BIOGRAPHIE EINER SCHIZOPHRENEN

Es ist *niemals* einfach, einen adäquaten Bericht über die ersten Lebensjahre eines Schizophrenen zu erhalten. Jede Erforschung des Lebens irgendeines beliebigen Schizophrenen ist ein mühevolles Stück echter wissenschaftlicher Forschung. Es kann nicht nachdrücklich genug betont werden, daß eine »Routine« oder auch eine sogenannte dynamisch orientierte Fallgeschichte, die man im Verlauf etlicher Interviews erhält, sehr wenig an entscheidender Information geben kann, die für eine existentielle Analyse nötig ist. In diesem besonderen Fall sah ich die Mutter einmal in der Woche über eine Periode von etlichen Monaten und interviewte (jeden mehrmals) ihren Vater, ihre Schwester, drei Jahre älter, sie hatte sonst keine Geschwister, und ihre Tante (die Schwester des Vaters). Aber keine noch so große Faktensammlung ist gegen tendenziöse Vorurteile gefeit. Searles (1958) zum Beispiel, denke ich, hat unbedingt recht, wenn er die Existenz positiver Gefühle zwischen dem Schizophrenen und seiner Mutter hervorhebt, ein Befund, der von den meisten anderen Beobachtern sonderbarerweise übersehen wurde. Ich habe keinerlei Illusion, daß diese Studie frei von Vorurteilen ist, die ich nicht sehen kann.

Vater, Mutter, Schwester, Tante waren die effektive personale Welt, in der die Patientin aufwuchs. Das Leben des Patienten in seinem interpersonalen Mikrokosmos ist der Kern jeder psychiatrisch klinischen Biographie. Solch eine klinische Biographie ist darum in ihrem Anwendungsbereich zugegebenermaßen begrenzt. Die sozio-ökonomischen Faktoren der Gemeinschaft, von der die Familie des Patienten ein integraler Teil ist, sind nicht *direkt* für die hier behandelte Materie relevant. Das soll nicht heißen, daß solche Faktoren nicht tiefgreifend die Art der Familie und so des Patienten beeinflussen. Aber genauso wie der Zytologe, *qua* Zytologe, seine Kenntnisse der Makro-Anatomie bei seiner Beschreibung zellularer Phänomene ausklammert, während er zur gleichen Zeit im Besitz dieser Kenntnisse ist, klammern wir die umfassenderen soziologischen Probleme aus als von nicht direkter und unmittelbarer Relevanz für das Verstehen, wie dieses Mädchen dazu kam, psychotisch zu werden. Ich glaube darum, daß die klinische Biographie, die ich präsentieren werde, von einem Arbeiterklassenmädchen aus Zürich, einem Mittelklassemädchen aus Lincoln oder einer Millionärstochter aus Texas sein könnte. Sehr ähnliche menschliche Möglichkeiten entstehen aus der interpersonalen Beziehung von Leuten, die in der Gesellschaft so verschieden plaziert sind wie diese. Ich beschreibe allerdings etwas, das in unserer westlichen Welt des zwanzigsten Jahrhunderts passiert und vielleicht nicht in genau der gleichen Form irgendwo anders. Ich weiß nicht, welches die wesentlichen Chrakteristika dieser Welt sind, die solche Möglichkeiten zu entstehen erlauben. Aber wir als Kliniker dürfen nicht vergessen, daß das, was über unsere selbstauferlegten Horizonte hinausgeht, vielleicht von großer Bedeutung für die Muster ist, die innerhalb der Abgrenzungen unseres klinischen Mikrokosmos ausgemacht werden können.

Ich fand es notwendig, dies hier kurz zu erwähnen, weil ich finde, daß klinische Psychiatrie im Westen zu einer, wie ein schizophrener Freund es nannte, »sozialen Ungeschicklichkeit« tendiert, während die Sowjet-Psychiatrie eher ungeschickt in der interpersonalen Sphäre zu sein scheint. Obwohl sich, glaube ich, eine klinische Biographie auf die interpersonale Sphäre konzentrieren muß, sollte das so geschehen, daß sie nicht zu einem geschlossenen System wird, das im Grunde die Relevanz dessen ausschließt, was man vielleicht aus Bequemlichkeit vorübergehend ausklammert.

Obwohl nun jeder der Interviewten seine oder ihre eigenen Ansichten über Julies Leben hatte, sahen sie alle ihr Leben übereinstimmend in drei Hauptphasen. Es gab nämlich eine Zeit, in der

1. die Patientin ein *liebes,* normales, gesundes Kind war, bis sie allmählich anfing
2. *böse* zu werden und Dinge tat oder sagte, die großen Kummer verursachten, im großen und ganzen aber auf Unartigkeit oder Bösartigkeit zurückgeführt wurden, bis
3. das alle tolerierbaren Grenzen überschritt, so daß sie nur als vollkommen *verrückt* angesehen werden konnte.

Sobald die Eltern einmal »wußten«, daß sie verrückt war, machten sie sich Vorwürfe, es nicht eher bemerkt zu haben. Ihre Mutter sagte:

»Ich fing an, die schrecklichen Dinge zu hassen, die sie zu mir sagte, aber dann sah ich, sie konnte nicht anders ... sie war so ein liebes Mädchen. Dann fing sie an, so furchtbare Dinge zu sagen ... wenn wir bloß gewußt hätten. War es falsch zu denken, daß sie für das, was sie sagte, verantwortlich war? Ich wußte, sie konnte die furchtbaren Dinge nicht wirklich gemeint haben, die sie zu mir sagte. Auf der einen Seite mache ich mir Vorwürfe, aber andererseits bin ich froh, daß es schließlich doch eine Krankheit war, hätte ich doch nur nicht so lange gewartet, bevor ich sie zu einem Arzt brachte.«

Was genau mit lieb, böse und verrückt gemeint ist, wissen wir noch nicht. Aber wir wissen eine ganze Menge. Zuerst, wie die Eltern sich jetzt erinnern, handelte Julie so, daß sie ihren Eltern alles, was richtig war, zu sein schien. Sie war lieb, gesund und normal. Dann änderte sich ihr Verhalten, so daß sie nun auf eine Weise handelte, die für *alle* anderen, die in ihrer Welt wichtig waren, einmütig nur als »böse« zu bezeichnen war, bis sie nach kurzer Zeit »verrückt« war.

Dies sagt uns nichts darüber, was das Kind tat, um in den Augen seiner Eltern lieb, böse oder verrückt zu sein, aber es gibt uns die wichtige Information, daß sein ursprüngliches Aktionsmuster vollständig konform mit dem war, was seine Eltern für gut und lobenswert hielten. Dann war Julie eine Zeitlang »böse«, das heißt, gerade mit den Dingen, die ihre

Eltern nicht an ihr sehen oder von ihr hören oder von denen sie nicht glauben wollten, daß sie in ihr existierten, »kam sie heraus«. Wir können im Augenblick nicht sagen, warum das so war. Aber daß sie imstande war, solche Dinge zu sagen und zu tun, war für ihre Eltern beinahe unglaublich. Alles, was eintrat, war total unerwartet. Sie versuchten es zuerst zu ignorieren, aber als die Beleidigungen zunahmen, bemühten sie sich leidenschaftlich, diese zurückzuweisen. Es war darum eine große Erleichterung, als sie, anstatt zu sagen, ihre Mutter wolle sie nicht leben lassen, nun sagte, ihre Mutter habe ein Kind getötet. Dann konnte alles vergeben werden. »Die arme Julie war krank. Sie war nicht verantwortlich. Wie konnte ich auch nur einen Augenblick lang glauben, daß sie meinte, was sie zu mir sagte? Ich habe immer mein Bestes versucht, eine gute Mutter für sie zu sein.« Wir werden Gelegenheit haben, uns an diesen letzten Satz zu erinnern.

Diese drei Stufen in der Evolution der Idee Psychose unter den Familienmitgliedern finden sich sehr oft. Lieb – böse – verrückt. Es ist genauso wichtig herauszufinden, auf welche Weise die Leute in der Welt des Patienten sein Verhalten gesehen haben, wie eine Geschichte seines Verhaltens selbst zu haben. Ich werde versuchen, das überzeugend weiter unten zu demonstrieren, aber an dieser Stelle möchte ich auf eine wichtige Sache aufmerksam machen, die mir an der Geschichte dieses Mädchens, wie sie mir von seinen Eltern erzählt wurde, aufgefallen ist.

Sie unterschlugen keine Fakten und versuchten auch nicht, irreführend zu sein. Beide Eltern waren ängstlich bemüht zu helfen und hielten im großen und ganzen mit Absicht sicher keine wichtige Information zurück. Bedeutsam war die Art, in der Fakten übersehen wurden, oder vielmehr die Art, in der augenfällige mögliche Implikationen dieser Fakten nicht als wichtig angesehen oder bestritten wurden. Wir können wahrscheinlich das Leben dieses Mädchens am besten darstellen, wenn wir zuerst die Ereignisse innerhalb des elterlichen Bezugsrahmens gruppieren. Mein Bericht ist überwiegend in den Worten der Mutter gegeben.

Phase 1: Ein normales und liebes Kind

Julie war niemals ein forderndes Baby. Sie wurde ohne Schwierigkeiten entwöhnt. Ihre Mutter hatte von dem Tag an, an dem sie ihr die Windeln abnahm, als sie fünfzehn Monate alt war, keine Last mit ihr. Sie machte niemals »Kummer«. Sie tat immer das, was ihr gesagt wurde.
Dies sind die wesentlichen Verallgemeinerungen der Mutter, um die Ansicht zu begründen, daß Julie immer ein »liebes« Kind war.
Das ist nun die Beschreibung eines Kindes, das in einem gewissen Sinn niemals lebendig geworden ist: denn ein wirklich lebendiges Baby ist fordernd, macht Kummer und tut keineswegs immer das, was ihm gesagt wird. Es kann gut sein, daß das Kind nie so »perfekt« war, wie die Mutter mich glauben machen wollte, aber was äußerst bedeutsam ist, ist, daß gerade diese »Bravheit« Frau Xs Ideal von der Vollkommenheit eines Kindes war. Vielleicht war dieses Baby überhaupt nicht so perfekt wie dargestellt, vielleicht behält die Mutter diese Darstellung bei aus Besorgnis, ich könnte ihr irgendwie die Schuld geben. Die entscheidende Sache scheint mir zu sein, daß Frau X anscheinend gerade die Dinge, die ich als Ausdruck einer inneren Leblosigkeit des Kindes ansehe, als Ausdruck äußerster Gesundheit, Bravheit und Normalität ansieht. Der entscheidende Punkt ist darum nicht – denken wir nicht einfach an die Patientin als abstrahiert von ihrer Familie, sondern an das ganze Familiensystem von Beziehungen, von dem Julie ein Teil war –, daß Mutter, Tante, Vater zusammen ein existentiell totes Kind beschreiben, sondern daß keiner der Erwachsenen in ihrer Welt den Unterschied kennt zwischen existentiellem Leben und Tod. Im Gegenteil, existentiell tot sein wird von ihnen mit höchstem Lob bedacht.
Betrachten wir jede der oben aufgestellten Behauptungen der Mutter nacheinander:

1. *Julie war niemals ein forderndes Baby.* Sie weinte nie richtig nach ihrer Nahrung. Sie saugte nie energisch. Sie

trank nie ihre Flasche aus. Sie war immer »weinerlich und kläglich«; sie nahm nicht schnell an Gewicht zu. »Sie verlangte nie nach etwas, aber ich hatte das Gefühl, daß sie nie zufrieden war.«

Hier haben wir die Beschreibung eines Kindes, dessen oraler Hunger und Gier niemals Ausdruck gefunden haben. Anstatt der gesunden, vitalen Äußerung eines Triebes in Form lebhaften aufgeregten Weinens, energischen Saugens, eines Leerens der Flasche, gefolgt von zufriedenem sattem Schlaf, jammerte sie fortwährend, schien hungrig, aber gab man ihr die Flasche, saugte sie planlos und befriedigte sich nie. Es ist verführerisch zu versuchen, diese frühen Erfahrungen aus der Sicht des Säuglings zu rekonstruieren, aber ich möchte mich hier nur auf die beobachtbaren Fakten beschränken, wie sie von der Mutter nach zwanzig Jahren erinnert werden und aus diesen allein unsere Konstruktion errichten.

Wie schon gesagt, und das, glaube ich, ist ein wichtiger Punkt, wenn man an ätiologische Faktoren denkt, ist einer der wichtigsten Aspekte dieser Darstellung nicht, daß wir das Bild eines Kindes gewinnen, das, obwohl physisch lebendig, existentiell nicht lebendig wird, sondern daß die Mutter die Situation soweit mißversteht, daß sie sich in der Erinnerung gerade an denjenigen Aspekten des Verhaltens des Säuglings erfreut, die am meisten tot waren. Die Mutter ist nicht alarmiert, daß der Säugling nicht »fordernd« weinte, noch die Flasche leerte. Daß Julie das nicht tat, wird von ihr nicht empfunden als das ominöse Mißlingen fundamentaler oraler instinktiver Triebe, Ausdruck, Erfüllung zu finden, sondern ausschließlich als Zeichen von »Bravheit«.

Frau X betonte wiederholt, daß Julie niemals ein »forderndes« Baby gewesen sei. Das bedeutet nicht, daß sie selbst keine freigiebige Person war. In der Tat hatte sie »ihr Leben gegeben« für Julie, wie sie es ausdrückte. Wie wir sehen werden, war Julies Schwester ein fordernder, gieriger Säugling gewesen. Ihre Mutter hatte nie viel Hoffnung in bezug auf sie: »Ich ließ ihr einfach ihren Willen.« Jedoch war es gerade die Tatsache, daß Julie niemals fordernd gewesen war, die ihre Mutter dazu ermutigt zu haben schien, ihr soviel zu geben, wie sie getan hatte. Es war darum eine furchtbare Geschichte für sie, als Julie in ihren Teenagerjahren, statt Dankbarkeit zu zeigen für all das, was für sie getan und ihr gegeben worden war, anfing, ihre Mutter zu beschuldigen, *sie niemals sein gelassen zu haben.* Obwohl es für mich gut möglich scheint, daß auf Grund irgendeines genetischen Faktors dieses Kind mit einem so geformten Organismus geboren wurde, daß instinktive Bedürfnisse und Bedürfnisgratifikation ihn nicht leicht erreichten, um es auf allgemeinste Weise zu sagen, kam zu dem die Tatsache hinzu, daß alle anderen in seiner Welt eben dieses Chrakteristikum als Zeichen von Bravheit ansahen und das Fehlen von Selbst-Aktion mit Beifall bedachten. Die Kombination von beinah totalem Mißlingen des Säuglings, selbst-instinktuelle Gratifikation zu erlangen, zusammen mit dem totalen Mißlingen der Mutter, das zu realisieren, kann als eines der immer wiederkehrenden Themen in den ersten Anfängen der Relation zwischen Mutter und schizophrenem Kind notiert werden. Weitere Forschung ist nötig, um zu zeigen, wie spezifisch diese Kombination ist.

2. *Sie wurde ohne Schwierigkeiten entwöhnt.* Bei der Fütterung wird der Säugling zum erstenmal mit jemand anderem aktiv lebendig. Zur Zeit der Entwöhnung kann vom normalen Kleinkind erwartet werden, daß es ein gewisses Gefühl seiner selbst als ein Sein mit eigener Berechtigung entwickelt hat, es hat »seinen eigenen Kopf« und ein gewisses Gefühl für die Permanenz der Mutter als des prototypisch anderen. Auf der Grundlage dieser Errungenschaften geht Entwöhnung ohne große Schwierigkeit vonstatten. Man gibt dem Kleinkind in dieser Phase »Entwöhnungsspiele« zu spielen, in denen es, sagen wir, eine Rassel fallen läßt, um sie sich wieder aufheben zu lassen, sie wieder fallen läßt, um sie aufheben zu lassen, sie fallen läßt und so fort, ohne Ende. Das Kleinkind scheint hier mit einem Objekt verschwinden, wiederkehren, verschwinden, wiederkehren zu spielen, tatsäch-

lich das zentrale Thema des Entwöhnens. Mehr noch, das Spiel muß gewöhnlich nach *seinen* Spielregeln gespielt werden, so daß wir es ganz »natürlich« finden, als sein Komplize den Eindruck aufrechtzuerhalten, daß es die Situation kontrolliert. In Freuds Fallgeschichte hält der kleine Junge den Bindfaden seiner Rolle fest, wenn er sie wegwirft, ganz im Gegensatz zur Tatsache, daß er seine Mutter durch ein sich Festhalten an ihren »Schürzenbändern« nicht unter ähnlicher Kontrolle haben konnte. Wenn nun, wie wir gefolgert haben, dieses Mädchen in ihren ersten Monaten nicht die Autonomie erlangt hat, die ein notwendiges Prärequisit für die Fähigkeit ist, einen eigenen Willen zu haben, dann ist es nicht überraschend, daß sie anscheinend so ohne Schwierigkeiten entwöhnt wurde, obwohl man es kaum Entwöhnen nennen kann, wenn ein Kind etwas aufgibt, das es nie besaß. In der Tat konnte kaum die Rede davon sein, daß in Julies Fall Entwöhnung überhaupt stattgefunden hatte. Die Dinge liefen so glatt zu dieser Zeit, daß ihre Mutter sich nur an sehr wenige Zwischenfälle erinnern konnte. Allerdings erinnerte sie sich, ein »Wegwerf«-Spiel mit der Patientin gespielt zu haben. Julies ältere Schwester hatte die übliche Version dieses Spiels gespielt und Frau X dadurch zur Verzweiflung gebracht. »Ich wollte sicher gehen, daß sie (Julie) dieses Spiel nicht mit mir spielte. Ich warf Dinge weg und sie brachte sie zu *mir* zurück«, sobald sie krabbeln konnte.

Es ist kaum nötig, auf die Implikationen dieser Rolleninversion für Julies Mißlingen, irgendeinen eigenen Willen zu entwickeln, hinzuweisen.

Man sagte, sie habe sehr früh laufen gelernt (mit gerade etwas über einem Jahr) und sie habe geschrien, wenn sie nicht schnell genug quer durch den Raum zu ihrer Mutter kommen konnte. Die Möbel mußten umgestellt werden, weil »Julie jeder Stuhl entsetzte, der zwischen ihr und mir war«. Ihre Mutter interpretierte das als ein Zeichen dafür, wie sehr ihre Tochter sie immer geliebt hatte. Bis zum Alter von drei oder vier »verlor sie beinah den Verstand«, wenn ihre Mutter einen Augenblick lang aus ihrer Sicht war.

Das scheint die Vermutung zu bestätigen, daß sie niemals wirklich entwöhnt wurde, weil sie niemals eine Stufe erreicht hatte, in der Entwöhnung in einem mehr als nur physischen Sinn hätte stattfinden können. Da sie niemals ein autonomes Selbst-Sein entwickelt hatte, konnte sie nicht beginnen, Probleme von Anwesenheit und Abwesenheit durchzuarbeiten, um so die Fähigkeit zu erlangen, mit sich allein zu sein und zu entdecken, daß die physische Anwesenheit einer anderen Person für ihre eigene Existenz nicht notwendig war, wie sehr auch ihre Bedürfnisse oder Wünsche vielleicht frustriert worden waren. Wenn ein Individuum einen anderen braucht, um es selbst zu sein, setzt das das Mißlingen voraus, völlige Autonomie zu erreichen, d. h. es engagiert sich im Leben von einer im Grunde unsicheren ontologischen Position aus. Julie konnte weder in Anwesenheit ihrer Mutter noch in ihrer Abwesenheit sie selbst sein. Soweit sich ihre Mutter erinnert, war sie niemals physisch außerhalb Julies Hörweite, bis sie beinahe drei war.

3. *Sie war sauber von dem Augenblick an, in dem ihr die Windeln abgenommen wurden, als sie fünfzehn Monate alt war.* Man kann an dieser Stelle bemerken, daß es nicht ungewöhnlich ist, bei Schizophrenen eine vorzeitige Entwicklung der Körperkontrolle zu finden, obwohl sie in dieser Hinsicht mit anderen Gruppen nicht verglichen worden sind. Man bekommt ganz gewiß oft von den Eltern Schizophrener erzählt, wie stolz sie auf ihre Kinder waren wegen deren frühzeitigem Krabbeln, Laufen, Darm- und Blasenkontrolle, Sprechen und Weinenaufgeben und so fort. Man muß jedoch fragen, betrachtet man die Konjunktion zwischen dem, was die Eltern mit Stolz erzählen, und dem, was das Kind erreicht hat, wieviel an dem Verhalten des Kindes Ausdruck seines eigenen Willens ist. Die Frage ist nicht, wie artig oder unartig ein Kind ist, sondern ob das Kind ein Gefühl entwickelt, Ursprung seiner eigenen Aktionen zu sein, die Quelle zu sein, aus der seine Aktionen entstehen, oder ob das Kind das Gefühl hat, daß seine eigenen Aktionen nicht aus ihm

selbst heraus erzeugt werden, sondern aus der Mutter heraus, obwohl es sich möglicherweise allen Anschein gibt, Agent seiner Akte zu sein (vgl. die Person in Hypnose, die unter der Order steht, *vorzugeben,* autonom zu sein). Es kann passieren, daß der Körper vielleicht seine Geschicklichkeiten vervollkommnet und so alles tut, was von ihm erwartet wird; doch genuine Selbst-Aktion scheint niemals auch nur im geringsten Ausmaß etabliert worden zu sein, statt dessen ist jede Aktion in beinah totaler Unterwürfigkeit und Konformität gegenüber äußeren Direktiven. In Julies Fall erscheinen ihre Aktionen als von ihrer Mutter eingeübt, aber »sie« war nicht »in« ihnen. Das muß es gewesen sein, was sie meinte, als sie sagte, daß sie niemals eine Person geworden sei, und in ihren ständigen Wiederholungen als chronisch Schizophrene, daß sie eine »geläutete Glocke« (tolled bell) oder auch eine »befohlene Schöne« (told belle) war. Mit anderen Worten, sie war nur das, was ihr zu tun befohlen wurde.

4. *Sie tat immer, was ihr gesagt wurde.* Wie wir schon vorher zum Lügen und Wahrheitsagen bemerkten, gibt es gute Gründe, gehorsam zu sein, aber die Unfähigkeit, ungehorsam zu sein, ist nicht einer der besten. Bis jetzt ist man außerstande, in Frau X Darstellung zu sehen, daß die Mutter in Julie irgendwelche anderen Möglichkeiten erkannte als die, eine, wie Julie sich nannte, »befohlene Schöne« (told belle) zu sein. Sie »gab ihr Leben« für die geläutete Glocke (tolled bell), aber sie leugnete total und auch noch nach 25 Jahren die Möglichkeit, daß dieses liebe gehorsame saubere kleine Mädchen, das sie so sehr liebte, daß es beinah den Verstand verlor, wenn es von ihr auch nur durch einen Stuhl getrennt war, zu einem »Ding« petrifiziert war, zu schreckerfüllt, um eine Person zu werden.

5. *Sie machte niemals Kummer.* Es war nun deutlich, daß diese Patientin, seit sie die ersten fünf Lebensmonate hinter sich hatte, ohne Autonomie war. Sie hatte, soweit nach dem,

was ihre Mutter erinnert, geurteilt werden kann, niemals einen eigenen Willen entwickelt. Instinktive Bedürfnisse und Gratifikationen hatten niemals irgendeinen Ausdruck gefunden durch die Kanäle körperlicher Aktivität.

Reale Befriedigung, entstanden aus dem realen Verlangen nach der realen Brust, hatte in erster Instanz nicht stattgefunden. Ihre Mutter betrachtete die Konsequenzen dieses Sachverhalts mit dem gleichen Beifall, den auch dessen erste Manifestationen gefunden hatten.

»Sie nahm niemals zuviel Kuchen. Man brauchte nur zu sagen ›das ist genug, Julie‹, und sie erhob keinen Einspruch.«

Wir erwähnten schon, wie es passieren kann, daß Haß nur in und durch eben diese Unterwürfigkeit des Falschen Selbst-Systems ausgedrückt wird. Ihre Mutter lobte ihren Gehorsam, aber Julie ging in ihrem Gehorsam so weit, daß er »unmöglich« wurde. So hatte sie eine Zeit im Alter von ungefähr zehn, in der ihr alles, was im Laufe des Tages geschehen würde und alles, was sie zu tun hatte, gesagt werden mußte. Jeder Tag mußte mit so einem Katalog beginnen. Weigerte sich ihre Mutter, sich dem Ritual zu fügen, fing sie an zu wimmern. Nichts konnte, ihrer Mutter zufolge, dieses Wimmern beenden als eine gehörige Tracht Prügel. Als sie älter wurde, verbrauchte sie kein Geld, das ihr gegeben wurde, selbst. Auch wenn man sie ermutigte zu sagen, was sie gerne haben wollte, oder sich selbst ein Kleid zu kaufen oder Freunde zu haben wie andere Mädchen, äußerte sie ihre eigenen Wünsche nicht; sie mußte ihre Mutter haben, ihr Kleider zu kaufen, und sie zeigte keinerlei Initiative, Freundschaften zu suchen. Sie traf niemals eine Entscheidung, welcher Art auch immer.

Außer dem oben erwähnten Wimmern gab es einige andere Vorfälle in ihrer Kindheit, die ihre Mutter beunruhigten. Im Alter von fünf bis sieben hatte sie eine Zeit, in der sie an ihren Nägeln biß und kaute; und seit sie anfing, sprechen zu können, hatte sie die Tendenz, Worte von hinten nach vorne zu verdrehen. Plötzlich, im Alter von acht, fing sie an, sich zu überessen, und behielt das für einige Monate bei, bevor

sie wieder ihre üblichen halbherzigen Eßgewohnheiten aufnahm.
Ihre Mutter jedoch sah über diese Dinge als vorübergehende Phasen hinweg. Es waren nichtsdestoweniger plötzliche Schimmer einer inneren Welt gewalttätiger Aggressivität mit einem kurzlebigen verzweifelten Anfall manifester Gier, der jedoch bald wieder gebändigt und unterdrückt wurde.

II: *Die »böse« Phase*

Von etwa fünfzehn ab änderte sich ihr Verhalten, und aus dem so »lieben« Mädchen wurde ein »böses«. Zu dieser Zeit hatte auch die Einstellung ihrer Mutter zu ihr sich zu ändern angefangen. Während sie es früher für richtig und angemessen angesehen hatte, daß Julie so oft wie möglich mit ihr zusammen war, fing sie nun an, Julie zu bedrängen, öfter auszugehen, Freundinnen zu haben, ins Kino zu gehen und sogar zum Tanzen und einen Freund zu haben. Alle diese Dinge weigerte sich die Patientin »störrisch« zu tun. Statt dessen pflegte sie dazusitzen und nichts zu tun oder ziellos in den Straßen herumzulaufen, ohne der Mutter jemals zu sagen, wann sie zurück sein würde. Ihr Zimmer hielt sie in extremer Unordnung. Sie spielte immer noch mit einer Puppe, etwas, aus dem sie nach Ansicht ihrer Mutter nun allmählich »herausgewachsen« sein sollte. Wir werden Gelegenheit haben, später auf diese Puppe zurückzukommen. Julies Sticheleien ihrer Mutter gegenüber waren endlos und hatten immer das gleiche zum Thema: sie beschuldigte ihre Mutter, sie nicht gewollt zu haben, sie nicht zu einer Person habe werden lassen, sie erstickt zu haben. Sie fluchte wie ein Landsknecht. Doch zu anderen Leuten konnte sie bezaubernd sein, wenn sie wollte.
So weit haben wir nur Julies Beziehung zu ihrer Mutter betrachtet. Jetzt aber müssen wir, bevor wir weitergehen können, ein Wort zur totalen Familienkonstellation sagen.
Vor einigen Jahren hat man das Konzept der »schizophrenogenen Mutter« eingeführt. Glücklicherweise hat die frühere »Hexenjagd«-Qualität dieses Begriffs zu verblassen angefangen. Dieses Konzept kann auf mehrere ziemlich verschiedene

Arten zustandekommen, aber es kann mit folgenden Worten erklärt werden: Es gibt anscheinend einige Formen, Mutter zu sein, die eine genetisch bestimmte angeborene Tendenz zur Erreichung der primären Entwicklungsstufen ontologischer Sicherheit hin, die im Kind vorhanden sein mag, eher behindert als erleichtert oder »verstärkt«. Nicht nur die Mutter, sondern ebenso die ganze totale Familiensituation kann die Fähigkeit des Kindes, an einer realen mit anderen geteilten Welt als Selbst-mit-anderen zu partizipieren, eher behindern als erleichtern.

Es ist die These dieser Studie, daß Schizophrenie ein mögliches Resultat einer größeren Schwierigkeit als gewöhnlich ist, eine ganze Person mit dem anderen zu sein und nicht die common sense-Weise (d. h. die des Kommunitätsgefühls) sich selbst in der Welt zu erfahren, zu teilen. Die Welt des Kindes wie die des Erwachsenen ist »eine *Einheit* des Gegebenen und des Gebildeten« (Hegel), für das Kind eine Einheit von dem, was ihm seine Eltern vermitteln, die Mutter in erster Instanz, und dem, was es daraus macht. Die Mutter und der Vater vereinfachen in hohem Maß die Welt für das Kind, und so wie seine Fähigkeit wächst, Sinn hineinzulegen, dem Chaos Form zu geben, Unterscheidungen zu machen und Verbindungen von immer größerer Komplexität, wird es hinausgeführt, wie Buber sagt, in eine »mögliche Welt«.

Aber was kann geschehen, wenn das mütterliche oder familiäre Schema der Dinge nicht dem entspricht, was das Kind zum Leben und Atmen braucht? Das Kind muß dann seine selbsterforschte Vision entwickeln und fähig sein, damit zu leben – wie es William Blake gelang zu tun, wie es Rimbaud gelang zu sagen, aber nicht zu leben – oder verrückt werden. Aus der frühesten liebenden Bindung an die Mutter entwikkelt das Kleinkind die Anfänge eines Seins-für-sich-selbst. In und durch diese Bindung »vermittelt« die Mutter dem Kind zuerst die Welt. Die ihm gegebene Welt kann eine sein, in der es ihm gelingt zu *sein*; es ist dagegen auch möglich, daß das, was ihm gegeben wird, zur Zeit für es einfach nicht zu verwirklichen ist. Doch trotz der Wichtigkeit des ersten Lebensjahrs kann die Beschaffenheit des Milieus, in dem das Kind als Kleinkind, Kind und Jugendlicher existieren muß, auf die eine oder andere Weise einen großen Einfluß haben. In diesen späteren Phasen können der Vater oder andere wichtige Erwachsene eine entscheidende Rolle im Leben des Kindes spielen, entweder in direkter Relation zum Kind oder durch Einflußnahme auf die Mutter.

Diese Betrachtungen legen nahe, daß man vielleicht besser an schizophrenogene Familien anstatt ausschließlich an schizophrenogene Mütter denken sollte. Zumindest würde das vielleicht mehr Untersuchungen über die Dynamik von Familienkonstellationen als Ganzes ermutigen anstatt Untersuchungen über Mütter, Väter oder Geschwister ohne ausreichende Bezugnahme auf die ganze Familiendynamik*.

Julies Schwester war eine ziemlich direkte, selbstbewußte verheiratete Frau, jedoch nicht ohne Weiblichkeit und Charme. Ihrer Mutter zufolge war sie seit ihrer Geburt »schwierig« gewesen; fordernd und immer »Kummer« bereitend. Kurz, sie scheint ein relativ »normales« Kind gewesen zu sein, von dem die Mutter niemals viel gehalten hatte. Aber sie schienen gut miteinander auszukommen. Die Schwester hielt ihre Mutter für eine ziemlich dominierende Person, wenn man sich ihr gegenüber nicht behauptete. Aber »sie hat alles für Julie getan und Julie war immer ihr Liebling«. Es war ganz deutlich, daß diese Schwester schon früh einen integralen autonomen Status erreicht hatte. Wenn man sich die Mühe gab und genauer in ihre Persönlichkeit schaute, konnte man viele neurotische Elemente in ihr finden, aber es schien wenig Zweifel zu geben, daß sie zumindest einen primären ontologischen Status erlangt hatte, den Julie nie erreicht hatte. Als sie Kind war, hatte sie Freunde ihres eigenen Alters, gerade zu alt für Julie, und Julie schien ihr nicht nahegekommen zu sein. Julie jedoch hatte in ihr Schema der Phantome eine große Schwester eingebaut, die eine der wenigen überwiegend guten Figuren in ihrer »Welt« war, eine »Schwester der Barmherzigkeit«.

* Siehe insbes. Laing und Esterson (1964).

Der Vater spielte eine eher auffallende bedeutsame Rolle. In den Augen der Mutter war er ein »Wüstling«. In den seinen war sie kalt und unsympathisch. Sie sprachen nicht mehr miteinander, als unbedingt notwendig war. Sexuelle Befriedigung fand er anderswo. Aber obwohl sie sich gegenseitig viele Verfehlungen vorwarfen, beschuldigte keiner den anderen, ihre Tochter falsch behandelt zu haben. Der Vater allerdings hatte, wie er sagte, mir nicht viel zu erzählen, da er sich von der Familie »gefühlsmäßig zurückgezogen« hatte, schon bevor Julie geboren wurde.

Die Schwester der Patientin erzählte mir zwei Vorfälle, die beide für Julie von großer Bedeutung gewesen sein müssen. Der erste war der Mutter wahrscheinlich unbekannt; den zweiten konnte sich die Mutter nicht entschließen, mir mitzuteilen. Wir werden auf den zweiten Vorfall später zurückkommen. Der erste fand statt, als Julie vierzehn oder fünfzehn war. Trotz der Distanz des Vaters zu ihr und seiner relativen Unerreichbarkeit schien Julie ihn gemocht zu haben. Ab und zu ging er mit ihr spazieren. Einmal kam Julie von solch einem Spaziergang in Tränen zurück. Sie erzählte ihrer Mutter nie, was vorgefallen war. Ihre Mutter erwähnte das und sagte, sie sei sicher, daß etwas Furchtbares zwischen Julie und ihrem Ehemann passiert sei, aber sie habe niemals entdecken können, was. Danach wollte Julie nichts mehr mit ihrem Vater zu tun haben. Sie hatte ihrer Schwester jedoch damals anvertraut, daß ihr Vater sie mit in eine Telefonzelle genommen hatte und sie eine »fürchterliche« Konversation zwischen ihm und seiner Freundin mitangehört hatte.

Frau X zögerte nicht, ihren Ehemann vor ihren Töchtern schlecht zu machen, und indem sie zahllose Beispiele seiner Ungerechtigkeit auftürmte, versuchte sie, sie auf ihre Seite zu ziehen. Doch die Schwester blieb neutral, und auch Julie hätte sich niemals offen mit ihrer Mutter gegen den Vater verschworen: nach dem Telefonzellenzwischenfall schnitt sie ihn einfach, wollte aber keine Information als weiteres Wasser auf ihrer Mutter Mühle preisgeben. Der Vater allerdings hatte sich, wie er sagte, von der ganzen Familie zurückgezogen. Er beschuldigte seine Frau nicht vor seinen Töchtern, da er ihre Unterstützung gegen sie nicht nötig hatte. Obwohl er sie als unbrauchbare Ehefrau betrachtete, war sie, »um fair gegen sie zu sein«, wie er sagte, »eine gute Mutter. Das muß ich ihr zugestehen.« Die ältere Schwester sah Fehler auf beiden Seiten, versuchte aber so weit wie möglich, vernünftig und gerecht zu sein und nicht für einen der beiden Partei zu ergreifen. Aber wenn sie mußte, stellte sie sich auf die Seite ihrer Mutter gegen ihren Vater und auf die Seite der Mutter gegen Julie. Im letzteren Fall war es nicht unangemessen, das zu tun. Julies Anschuldigungen ihrer Mutter gegenüber waren, von einem nüchternen common-sense-Standpunkt aus, von der ersten bis zur letzten wild und phantastisch. Sie müssen sich von Anfang an ziemlich verrückt angehört haben. Zu »lärmen und zu heulen«, weil sie erstickt worden sei und nicht leben durfte und eine Person werden, schien für diese normale common-sense-Familie überhaupt keinen Sinn zu ergeben. Sie sagte, ihre Mutter habe sie nicht gewollt, und dennoch war sie ihr Liebling; ihre Mutter hatte alles für sie getan und ihr alles gegeben. Sie sagte, ihre Mutter ersticke sie, und dennoch drängte ihre Mutter, sie erwachsen zu werden. Sie sagte, ihre Mutter wolle nicht, daß sie eine Person werde, und dennoch drängte ihre Mutter sie, Freundschaften zu schließen und zum Tanzen zu gehen usw.

Es ist auffallend, daß trotz des radikalen Bruchs zwischen Ehemann und Ehefrau beide zumindest in einer Hinsicht übereinstimmten. Beide akzeptierten das falsche Selbst der Patientin als gut und verwarfen alle ihre anderen Aspekte als böse. Aber in der »bösen« Phase war eine andere Folge davon vielleicht noch wichtiger. Sie verwarfen nicht nur alles an Julie außer dem unterwürfigen leblosen Schatten, der in ihren Augen als reale Person galt, sie weigerten sich auch total, sich irgendeinen der Vorwürfe, die Julie ihnen machte, »zu Herzen zu nehmen«.

Julie und ihre Mutter waren zu dieser Zeit beide verzweifelte Leute. Julie nannte sich in ihrer Psychose Frau Schneider. Was bedeutet das? Es bedeutet, »ich bin vom Schneider gemacht«. »Ich bin eine geschneiderte Magd; ich wurde gemacht, ernährt, gekleidet und geschneidert.« Solche Aussagen sind psychotisch, nicht weil sie vielleicht nicht »wahr« sind, sondern weil sie kryptisch sind: sie sind oft ganz unmöglich zu ergründen, ohne daß der Patient sie für uns dekodiert. Doch auch als psychotische Aussage scheint dies einen sehr zwingenden Standpunkt zu implizieren und gibt in aller Kürze den Kern der Vorwürfe wieder, die sie ihrer Mutter machte, als sie fünfzehn und sechzehn war. Dieses »Lärmen und Heulen« war ihre »Bösartigkeit«. Was, glaube ich, der schizophrenogenste Faktor dieser Zeit gewesen sein muß, war nicht einfach Julies Attacke gegen ihre Mutter oder die Gegenattacke ihrer Mutter, sondern das vollständige Fehlen von jemandem in ihrer Welt, der irgendeinen Sinn in ihren Aussagen sehen konnte, ob er richtig war oder falsch. Aus verschiedenen Gründen konnten weder ihr Vater noch ihre Schwester sehen, daß in Julies Argumenten etwas Zwingendes war. Wie unser Gruppenpatient (S. 52) kämpfte sie nicht, um ein Argument zu gewinnen, sondern um ihre Existenz zu bewahren: In einem gewissen Sinn versuchte Julie nicht einfach, ihre Existenz zu bewahren, sie versuchte Existenz zu erlangen. Ich denke, wir können sehen, daß sie mit fünfzehn oder sechzehn kaum etwas entwickelt haben konnte, was man »»common-sense-Fähigkeit« hätte nennen können. Der Familien-common-sense erkannte »ihr« keine Existenz zu. Ihre Mutter mußte recht haben, total recht. Wenn ihre Mutter sagte, sie sei böse, empfand Julie das als Mord. Es war die Negation jeglichen autonomen Standpunktes ihrerseits. Ihre Mutter war bereit, ein unterwürfiges falsches Selbst zu akzeptieren, diesen Schatten zu lieben und ihm alles zu geben. Sie versuchte sogar, diesem Schatten zu befehlen, zu handeln, als ob er eine Person sei. Aber sie hatte niemals die reale beunruhigende Präsenz einer Tochter mit eigenen Möglichkeiten anerkannt. Die existentielle Wahrheit in Julies Wahn war, daß ihre eigenen wahren Möglichkeiten erstickt, erwürgt, ermordet wurden. Um zu existieren, atmen zu können, glaubte Julie, daß ihre Mutter zuzugeben hatte, daß auch sie sich geirrt haben konnte, Fehler gemacht haben konnte, und daß es da einen Sinn gab, in dem das, was ihre Tochter sagte, richtig und signifikant sein konnte. Man kann das auch so ausdrücken: Julie brauchte, daß ihr erlaubt wurde, etwas von ihrem bösen Selbst in ihre Mutter zu projizieren und daß ihr erlaubt wurde, etwas Gutes aus ihrer Mutter zu nehmen und es sich nicht nur die ganze Zeit geben zu lassen. Aber aus der Sicht der Familie versuchte Julie zu beweisen, daß weiß schwarz sei. Die Realität wich nicht. Sie fing an, existentielle Wahrheiten in physische Fakten umzuformen. Sie delirierte. Hatte sie anfangs ihre Mutter beschuldigt, sie nicht leben gelassen zu haben, in einem existentiellen Sinn, so sprach und handelte sie jetzt, als ob ihre Mutter, in einem legalen Sinn, tatsächlich ein tatsächliches Kind getötet hatte, und es war ganz eindeutig eine Erleichterung für die Familie, als sie sie nun bemitleiden konnten und sich nicht länger zu rechtfertigen hatten, indem sie sie verdammten. Nur ihr Vater behandelte sie merkwürdigerweise wie eine verantwortliche Person. Er gab niemals zu, daß sie verrückt war. Für ihn war sie falsch und boshaft.

Er »fiel nicht herein« auf ihr Spiel. Alles war Ausdruck von Bosheit und Undankbarkeit. Er betrachtete das, was wir ihren katatonen Negativismus nannten, als bloßen »Starrsinn«, ihre hebephrenen Symptome als rachsüchtige Albernheiten. Er war der einzige der Familie, der sie nicht bemitleidete. Bei einigen seiner gelegentlichen Besuche soll er sie geschüttelt und gekniffen und ihre Arme verdreht haben, um sie zu zwingen, »damit aufzuhören«.

Phase III: *Verrückt*

Julies Hauptanschuldigung war, daß ihre Mutter versuche, sie zu töten. Als sie siebzehn war, ereignete sich ein Vorfall, der wahrscheinlich der ausschlaggebende Grund war für den Übergang von Bösesein zu Verrücktsein.

Das ist der zweite Vorfall, den mir die Schwester erzählte. Bis zum Alter von siebzehn hatte Julie eine Puppe. Sie hatte diese Puppe seit ihrer Kindheit: sie kleidete und zog sie an, spielte mit ihr in ihrem Zimmer, keiner wußte genau, auf welche Weise. Es war eine geheime Enklave in ihrem Leben. Sie nannte sie Julie. Ihre Mutter bestand immer hartnäckiger darauf, mit dieser Puppe aufzuhören, da sie jetzt ein großes Mädchen sei. Eines Tages war die Puppe nicht mehr da. Es ließ sich nie feststellen, ob Julie sie weggeworfen hatte oder ob es ihre Mutter gewesen war. Julie beschuldigte ihre Mutter. Die Mutter stritt ab, irgend etwas mit der Puppe getan zu haben, und sagte, Julie selbst müsse sie verloren haben. Es war kurz darauf, daß Julie von einer Stimme gesagt wurde, daß ein Kind, das ihre Kleider trug, von ihrer Mutter zu Tode geprügelt worden war, und sie schlug vor, zur Polizei zu gehen und dieses Verbrechen anzuzeigen.

Ich sagte, daß entweder Julie oder ihre Mutter die Puppe beseitigte, weil es höchst wahrscheinlich ist, daß zu diesem Zeitpunkt die »Mutter« für Julie schon mehr ein archetypischer Zerstörer als ihre reale Mutter war. Wenn Julie sagte, daß ihre »Mutter« die Puppe tötete, ist es gut möglich, daß »sie« es getan hatte, das heißt, daß ihre »internale« Mutter es getan hatte. Wie immer es auch geschah, der Vorfall war in der Tat verhängnisvoll, da Julie sich offenbar eng mit der Puppe identifizierte. In ihrem Spiel mit der Puppe war sie die Puppe und sie war ihre Mutter. Nun ist es möglich, daß sie in ihrem Spiel mehr und mehr die böse Mutter wurde, die die Puppe schließlich tötete. Wir werden später sehen, daß in ihrer Psychose die »böse« Mutter ziemlich oft aus ihr agierte und durch sie sprach. Wenn die Puppe von ihrer tatsächlichen Mutter zerstört worden wäre, die das zugegeben hätte, wäre der Vorfall vielleicht weniger verhängnisvoll gewesen. Julies letzter Fetzen Gesundheit in diesem Stadium hing ab von der Möglichkeit, etwas Böses in ihrer tatsächlichen Mutter unterbringen zu können. Die Unmöglichkeit, das zu tun, auf gesunde Weise, war einer der Faktoren, der zu einer schizophrenen Psychose beitrug.

»... an irgendeinem Punkt kann eine Maschine, die vorher zusammenhängend montiert war, ihre Verbindungen plötzlich aufgespalten finden in einzelne Montagen von höherem oder niedrigerem Unabhängigkeitsgrad.«

NORBERT WIENER, *The human use of human beings*

Die folgenden Äußerungen gelten für Julie und für andere chronisch Schizophrene hebephren-katatonen Typs. Sie beabsichtigen nicht, alle Formen der chronisch psychotischen Zustände zu erfassen, in denen Spaltung in der einen oder anderen Form evident ist. Am wenigsten gelten sie vor allem für paranoide Psychosen, wo man eine viel größere Integration der Persönlichkeit hat als etwa bei Julie und solchen wie sie.

Julies Selbst-Sein war derart zu Fragmenten reduziert worden, daß sie am besten beschrieben werden konnte als jemand, der *eine Tod-im-Leben-Existenz, die sich chaotischer Nicht-Entität nähert*, lebt.

In Julies Fall waren das Chaos und das Fehlen, eine Identität zu sein, noch nicht vollkommen. Aber wenn man mit ihr zusammen war, hatte man sehr oft dieses unheimliche »Praecox«*-Gefühl, das von deutschen Klinikern beschrieben wurde, d. h. mit einem anderen menschlichen Wesen zusammen zu sein und trotzdem zu fühlen, daß da keiner ist. Auch

* Von dem Begriff Dementia praecox, der früher gebraucht wurde, um das zu bezeichnen, was wir jetzt allgemein eine Form von Schizophrenie nennen, die bei jungen Leuten vorkommt, und von der man glaubte, sie müsse in einer chronischen Psychose enden. Dieses »Praecox-Gefühl« ist, glaube ich, ähnlich der Reaktion der Zuschauer auf Ophelia, als sie psychotisch geworden ist. Klinisch gesehen ist sie später zweifellos schizophren. In ihrem Wahnsinn ist da niemand. Sie ist keine Person. Da ist keine integrale Selbstheit, ausgedrückt durch ihre Aktionen oder Äußerungen. Von diesem Nichts werden unverständliche Aussagen gemacht. Sie ist schon gestorben. Nur ein Vakuum ist jetzt da, wo einmal eine Person war.

wenn man fühlte, daß das, was gesagt wurde, Ausdruck von jemandem war – das Fragment eines Selbst hinter den Worten oder Akten war nicht Julie. Da ist vielleicht jemand, der uns anspricht, aber wenn man einem Schizophrenen zuhört, ist es außerordentlich schwierig zu wissen, »wer« spricht, und es ist genauso schwierig zu wissen, »wen« man anspricht.
Julie zuzuhören war oft so, als ob man mit nur einem Patienten Gruppentherapie machte. So wurde ich mit einem Geplapper oder Wirrwarr ganz disparater Einstellungen, Gefühle und Triebäußerungen konfrontiert. Die Intonationen, Gesten, Manieriertheiten änderten sich jeden Augenblick. Vielleicht fängt man an, Sprachfetzen oder Verhaltensfragmente zu erkennen, die, obwohl sie zu verschiedenen Zeiten auftauchen, auf Grund einer Ähnlichkeit der Intonation, des Vokabulars, der Syntax, der Sprachinhalte zusammenzugehören scheinen, oder die übereinstimmen auf Grund bestimmter stereotyper Gesten oder Manieriertheiten. Es schien darum, als sei man mit verschiedenen Fragmenten oder unvollständigen Elementen verschiedener »Persönlichkeiten« konfrontiert, die alle gleichzeitig operierten. Ihr »Wortsalat« schien das Resultat einer Anzahl quasi-autonomer Teilsysteme zu sein, die danach strebten, sich aus dem gleichen Mund zur gleichen Zeit Ausdruck zu geben.
Dieser Eindruck wird verstärkt, wenn auch nicht weniger verworren, durch die Tatsache, daß Julie von sich in der ersten, zweiten und dritten Person zu sprechen schien. Es erfordert eine intime Kenntnis des individuellen Patienten, bevor man in der Lage sein kann, irgend etwas über dessen Bedeutung auszusagen (das trifft auch für alle anderen Aspekte schizophrener Aktivität zu).
Pierre Janet hat Dissoziationen in molare und molekulare Spaltungen differenziert. Die hysterisch gespaltene Persönlichkeit ist eine molare Spaltung. Schizophrenie besteht aus molekularer Spaltung. In Julies Fall schienen beide zu sein. Die allgemeine Einheit ihres Seins war in verschiedene »Teilmontagen« oder »Teilsysteme« (quasi-autonome »Komplexe«, »innere Objekte«) gebrochen, von denen jedes seine

eigene kleine stereotype »Persönlichkeit« (molare Spaltung) hatte. Außerdem war jede Verhaltenssequenz in noch winzigere Fragmente (molekulare Spaltung) zersplittert. Sogar die Integrität der Worte zum Beispiel konnte zerrissen werden.

Es ist darum nicht überraschend, daß wir in so einem Fall von »Unzugänglichkeit« und »Praecox-Gefühlen« sprechen. Es war nicht schwer, mit Julie einen verbalen Austausch irgendeiner Art zu unterhalten, aber da sie keine umfassende Einheit zu haben schien, sondern eher eine Konstellation quasi-autonomer Teilsysteme, war es schwer, zu »ihr« zu sprechen. Man darf allerdings nicht primär in Begriffen irgendeiner mechanischen Analogie denken, da sogar dieser Zustand von beinah chaotischer Nichtentität keineswegs irreversibel und in seiner Desintegration fixiert war. Manchmal konnte sie wieder unglaublich zusammenkommen und ihren Zustand äußerst pathetisch realisieren. Aber sie fürchtete diese Augenblicke der Integration aus verschiedenen Gründen. Unter anderem, weil sie in ihnen intensive Angst zu erleiden hatte und weil der Prozeß der Desintegration als eine so furchtbare Erfahrung erinnert und gefürchtet zu werden schien, daß ihre Nichtintegration, Unwirklichkeit und Leblosigkeit eine Zuflucht für sie waren.

Julies Sein als chronisch Schizophrene wurde so charakterisiert durch ein Fehlen von Einheit und durch eine Teilung in etwas, das wahlweise Teil»montagen«, Komplexe, Teilsysteme oder »internale Objekte« genannt werden könnte. Jedes dieser Teilsysteme hatte erkennbare Chrakteristika und distinkte eigene Wege. Hält man sich an diese Postulate, werden viele Chrakteristika ihres Verhaltens erklärbar.

Die Tatsache, daß ihr Selbst-Sein nicht summarisch montiert, sondern in verschiedene Teilmontagen oder -systeme gespalten war, erlaubt uns zu verstehen, daß verschiedene Funktionen, die das Erlangen einer personalen Einheit oder zumindest einen hohen Grad personaler Einheit voraussetzen, in ihr nicht vorhanden sein konnten, wie sie es in der Tat nicht waren.

Personale Einheit ist die Vorbedingung reflektiver Bewußtheit, das heißt, die Fähigkeit, sich seines eigenen Selbst bewußt zu sein, das relativ unselbstbewußt handelt oder nur mit einer simplen nicht-reflektiven Bewußtheit. In Julie konnte jedes Teilsystem sich der Objekte bewußt sein, aber ein System war sich vielleicht nicht der Prozesse bewußt, die in einem anderen System vor sich gingen, das von ihm abgespalten war. Wenn zum Beispiel, indem sie mit mir sprach, ein System »redete«, schien es keine umfassende Einheit in ihr zu geben, wodurch »ihr« als einheitlicher Person bewußt sein konnte, was das andere System sagte oder tat.

In dem Maß, in dem reflektive Bewußtheit fehlte, war die »Erinnerung«, für die reflektive Bewußtheit eine Vorbedingung zu sein scheint, nur sehr lückenhaft. Ihr ganzes Leben schien gleichzeitig zu sein. Das Fehlen einer totalen Erfahrung ihres Seins als Ganzes bedeutete, daß ihr die unifizierte Erfahrung fehlte, auf der eine klare Vorstellung von den »Grenzen« ihres Seins basieren konnte. Eine so *umfassende* »Grenze« fehlte jedoch nicht vollkommen. Insofern ist Federns Begriff *Ego*-Grenze unbefriedigend. Man braucht einen anderen Begriff für das Gesamte, von dem das Ego ein Teil ist. Vielmehr *scheint jedes System seine eigene Grenze zu haben.* Das heißt sozusagen, daß für die Bewußtheit, die ein System charakterisierte, ein anderes System dahin tendierte, außerhalb von ihm selbst zu erscheinen. Innerhalb einer zusammenhängenden Einheit pflegte ein verschiedener Aspekt des Seins, wenn er für den Rest genügend »dystonisch« ist, einen schmerzvollen Konflikt auszulösen. In ihr aber konnte ein Konflikt dieser Art nicht entstehen. Nur »von außen« konnte man sehen, daß verschiedene widerstreitende Systeme ihres Seins gleichzeitig aktiv waren. Jedes Teilsystem schien in sich seinen eigenen Bewußtheitsfokus oder sein eigenes Bewußtheitszentrum zu haben: es hatte seine eigenen sehr begrenzten Erinnerungsschemata und begrenzten Möglichkeiten, Perzepte zu strukturieren; seine eigenen quasi-autonomen Triebe oder Teiltriebe; seine eigene Tendenz, seine Autonomie zu bewahren, und jeweilige Gefahren, die seine

Autonomie bedrohten. Sie pflegte auf diese diversen Aspekte zu verweisen als »er« oder »sie« oder sie als »du« zu adressieren. Das heißt, anstatt eine reflektive Bewußtheit dieser Aspekte ihrer selbst zu haben, nahm »sie« die Operation eines Teilsystems *wahr*, als ob es nicht von »ihr« sei, sondern von außerhalb. Sie halluzinierte.

Zusammen mit der Tendenz, Aspekte des eigenen Seins als nicht-ihr wahrzunehmen, war da das Mißlingen zwischen dem, was »objektiv« nicht-ihr war und dem was ihr war, zu unterscheiden. Das ist einfach der andere Aspekt des Fehlens einer umfassenden ontologischen Grenze. Sie konnte zum Beispiel glauben, daß der Regen auf ihren Wangen ihre Tränen waren.

William Blake beschreibt in seiner Deskription gespaltener Zustände des Seins eine Tendenz, zu *werden, was man wahrnimmt*. In Julie schien jede Perzeption Konfusion mit dem Objekt anzudrohen. Sie verbrachte viel von ihrer Zeit damit, sich mit dieser Schwierigkeit auseinanderzusetzen. »Das ist Regen. Ich könnte der Regen sein.« »Dieser Stuhl ... diese Wand. Ich könnte die Wand sein. Es ist furchtbar für ein Mädchen, eine Wand zu sein.«

Jede Perzeption schien Verschmelzung anzudrohen, und jedes Gefühl, von anderen wahrgenommen zu werden, bedrohte sie ähnlich. Das bedeutete, daß sie in einer Welt konstanter Verfolgung lebte und daß sie sich als anderen das antuend empfand, von dem sie fürchtete, es könnte ihr geschehen. Beinahe jeder Akt der Perzeption schien eine Konfusion des Selbst mit dem Nicht-Selbst einzuschließen. Die Grundlage für diese Konfusion wurde von der Tatsache vorbereitet, daß, weil umfangreiche Aspekte ihrer Person außerhalb ihres »Selbst« waren, es leicht war, jene abgespaltenen Aspekte ihres Seins mit anderen Leuten zu vermischen, z. B. die Konfusion ihres »Gewissens« mit ihrer Mutter, und die ihrer Mutter mit ihrem »Gewissen«.

Lieben war darum sehr gefährlich. Mögen = sein wie = dasselbe sein wie. Wenn sie mich mag, ist sie wie ich, ist sie ich. So fing sie an zu sagen, sie sei meine Schwester, meine Frau, sie sei eine Frau Braut. Ich war Leben. Sie war die Braut des Lebens. Sie nahm meine Eigenarten an. Sie hatte den Baum des Lebens in sich. Sie war der Baum des Lebens. Oder noch einmal:

Sie denkt die Gedanken *a*, *b*, *c*,
Ich äußere die sehr ähnlichen Gedanken a^1, b^2, c^3.
Darum habe ich ihre Gedanken gestohlen.

Der komplette psychotische Ausdruck dessen war, mich zu beschuldigen, ihr Gehirn in meinem Kopf zu haben.

Umgekehrt, wenn sie mich kopierte oder imitierte, erwartete sie Vergeltung von mir, weil sie mit einem Stück von mir »herauskam«, das sie glaubte, gestohlen zu haben. Natürlich fluktuierte der Grad der Verschmelzung von Augenblick zu Augenblick. Stehlen zum Beispiel setzt eine Grenze zwischen Selbst und Nicht-Selbst voraus.

Wir werden jetzt die oben erwähnten Punkte durch Beispiele erläutern und weiter ausführen.

Eines der einfachsten Beispiele für die Operation einer Spaltung ihres Seins in zwei Teil»montagen« war, wenn sie sich selbst eine Order erließ und sie dann befolgte. Sie tat dies dauernd, entweder flüsternd, laut oder durch Halluzinationen. So pflegte »sie« zu sagen, »setzen, aufstehen«, und »sie« pflegte sich zu setzen und aufzustehen; oder eine halluzinierte Stimme, die Stimme eines Teilsystems, erließ die Order und »sie«, die Aktion eines anderen Teilsystems, befolgte sie.

Ein anderer häufig vorkommender Vorfall war, wenn »sie« etwas sagte, was »sie« dann mit höhnischem Gelächter begrüßte (Inkongruenz von Gedanke und Affekt). Nehmen wir an, daß die Äußerung von System A ausgeht und das Gelächter von System B. Dann sagt A zu mir, »Sie ist die königliche Hoheit«, während B höhnisch lacht.

Ziemlich oft schien etwas Ähnliches wie eine »Sendestörung« vor sich zu gehen. A pflegte etwas relativ Zusammenhängendes zu sagen und dann geriet alles durcheinander, und B fing an zu sprechen. A pflegte wieder zu unterbrechen, um zu sagen: »Sie (B) hat meine Zunge gestohlen.«

Diese verschiedenen Teilsysteme konnten identifiziert werden, zumindest annähernd, nachdem man Julie besser kennengelernt hatte, auf Grund der Rollenkonsistenz eines jeden Systems innerhalb der, so könnte man sagen, »intrapersonalen Gruppe«, die sie bildeten.

Da war zum Beispiel dieser herrische Tyrann, der sie immer herumkommandierte. Die gleiche herrische Stimme beschwerte sich bei mir endlos über »dieses Kind«: Dies ist ein verlogenes Kind. Dies Kind ist vergeudete Zeit. Dies Kind ist bloß ein billiges Flittchen. Du wirst niemals mit diesem Kind etwas anfangen können ... Das »Du« hier verweist vielleicht direkt auf mich oder auf eines ihrer Systeme, oder ich verkörperte vielleicht dieses System.

Es war evident, daß diese herrische Figur in ihr meistens »der Boß« war. »Sie« hielt nicht viel von Julie. »Sie« glaubte nicht, daß es Julie besser gehen würde, noch daß sie es wert war. Sie war weder auf ihrer Seite noch auf meiner Seite. Es würde angemessen sein, dieses quasi-autonome Teilsystem eine »böse internale Mutter« zu nennen. Sie war im Grunde ein internaler weiblicher Verfolger, der in konzentrierter Form all das Böse enthielt, das Julie ihrer Mutter zuschrieb.

Zwei andere Teilsysteme konnten leicht identifiziert werden. Eines erfüllte die Rolle eines Advokaten, der ihre Interessen mir gegenüber vertrat, oder eines Beschützers oder Puffers gegen Verfolgung. »Sie« verwies häufig auf Julie als ihre kleine Schwester. Phänomenologisch können wir darum auf dieses System als »ihre gute Schwester« verweisen.

Das dritte Teilsystem, das ich vorstellen werde, war ein überaus liebes, gehorsames, versöhnliches kleines Mädchen. Das schien ein Derivat von dem zu sein, was einige Jahre vorher wahrscheinlich ein System ähnlich dem Falschen Selbst-System war, das ich in schizoiden Fällen beschrieben habe. Wenn dieses System sprach, sagte sie, »ich bin ein artiges Mädchen, ich gehe regelmäßig zur Toilette«.

Es gab auch Derivate von etwas, das ein »inneres« Selbst gewesen zu sein schien und das beinah vollständig in bloße Möglichkeit verflüchtigt worden war. Schließlich gab es, wie ich schon erwähnte, Perioden prekärer Gesundheit, in denen sie mit einer rührend kläglichen, kaum hörbaren Stimme sprach, sie schien dann mehr als zu irgendeiner anderen Zeit beinah »in ihrer eigenen Person« zu sprechen.

Betrachten wir jetzt, wie diese verschiedenen Systeme zusammen operieren. Die Beispiele, die ich gebe, gehören zu ihren mehr zusammenhängenden Äußerungen.

»Ich wurde geboren unter einer schwarzen Sonne. Ich wurde nicht geboren, ich wurde rausgequetscht. Das ist keine Sache, über die man so hinwegkommt. Ich wurde nicht gestillt, ich wurde erstickt. Sie war keine Mutter. Ich bin wählerisch, was Mütter betrifft. Hör auf. Hör auf. Sie tötet mich. Sie schneidet mir die Zunge raus. Ich bin verfault, ekelhaft. Ich bin verlogen. Ich bin vergeudete Zeit ...«

Im Licht der vorhergehenden Erörterungen würde ich nun folgende Interpretation anbieten.

Sie beginnt, indem sie zu mir in der ersten Person spricht, um an ihre Mutter die gleichen Vorwürfe zu richten, wie sie es jahrelang getan hatte. Aber auf eine besonders klare und luzide Weise. Die »schwarze Sonne« *(sol niger)* scheint ein Symbol ihrer destruktiven Mutter zu sein. Es war ein häufig wiederkehrendes Bild. Die ersten sechs Sätze werden vernünftig gesprochen. Plötzlich scheint sie irgendeiner schrecklichen Attacke ausgesetzt zu sein, vermutlich von dieser bösen Mutter. Sie bricht ab in einer intrapersonalen Krise, »Hör auf, hör auf.« Sich wieder kurz an mich wendend, ruft sie aus, »Sie tötet mich«. Dann folgt eine defensive Verleumdung ihrer selbst, in der gleichen Form vorgebracht wie die Verdammungen der bösen Mutter ihr gegenüber. »Ich bin verfault, ekelhaft. Ich bin verlogen. Ich bin vergeudete Zeit ...«

Vorwürfe gegenüber ihrer Mutter tendierten immer dazu, eine solche verhängnisvolle Reaktion herbeizuführen. Bei einer anderen Gelegenheit machte sie ebenfalls wieder ihre üblichen Anschuldigungen gegen ihre Mutter, und die böse Mutter unterbrach mit den bekannten Anschuldigungen gegen »dieses Kind«: »Dieses Kind ist böse, dieses Kind ist verlogen. Dieses Kind ist vergeudete Zeit.« Ich unterbrach diese

Bemerkungen, um zu sagen, »Julie hat Angst, von ihr selbst getötet zu werden, weil sie diese Dinge sagt.« Das Schmähen brach ab, und »sie« sagte leise, »Ja, es ist mein Gewissen, das mich tötet. Ich habe vor meiner Mutter Angst gehabt mein ganzes Leben, und ich werde immer Angst haben. Glauben Sie, ich kann leben?« Diese relativ integrierte Äußerung macht die noch vorhandene *Kon-fusion* ihres »Gewissens« und ihrer realen Mutter deutlich. Ihr böses Gewissen war eine böse verfolgende Mutter. Wie schon gesagt, war vielleicht eines der schizophrenogenen Elemente in ihrem Leben, daß sie ihre reale Mutter nicht in einem realen Sinn dazu bewegen konnte, ihr Bedürfnis zu akzeptieren, Teile ihres bösen Gewissens in sie zu projizieren. Das bedeutete für ihr Mutter, Julies Anschuldigungen wirklich eine gewisse Gültigkeit zuzugestehen und so, indem sie ihr erlaubte, einige Unvollkommenheiten in ihrer Mutter zu sehen, ihr »Gewissen« wenigstens teilweise von internaler Verfolgung zu befreien.

»Dieses Kind will nicht herkommen, sehen Sie das ein? Sie ist meine kleine Schwester. Dieses Kind weiß nichts über Dinge, die es nicht wissen sollte.«

Hier spricht ihre »große Schwester« und macht mir deutlich, daß Julie arglos und unwissend und darum ohne Schuld und Verantwortung ist. Das »Große Schwester«-System war im Gegensatz zu dem arglosen, unwissenden »Kleinen Schwester«-System eine sehr erfahrene und verantwortungsvolle »Person«, ziemlich herablassend, aber freundlich und beschützend. Aber »sie« ist nicht auf Julies Seite, der kleinen Schwester, die aufwächst, und spricht nicht immer »für« die kleine Schwester. Sie möchte den *status quo* beibehalten.

»Dieses Kind ist nicht bei Verstand. Dieses Kind ist verschlossen. Du versuchst dieses Kind zu öffnen. Ich verzeihe dir nie, daß du versucht hast, dieses Kind zu öffnen. Dieses Kind ist tot und nicht tot.«

Dieser letzte Satz impliziert, daß sie, in einem Sinn tot bleibend, in einem anderen Sinn nicht tot sein kann, aber wenn sie die Verantwortung auf sich nimmt, »wirklich« lebendig zu sein, dann kann sie »wirklich« getötet werden.

Allerdings konnte diese »Schwester« auch so sprechen:
»Du mußt dieses Kind wollen. Du mußt es willkommen heißen ... Du mußt auf dieses Mädchen aufpassen. Ich bin ein artiges Mädchen. Sie ist meine kleine Schwester. Du mußt mit ihr zur Toilette gehen. Sie ist meine kleine Schwester. Sie weiß nichts über diese Dinge. Sie ist kein unmögliches Kind.«

Diese große Schwester enthielt Erfahrung, Reife, Verantwortung, Vernunft ganz im Gegensatz zu der Unschuld, Ignoranz, Unverantwortlichkeit und Unberechenbarkeit der kleinen Schwester. Wir sehen hier auch, daß Julies Schizophrenie in einem umfassenden Mangel an Integration bestand, nicht einfach in dem Fehlen eines Orts der »Gesundheit« in ihr. Diese »Große Schwester«-Komponente in ihrem Sein konnte vernünftig, gesund und ausgeglichen sprechen, aber es war nicht Julie, die sprach; ihre Gesundheit war, wenn man will, abgespalten und eingekapselt. Ihre reale Gesundheit hing nicht davon ab, in der Person einer »großen Schwester« gesund sprechen zu können, sondern davon, eine umfassende Integration ihres totalen Seins zu erreichen. Die Schizophrenie zeigt sich darin, daß sie auf sich selbst in dritter Person verweist, und in dem plötzlichen Eindringen der kleinen Schwester, während die große Schwester spricht (»Ich bin ein artiges Mädchen«).

Wenn sie mir Worte oder Aktionen als ihre eigenen präsentierte, war dieses so präsentierte Selbst vollständig psychotisch. Die meisten der wirklich kryptisch verdichteten Äußerungen schienen zu den Überresten ihres Selbst zu gehören. Dekodiert enthüllen sie, daß dieses System wahrscheinlich das Derivat eines phantastischen inneren Selbst ist, das wir in gesunden schizoiden Zuständen beschrieben haben.

Wir haben bereits versucht zu erklären, wie es passieren kann, daß die Erfahrung dieses Selbst solche extremen Paradoxe, phantastische Omnipotenz/Impotenz, und so fort, gleichzeitig involviert. Die phänomenologischen Charakteristika der Erfahrung dieses Selbst scheinen in Julie im Prinzip ähnlich zu sein. Man muß jedoch darauf vorbereitet sein, ihre Schizophrenie in eine gesunde Sprache zu paraphrasieren, bevor man ein phänomenologisches Konstrukt der Erfahrung dieses Selbst versuchen kann. Ich muß noch einmal klarstellen, daß ich, wenn ich in diesem Kontext den Begriff Selbst gebrauche, nicht implizieren will, daß dies ihr »wahres« Selbst war. Dieses System schien jedoch einen Sammelpunkt zu enthalten, um den herum Integration möglich war. Setzte Desintegration ein, schien dies »das Zentrum« zu sein, das nicht halten konnte. Es schien ein zentraler Bezugspunkt für zentripetale und zentrifugale Tendenzen zu sein. Er erschien als der wirklich verrückte Kern ihres Seins, dieser zentrale Aspekt von ihr, der, so schien es, chaotisch und tot gehalten werden mußte, damit sie nicht getötet wurde.

Wir werden versuchen, die Beschaffenheit dieses »Selbst« zu charakterisieren durch Äußerungen, die nicht nur von diesem »Selbst« direkt gemacht wurden, sondern auch durch Äußerungen, die in anderen Systemen ihren Ursprung zu haben scheinen. Es gibt nicht sehr viele dieser Äußerungen, zumindest nicht vom »Selbst« in Person sozusagen. In den Jahren, die sie in der Anstalt verbracht hatte, waren viele von ihnen ineinander verlaufen, um in ständig wiederholten kurzen Aussagen im Telegrammstil zu resultieren, die eine Fülle von Implikationen enthielten.

Wie wir vorhin sahen, behauptete sie, den Baum des Lebens in sich zu haben. Die Äpfel dieses Baums waren ihre Brüste. Sie hatte zehn Brustwarzen (ihre Finger). Sie hatte »alle Knochen der schottischen Leicht-Infanterie«. Sie hatte alles, was sie sich nur denken konnte. Alles, was sie wollte, hatte sie und hatte sie nicht, unmittelbar und zur gleichen Zeit. Realität warf weder ihren Schatten noch ihr Licht über irgendeinen ihrer Wünsche oder irgendeine ihrer Ängste. Jeder Wunsch fand unverzüglich Phantomerfüllung und jeder Schrecken traf in phantomhafter Form ebenso unverzüglich ein. So konnte sie jeder überall, zu jeder Zeit sein. »Ich bin Rita Hayworth, ich bin Joan Blondell. Ich bin die königliche Hoheit. Mein königlicher Name ist Julianne.« »Sie ist selbstgenügsam«, erzählte sie mir. »Sie ist die Selbstbeherrschte.«

Aber diese Selbstbeherrschung war zweischneidig. Sie hatte auch ihre dunkle Seite. Sie war ein Mädchen, »beherrscht« von den Phantomen ihres eigenen Seins. Ihr Selbst hatte keine Freiheit, Autonomie oder Macht in der realen Welt. Da sie jeder sein konnte, der ihr gerade in den Sinn kam, war sie nicht *einer*. »Ich bin Tausende. Ich bin ein in dividiertes Individuum. Ich bin ein Ohne (d. h. eine Nonne: ein Name: eine Non-Person). Eine Nonne sein hatte sehr viele Bedeutungen. Eine davon kontrastierte mit eine Braut sein. Gewöhnlich betrachtete sie mich als ihren Bruder und nannte sich meine Braut oder die Braut des »lieben lieblichen lebendigen Lebens«. Da Leben und ich für sie manchmal identisch waren, entsetzte sie sich natürlich vor dem Leben oder vor mir. Leben (ich) würde sie zu Brei zerquetschen, ihr Herz mit rotglühendem Eisen verbrennen, ihre Beine, Hände, Zunge und Brüste abschneiden. Leben wurde in den gewalttätigsten, wildesten, destruktivsten Begriffen gedacht, die man sich nur vorstellen kann. Es war nicht irgendeine Eigenschaft an mir oder etwas, das ich hatte (z. B. ein Phallus = ein rotglühendes Eisen). Es war, was ich war. Ich war Leben. Obgleich sie den Baum des Lebens in sich hatte, empfand sie sich gewöhnlich als Die Zerstörerin Des Lebens. Es war darum verständlich, daß sie fürchtete, Leben könnte sie zerstören. Leben wurde gewöhnlich durch ein männliches oder phallisches Symbol dargestellt, aber was sie zu wünschen schien, war nicht einfach, selbst ein Mann zu sein, sondern ein umfangreiches Arsenal der sexuellen Ausstattung beider Geschlechter zu haben, alle Knochen der schottischen Leicht-Infanterie und zehn Brustwarzen usw.

»Sie wurde geboren unter einer schwarzen Sonne.
Sie ist die okzidentale Sonne.«

Das alte und finstere Bild der schwarzen Sonne entstand ganz unabhängig von irgendwelcher Lektüre. Julie hatte mit vierzehn die Schule verlassen, hatte sehr wenig gelesen und war nicht besonders klug. Es war äußerst unwahrscheinlich, daß sie irgendeinen Hinweis dieser Art gefunden haben konnte, aber wir werden auf eine Diskussion über den Ursprung dieses Symbols verzichten und uns darauf beschränken, ihre Sprache als Ausdruck ihrer Weise zu sehen, ihr In-ihrer-Welt-Sein zu erfahren.

Sie beharrte fest darauf, daß ihre Mutter sie nie gewollt habe und sie auf irgendeine monströse Weise herausgequetscht hatte, anstatt sie normal zu gebären. Ihre Mutter hatte einen Sohn »gewünscht und nicht gewünscht«. Sie war eine »okzidentale Sonne«, d. h. ein akzidenteller Sohn, den ihre Mutter aus Haß in ein Mädchen verwandelt hatte. Die Strahlen der schwarzen Sonne versengten und schrumpften sie. Unter der schwarzen Sonne existierte sie als totes Ding. Darum:

»Ich bin die Prärie.
Sie ist eine zerstörte Stadt.«

Die einzigen lebenden Dinge in der Prärie waren wilde Bestien. Ratten suchten die zerstörte Stadt heim. Ihre Existenz wurde in Bildern vollkommen unfruchtbarer, trockener Einöden gemalt. Dieser existentielle Tod, dieser Tod-im-Leben war die vorherrschende Form ihres In-der-Welt-Seins.

»Sie ist der Geist des Unkrautgartens.«

In diesem Tod war keine Hoffnung, keine Zukunft, keine Möglichkeit. Alles war schon geschehen. Es gab keine Freude, keine Quelle möglicher Zufriedenheit oder Gratifikation, denn die Welt war so leer und tot wie sie.

»Der Krug ist zerbrochen, der Brunnen ist trocken.«

Sie war vollkommen nutzlos und wertlos. Sie konnte nicht an die Möglichkeit der Liebe, irgendwo, glauben.

»Sie ist bloß eines der Mädchen, die auf der Welt leben. Jeder behauptet, sie zu wollen, und will sie doch nicht. Ich führe jetzt bloß das Leben eines billigen Flittchens.«

Dennoch gestand sie sich, wie wir aus früheren Aussagen wissen, einen Wert zu, wenn auch nur in phantomhafter Form. Da war der Glaube (der, wie psychotisch er auch sein mochte, doch immer noch eine Form des Vertrauens in etwas sehr Wertvolles in ihr war), daß etwas von großem Wert in ihr verloren oder tief begraben sei, bis jetzt unentdeckt von ihr oder von einem anderen. Wenn man tief in die Tiefe der dunklen Erde gehen könnte, würde man »das glänzende Gold« entdecken, oder wenn man Sonden hinunterschicken könnte, würde man »die Perle auf dem Meeresgrund« entdecken.

Bibliographie

Den Arbeiten, die im Text zitiert werden, folgen hier noch einige zur weiteren Lektüre.

Arieti, S., *Interpretation of schizophrenia*, Brunner, New York 1955.

Bateson, G., Jackson, D. D., Haley, J. und Weakland, J., »Toward a theory of schizophrenia«, *Behav. Sci.* I, 251, 1956.

Bateson G., (Hsgb.), *Percival's narrative*, Stanford University Press, 1961.

Beckett, S., *Waiting for Godot*, Faber & Faber, London 1956. Dtsch.: *Warten auf Godot*, 1965.

Binswanger, L., *Drei Formen mißglückten Daseins*, Niemeyer, Tübingen 1952.

Binswanger, L., »The case of Ellen West«, trans. Mendel, W. M. und Lyons, J. In: May, R., Angel, E. und Ellenberger, H. F. (Hsgb.), *Existence – a new dimension in psychiatry and psychology*, Basic Books, New York 1958.

Binswanger, L., *Being-in-the-world*, Basic Books, New York 1963.

Boss, M., *Meaning and content of sexual perversions*, Grune & Stratton, New York 1949.

Boss, M., *Analysis of dreams*, Rider, London 1957.

Brierley, Marjorie, *Trends in psycho-analysis*, Hogarth, London 1951.

Bultmann, R., *Essays philosophical and theological*, SCM Press, London 1955.

Bultmann, R., *Primitive Christianity in its contempoary setting*, Thames & Hudson, London 1956. Dtsch.: *Das Urchristentum im Rahmen der antiken Religionen*, 1949.

Bullard, D. M., (hsgb.), *Psychoanalysis and psychotherapy. Selected papers of Frieda Fromm-Reichmann*, University of Chicago Press, Chicago 1959.

Bychowski, G., *Psychotherapy of psychosis*, Grune & Stratton, New York 1952.

Deutsch, H., »Some forms of emotional disturbances and their relationship to schizophrenia«, *Psychoanal. Quart.* II, 301, 1942.

Dooley, L., »The concept of time in defense of ego intergrity«, *Psychiatry* 4, 13, 1941.

Fairbairn, W. R. D., *Psychoanalytic studies of the personality*, Tavistock/Routledge, London 1952.

Fairbairn, W. R. D., »Observations on the nature of hysterical states«, *Brit. J. med. Psychol.* 27, 105, 1954.

Farber, L. H., »The therapeutic despair« *Psychiatry* 21, 7, 1958.

Federn, P., *Ego psychology and the psychoses*, Imago, London 1953.

Freud, S., *Beyond the pleasure principle*, Hogarth, 1950, pp. 12–14, London 1920. Dtsch.: *Jenseits des Lustprinzips*, 1947.

Fromm-Reichmann, Frieda, »Some aspects of psychoanalysis and schizophrenics«. In Redlich, F. C. und Brody, E. R. (Hsgb.), *Psychotherapy with schizophrenics*, International Universities Press, New York 1952.

Goffman, E., *Asylums*, Anchor Books, New York 1961.

Guntrip, H., »A study of Faibairn's theory of schizoid reactions«, *Brit. J. med. Psychol.* 25, 86, 1952.

Hayward, M. L. and Taylor, J. E., »A schizophrenic patient describes the action of intensive psychotherapy« *Psychiat. Quart.* 30, 211, 1956.

Hegel, G. W. F., *The phenomenology of mind*, trans. Baillie, J. B., Allen & Unwin, 2. rev. Auflg., London 1949. Dtsch.: *Phänomenologie des Bewußtseins*, 1970.

Heidegger, M., *Existence and being*, Vision Press, London 1949.

Heidegger, M., *Sein und Zeit*, Niemeyer, Tübingen 1953.

Heidegger, M., *Being and time*, SCM Press, London 1962.

Hesse, H., *Steppenwolf*, Holt, Rinehart und Winston Edition 122

(J. Mileck & H. Frenz, (Hsgb.), übers. v. B. Creighton), London und New York 1964.

Hill, L. B., *Psychotherapeutic intervention in schizophrenia*, University of Chicago Press, Chicago 1955.

Jackson, D. D., »The question of family homeostasis«, *Psychiat. Quart.* (suppt.) 31, 79, 1957.

Jackson, D. D., »A note on the importance of trauma in the genesis of schizophrenia«, *Psychiatry* 20, 181, 1957.

Kaplan, B., (Hsgb.), *The inner world of mental illness*, Harper & Row, New York 1964.

Kierkegaard, S., *The sickness unto death*, trans. Lowrie, W., Doubleday, New York 1954. Dtsch.: *Die Krankheit zum Tode*, 1956.

Klein, M., »Notes on some schizoid mechanisms«, *Int. J. Psycho-Anal.* 27, 99, 1946.

Knight, R. P., »Borderline states«, *Bull. Menninger Clinic* 17, 1, 1953.

Kraepelin, E., *Lectures on clinical psychiatry*, 2. rev. Auflg., Baillière, Tindall & Cassell, London 1905.

Kuhn, R., *La Phénoménologie du masque*, trans. Verdeaux, J., Desclée De Brouwer, Paris 1957.

Laing, R. D., *The self and others*, 2. Auflg. 1969, *Self an others*, Tavistock; Pantheon, London; New York 1961.

Laing, R. D., und Esterson, A., *Sanity madness, and the family. Vol. I. Families of schizophrenics*, Tavistock, London 1964.

Laing, R. D. und Cooper, D. G., *Reason and violence: A decade of Sartre's philosophy*, 1950–1960, Tavistock, London 1964.

Lidz, T., »Schizophrenia and the family«, *Psychiatry* 21, 20, 1958.

Lidz, T., Cornelison, A., Terry, D. und Fleck, S., »The intrafamilial environment of the schizophrenic patient: VI The transmission of irrationality«, *A. M. A. Arch. Neur. Psychiat.* 79, 305, 1958.

Macmurray, J., *The self as agent*, Faber & Faber, London 1957.

May, R., Angel, E. und Ellenberger, H. F. (Hsgb.), *Existence – A new dimension in psychiatry and psychology,* Basic Books, New York 1958.

Merleau-Ponty, M., *The phenomenology of perception,* Routledge & Kegan Paul, London 1962.

Merleau-Ponty, M., *The structure of behaviour,* Beacon Press; Methuen, Boston; London 1963.

Minkowski, E., *La Schizophrénie,* Desclée De Brouwer, Paris 1953.

Minkowski, E., *Le Temps vécu,* Artrey, Paris 1933.

Minkowski, E., »Phénoménologie et analyse existentielle en psychiatrie«, *Evol. Psychiat.* 4, 137, 1948.

Oberndorf, C. P., »The role fo anxiety in depersonalization«, *Int. J. Psycho-Anal.* 31, 1, 1950.

Perry, J. W., *The self in psychotic process – its symbolization in schizophrenia,* University of California Press, 1953.

Redlich, F. C. und Brody, E. R. (Hsgb.), *Psychotherapy with schizophrenics,* International Universities Press, New York 1952.

Rumke, H. C., »Signification de la phénoménologie dans l'étude clinique des délirants«. In *Congrès Internat. de Psychiatrie, Psychopathologie des délires.* Hermann (French, p. 125; English, p. 174), Paris 1950.

Sartre, J.-P., *Psychology of imagination,* Rider, London 1950. Fran.: *L'Imaginaire,* 1948.

Sartre, J.-P., *Being and nothingness,* trans. Barnes, H., Methuen, London 1956. Dtsch.: *Das Sein und das Nichts,* 1952.

Schreber, D. P., *Memoirs of my nervous illness,* trans. Macalpine, I., and Hunter, R. A., Dawson, London 1955.

Scott, C., »The ›body-scheme‹ in psychotherapy«, *Brit. J. med. Psychol.* 22, 139, 1949.

Searles, H. F., »Positive feelings in the relationships between the schizophrenic and his mother«, *Int. J. Psycho-Anal.* 39, 569, 1958.

Séchehaye, M. A., *Autobiography of a schizophrenic girl,* trans. Rubin-Rabson, G., Grune & Stratton, 1951, New York 1950.

Séchehaye, M. A., *Symbolic realization – a new method of psychotherapy applied to a case of schizophrenia*, International Universities Press, New York 1951.

Séchehaye, M. A., *A new psychotherapy in schizophrenia*, Grune & Stratton, New York 1956.

Segal, H., »Schizoid mechanisms underlying phobia formation«, *Int. J. Psycho.-Anal.* 35, 238, 1954.

Sonneman, U., *Existence and therapy – an introduction to phenomenological psychology and existential analysis*, Grune & Stratton, New York 1954.

Sullivan, H. S., *Shizophrenia as a human process*, W. W. Norton & Co, New York 1962.

Tillich, P., »Existentialphilosophy«, *J. Hist. Ideas* 5, 44, 1944. Dtsch.: »Existenzphilosophie« in *Ges. Werke*, Bd. IV, 1961.

Tillich, P., *The courage to be*, Nisbet, London 1952. Deutsch.: *Der Mut zum Sein*, 1958.

Trilling, L., *The opposing self*, Secker & Warburg, London 1955.

Van den Berg, J. H., *The phenomenological approach to psychiatry*, Routledge & Kegan Paul, London 1955.

Weigert, E., »Existentialism and its relations to psychotherapy«, *Psychiatry* 12, 399, 1949.

Wellek, A., »The phenomenological and experimental approaches to psychology and characterology«. In David, H. P. und von Bracken, H. (Hsgb.), *Perspectives in personality theory*, Basic Books, New York 1956.

Wiener, N., *The human use of human beings*, Doubleday, New York 1954.

Winnicott, D. W., »Primitive emotional development«, 1945, in *Collected papers*, Tavistock Publications, London 1958.

Winnicott, D. W., »Mind and its relation to the psyche-soma«, 1949, in *Collected papers*, Tavistock Publications, London 1958.

Winnicott, D. W., *Collected papers*, Tavistock, London 1958.

Wolberg, A. R., »The ›borderline‹ patient«, *Amer. J. Psychother.* 6, 694, 1952.

Wolf, A., In Rifkin, A. H. (Hsgb.), *Schizophrenia in psychoanalytic office practice,* Grune & Stratton, New York 1957.

Wynne, L. C., Ryckoff, I. M., Day, J., und Hirsch, S., »Pseudo-mutuality in the family relations of schizophrenics«, *Psychiatry* 21, 204, 1958.

Stichwortverzeichnis

Fallbeispiele: